【新装版】ナチスドイツと障害者「安楽死」計画

ヒュー G. ギャラファー＝著❖長瀬 修＝訳

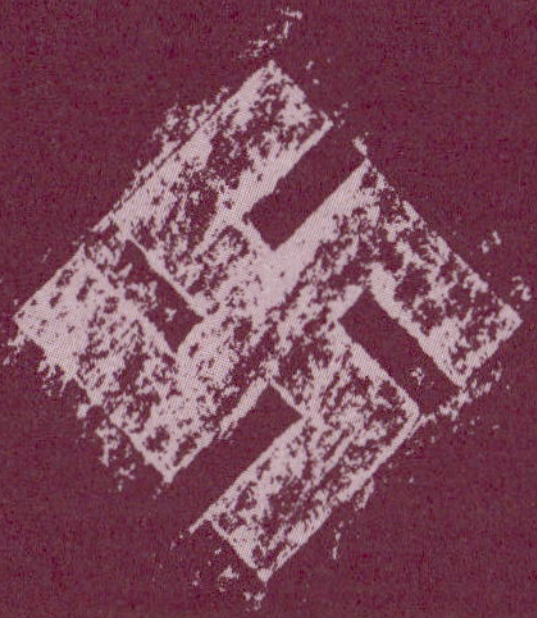

現代書館

ローランド・マルコッテとスティーブン・H・サンダースの思い出のために

【新装版】ナチスドイツと障害者「安楽死」計画＊目次

※本書は一九九六年八月二十五日初版、二〇〇五年五月十日第四刷を基にした新装版です。

装画――――安藤千種
装幀――ローテ・リニエ

序論

何かが起こっている。しかしそれが何なのかは曖昧だ。
（その価値に見合った分だけ、バッファロー・スプリングフィールド、一九六七年）[1]

一九五二年にポリオに襲われた。十九歳のときで、重度のマヒが残った。成人してからはずっと車イス生活である。私はよく旅行するが、どこに行くにしても車イスである。マヒはすでに自分の一部である。自分自身をどう見るか、他人から自分がどう見られるのかという点で、障害を持っていることは逃れようもなく影響する。

ポリオにかかる前は、障害者を見ると怖かったのを覚えている。居心地が悪く、気まずい思いをした。車イスに乗っている人を追い越すのがいやで、わざわざ道路の反対側まで行ったものだった。しかし自分自身が車イスに乗るようになってみると、たいしたこともない。友人たちもあまり気にかけている様子もない。少なくとも確実なのは、昔の私と違って、不快感を持ってはいないことだ。

一九五〇年代は違った。みんなジロジロと見つめ、視線を合わせるのを避け、私に過剰反応していた。いつもというわけではなかったが、十分すぎるほどの頻度だった。そうされると首筋のあたりがこわばったものだった。

こうした感覚を思い出したのは本書のためにドイツで調査をしたときだった。昔のように首筋がこわばるのを何度か感じた。なぜなのか。気をつけてみたら分かった。私が通り過ぎると、人々は一目瞭然にぎごちなくなるのである。現代のドイツ人はアメリカ人以上に障害者と接する際に居心地が悪そうに見える。

年をとるにつれて、こうしたことにますます興味が湧いてきた。他の障害者はそれぞれ自分の障害にどう対応しているのだろうか。障害者は別の時代、別の社会ではどうやってきたのだろうか。

障害を持った大統領の心理学的研究である『フランクリン・デラノ・ルーズベルト大統領の華麗な偽り』(2)を私が書いたのは、障害者に対する偏見が根強かった時代に、対マヒ者であるこの大統領がどのようにして働くことができたのか知りたかったからである。そして私は精神的に大きな犠牲を払ってでも、障害を否定する姿勢を貫いた強固な人柄を見いだした。自分の障害を否定したことが愛する者からルーズベルトを遠ざけ、否定し続けようとしたことが結局のところ死につながったというのが結論である。私の見るところではルーズベルトは偉大な大統領だが、障害者の模範的存在では決してない。孤独な人生であり、比較的若くして亡くなっている。

伝統的にというか、少なくともここ数世紀の間、欧米社会は障害者を医療の枠でとらえてきた。決して回復しない病人と見なしてきた。むろんこのような見方は障害者と医学界との関係にあらゆる問題を生み出してきた。治療に反応せず「治癒不能」と三〇年代のドイツの医者が呼んだケースはどうするのか。

しかし、大多数の障害者は病気ではない。障害を持っているだけなのである。医学的な視点を離れ、障害者を市民権問題でのマイノリティとして位置づけると明らかになることがある。つまり、障害者は非障害者社会で活動する少数派であり、多くの面で非障害者がまるで空気のように感じている当たり前のことが長きにわたって認められていない。

他のマイノリティと異なって、障害者の場合には文化的統一性や共通の遺産も歴史もない。障害者は一つの肌の色や人種や社会的階級に属しているわけではない。すべての人種、階級にまたがっている。障害者は多くの場合、他者から切り離された暮らしを送り、アメリカでもやっと最近になって自分たちが同じ憤り、共通のニーズを持つことに気づき出したばかりである。

たいていの家族には障害者がいる。誰でも障害を持つ友人や愛する者がいる。結局のところ、障害は人生のありふれた一面にしか過ぎない。遅かれ早かれ、多くの人はいずれかの形で障害をもつことになる。

この点が社会の障害者への差別や残酷さを特色あるものにしている。被害者は異教徒や異民族だけでなく、同胞、自分の友人、家族、そしてとどのつまり自分自身なのである。すべての差別は破壊的であるが、障害者への差別の特徴は、他者に破壊的なだけでなく、真の意味で自分の家族、自分自身に破壊的である点である。

障害者の社会的地位は研究に値するという信念を私は持つようになった。文化人類学者、社会学者、歴史学者は障害者への社会の態度、行動の起源、変遷について研究する必要がある。障害者に対する社会の態度はどこから生まれたのか。長年にわたってどのような変化が起こってきたのか。

この分野での研究はほとんどないに等しい。

しかし、歴史的背景を調べるのは重要である。障害者が社会的に本来ふさわしく、有用な地位を占めようとするならば、自分たちがどこにいるのか、現在に至る歴史の積み重ねを理解しなければならない。障害を持つ同胞に対し、社会が公正に、名誉を重んじる形で対応しようとするならば、公正さとは何か、どういった面で過去において社会が不公正であったのか、について共通認識、理解が求められる。

ジョージタウン大学のケネディ倫理研究所で過去三年間を客員補助特別研究員として過ごした。障害者の社会史に関する雀の涙ほどの資料を読み通し、研究した。読み進むうちに、ナチスドイツのいわゆる安楽死計画に関心を持った。第三帝国期に生じた医学的事件は、社会の一部が絶え間なく障害者に対し抱いてきている敵意と恐怖を浮き彫りにしていることに気づいたのである。ドイツの医者はこういった感情を異様で明確な形で行動に移したため、何が起こっていたのかについては疑う余地はない。

医者は集団として、医者からは異論があろうが、たぶん他の職業集団よりあまり優れているわけでも劣っているのでもない。民族としてのドイツ人は、他の民族と同じである。優れているのでも、劣っているのでもない。しかし、一九三〇年代、一九四〇年代にドイツで起こったこと、ドイツの医者が障害を持つ患者に行ったことは、ドイツのみならず世界中の障害者権利運動に重大な意味を持っている。ドイツの医者を行動へ駆り立てた感情は世界中、どこでも見つけられる。異なるものへの根深い恐れ、病人や障害者の持つ弱さへの強烈な憎しみ、完璧な健康、完璧な肉体、完璧な幸せへの異常な衝動、みな世界共通である。しかし、これらは空想であり価値がない。

本書が伝えるのはドイツの医者の慢性患者への私的な戦争であり、患者側の勇敢な抵抗であり、何が起こっているかに気づいた社会の激怒である。障害者の二十世紀史における重要な一コマであり、障害者にとってだけではなく、正義と公正さに関心あるすべての人にとって重要である。

身体障害者や精神障害者への今日の感情を支配しているのは、疑いようもなく福祉と公正さを求める人間的な配慮である。しかし、この感情には裏側がある。永続的な障害者は「他者」であり、村八分にされ、恐るべき敵とみなされてしまう。ナチスドイツが白日のもとにさらしたのが、この闇の面である。

誰にも闇の面がある。闇の中には強烈で時には凶暴ですらある感情が渦巻いている——怒り、恐れ、憎しみ。日常的にこういった感情は心の管理人がきちんと鍵を掛けて抑えている。鍵が壊れたときに、コントロールは利かない。闇の感情が膨れ上がり心の中を満たしてしまう。こういう感情が生じるだけではなく、実際の行動に現れることすらある。狂った人間、自分自身の感情によって圧倒されてしまった人間は恐るべきことをしでかすことがある。狂った民族も同じである。ドイツはナチス帝国時代に恐るべきことを行ってしまった。

個人と同じように民族にも精神的危機がありうる。こう考える以外に、アドルフ・ヒトラーの帝国をどう解釈すればいいのか。狂乱した人間のように、ドイツ民族全体が狂気にとりつかれたようだった。仮面をつけていた憎しみと恐れが自己破壊の猛烈な発作の中で堰を切ったようにほとばしりでたのである。

アドルフ・ヒトラーの狂気がナチスドイツを生み出したと言われてきている。しかし、一九二〇年代、一九三〇年代のドイツの狂気がヒトラーという形で現れたというのも同様の真実である。ヒトラーは狂っていた。しかし、ヒトラーは確かに狂ってはいたが、彼の時代のドイツをヒトラーはまさに体現していた。

ヒトラー帝国の医者は慢性病患者を殺害する計画に参加したのである。二十万人以上のドイツ市民が自分たちの医者の手によって計画的に効率良く殺されたのである。命を失ったのは社会の良き市民だった。多くは死病にかかっていたわけではない。絶え間なく苦痛を訴えていたのでもなければ、著しく苦しんでいたのでもない。殺されたのは、施設に収容されていた精神障害者、重度の障害者、結核患者、知的障害者である。医者の目で「生きるに値しない」と判断された生命だった。

この計画はヒトラーが承認し、第三帝国の国家社会主義政権の支持のもとで実行されたのは事実だが、だからこれをナチス計画と片づけるのは誤っている。これはナチス計画ではなかった。この計画の生みの親は医者であり、実行者も医者だった。医者が殺したのである。ナチス党員の医者も多かったが、大多数の医者はナチス党員ではなかった。計画を強力に支持した有力な参加者はドイツの指導的立場にあり、国際的にも定評ある医学教授や精神病理学の権威だったのである。

この計画は突然降って湧いてきたのではない。基本的な考え方は五十年以上にわたり議論の対象となっていた。この計画は社会進化論の原理と花開き始めた優生学を論理的に応用したに過ぎないのである。基礎となっていたのは、ドイツだけではなく欧米で幅広く受け入れられていた、いわゆる科学的原理である。優生学、遺伝学、生理学が殺人の正当化に用いられていた。

慢性病患者を快癒できないことによって医者はしばしばフラストレーションを感じるといわれる。もしそうだとすれば、三〇年代のドイツの医者はこのフラストレーションを抜本的に解決しようとしたことになる。つまり、不満の源泉である患者自身を抹殺しようとしたのである。

計画に参加した医者の行動と思考を、記録や書類を利用して分析してみると、意識されるものであれ、意識されないものであれ、医者と慢性病患者の関係にあるフラストレーションの力学の存在が浮き彫りにされる。この力学を医者、患者共によく理解する必要がある。

第二次世界大戦中にドイツの医者が患者に何をしたかという問題を世界は概して無視してきた。まるで何事もなかったかのように戦後、ドイツの医者は再度白衣を身につけた。この計画に携わったリーダー的存在の医者で自殺した人も確かにいる。しかし、名前を変えただけで、仕事に戻った人もいる。ニュルンベルク裁判（訳注：戦後に開かれた連合国による戦争犯罪人に対する国際軍事裁判及びアメリカ軍事裁判）の一部がこの問題を扱い、何名かの個人への訴追が追加して行われたが、それだけである。行われた裁判は満足のいくものではなかった。例によって医者は同僚に不利な証言をしたくないのである。法廷自身も加担している。棄却したり、十年以上もの審理引き延ばしを許したりしている。被告の医者を当時の一般的な「時代の精神」ゆえに無罪とする判決を下した忘れられない例すらある。

患者殺害計画のほうこそが「時代の精神」を形成していったのである。ホロコーストへの前ぶれとしての役割を果たしたのである。医療倫理の崩壊であった。患者と医者との信頼関係への裏切りであり、ヒポクラテスの誓い（訳注：患者に適切な治療を施し、害を与えないという医者による誓い）

の最大の放棄であった。

生きる権利と死ぬ権利というナチスが解決しようとした問題は、疑いようもなく現代の課題でもある。現代の医療技術によってこの課題は緊急性を増し、一層困難になっている。しかし、課題自体は変わっていない。誰が生きて誰が死ぬのか、そして何より誰が決定権を持つのかという問題を、例えばナチスドイツのような中央政府が全般的な政策として策定しようと企てる際に何が起こったのかを見ることは教訓的である。ドイツの医者がこの政策を実施した経験は感情、行動、関係を浮き彫りにしている。

狂犬はまともな社会で問題を起こすことはない。野放しにされないからである。野放しになったときには、荒廃が訪れる。ドイツが実例である。

「狂犬」と呼ぶに真に値する殺人者が安楽死計画に関わっていた。しかし、そのような異常行為は本書の目的とするところではない。「狂犬」やその行為は恐るべきものであり、非常識なものであり、時には身の毛のよだつホラー映画のように愉快ですらある。しかしスクリーンの世界と同様、こういった行為はまるでヨーロッパ中世の黒死病のように日常から全くかけ離れている。読者の琴線に触れることはない。

極悪非道な行為を行った怪物のような医者に焦点を当てるのは誤りである。本質から目をそらす結果になる。殺害計画で関心をひき重要なのは、「狂犬」のような殺人者ではない。ドイツ医学界、科学界が時間をかけ患者殺害を実行に移した用意周到で体系的な手法こそが関心をひき重要なのである。

自分たちこそは科学者として、患者の福利とドイツ民族総体の浄化に配慮していると信じていた。近代科学技術が医学に飛躍的な革新、リハビリテーション可能な障害者はリハビリテーションし、残りの「治癒不能」な場合は抹殺するという治療の過激化の機会を提供したと信じたのである。

善意であったのは疑いようもない。しかし、自分自身の驕りによって判断不能となった殺人者だったのも疑う余地はない。科学への信頼と医学という職業の威信が生み出す驕りはドイツだけの特性では決してない。世界共通であり、世界のどこでも危険なものである。そして果てしなく人を虜にしてしまう。

ゲッツ・アリとハインツ・ロスが語っているように、ナチスの極端な殺人計画の獣性の裏にはさらにぞっとする側面が広がっている。「進歩」の追求は集団殺人を正当化できるとする機械論的信仰である。この側面はこれまで秘密に包まれてきたが、白日のもとにさらされなければならない。[3]狂犬よりおぞましいのは、人類を完璧にするためには殺人も許されるという絶えることない思考であり、驕り高ぶった専門職集団が他人の権利、生命への干渉を歓迎したことである。

『隠喩としての病い』の中でスーザン・ソンタグは「生まれし者は誰もが健康の王国と、病気の王国の二重国籍を持つ」と記している。[4]

第三の王国がある。障害者の地である。ここには民主主義などかけらもない。あるのは独裁だけである。ここでは普通にあるはずの市民の権利や特権は通用しない。巨大な壁がこの場所を囲み、壁の内側で何が起こっているのかは外部にはほとんど伝わらない。

ここから先は壁の向こう側からのメッセージである。

序章　ハダマーでのT四計画

人間よ、人間に敬意を！

（ハダマーの記念碑）

第三帝国の殺人計画関係の文献を探っていると、ハダマー精神病院の名前に何度も出くわした。ハダマーがドイツの医療殺人のまさに中心地だったように思える。ここは政府による六つの殺人施設の一つだった。中央統括のプログラム終了後も、ハダマーの医者は自分たちの方法と基準で殺人を続けた。ハダマーは一四ｆ一三計画を通じて「野生化」した安楽死計画に参加した。一四ｆ一三計画は安楽死を強制収容所に広めたもので、終戦時にはポーランドから連行された健康な労働者も殺人の対象となっていた。

現場を自分の眼で見てみるのが重要に思えた。行ってみれば、どのように起こったのか、一体全体なぜ起こったのか分かるかもしれない。一九八七年の十月にハダマー病院を訪れる機会を得た。ハイデルベルクからアウトバーンに入ったのはある朝だった。初秋の肌寒い日で空には雲一つなかったが、田園風景は軽くもやに包まれていた。まるで、画家が絵筆をほんの数回だけふるって描いた、狭い谷、なだらかな丘、遥かかなたの村々を思い起こさせるような印象派の絵のようだ。

ヴィスバーデンで北に向かい、ケルンロードに沿って走る。三〇キロほど豊かな農業地帯を過ぎると、リンブルクという大聖堂のある町が左手に見える。大聖堂は非常に多くの尖塔をそなえた教会で、そそり立つ岩の上に位置し、旧市街を見おろしている。司教公邸は丘の麓で半木造の家に囲まれている。広い道を離れ、ハダマーに向かいリンブルク旧市街の細い道を走る。

ハダマーをロードマップで見つけ出すのは骨だった。リンブルクから北西へ八キロしか離れていないので、地図上ではささやかな点でしかない。私たちはあっという間に着いた。ハダマーはエルバッハ川の両側の丘陵に家々が立ち並ぶこじんまりとした農業の町である。修復中の素晴らしい宮殿を誇り、大修道院と教会もある。土曜日なので、マーケットには出店が立ち並んでいる。地元のお祭りの一種なのだろうか、町はにぎやかで通りには人々がくり出している。

私たちはあてもないまま精神病院をさがしていた。頼りと言えば四十年以上も前の写真の記憶である。昔のままなら、そして、大規模に改築されていないなら、見分けられるはずである。「病院」という標識に従ってみる。街なかの通りに面したところにある倉庫風の建物に着く。これはちがう。お目当ての病院は丘の上にあり、道路からは引っ込んでいて、景色のいいところのはずである。戦争中の写真を見たことがある。町を貫く唯一のメインストリートを行ったり来たりして街中をくまなく回ってみる。ほとんど諦めかけたときに、「精神病院」という小さな標識が目に入る。

朝もやは日中の太陽が追い払ってしまっていた。空は明るい青で、空気は澄み、身が引き締まるようだ。秋の太陽は暑く、日差しは鋭く強烈だ。丘の上へはなだらかな坂を上る。下の街では歩道に沿って、家が軒を並べている。ここにはゆったりとした芝生と素敵な庭付きの一戸建ての家ばかりだ。ハダマー精神病院は道の行き止まりにあった。一目で分かった。

大きな建物はしっくいが塗りなおしてあり、灰色がかった白色だ。新しく玄関の前に屋根がかけられている。建て増しされ、患者用のモダンな居住棟もある。写真で見覚えがある黒い松の大木もまだあるが、ブナや樫の明るい緑が柔らかさを醸しだしている。鋭い日光の中で、広い芝生の緑が鮮やかだ。

花壇が広がっていて、どちらを向いても花が目に入る。ドイツ人はゼラニウムの扱い方がうまい。花がびっしりと咲くので、目に入るのは一面の鮮赤だけだ。ドイツのマリーゴールドは夏から秋まででずっと咲いている。アメリカのはとっくに枯れている。この日の午後、ハダマー病院の敷地は生き生きとしていた。マリーゴールドのだいだい色、菊の黄色、ゼラニウムの赤があふれている。

中央棟の前にベンチが置かれ、患者たちは腰掛け、日差しを満喫しながら花に目をやっている。カップルが談笑しながらそぞろ歩いている。中央棟の脇や裏では、若者がバレーボールに興じている。澄んだ空気が構内にその叫び声や歓声を伝えている。

この瞬間、この日差しの中では、第二次世界大戦中に一万人以上——実際に一万人以上の何人かは誰も分からない——の精神障害をもつドイツ市民が、この目の前の建物の地下で、自分たちの医者によって殺されたことを想像するのはむずかしい。そのハダマー精神病院中央棟が目前にある。

ニュルンベルクや他の法廷で提示された証拠を私は目にしている。信じがたい。しかし、事実は事実である。

当時のハダマーはこうではなかった。これほど小ぎれいではなかった。しっくいは汚れていたし、松の木も憂うつに見えた。「建物自体は死体置き場みたいで、陰気で近寄りづらい雰囲気だった」、「ほとんどの部屋は狭く、寒く、わびしい限りだった」[1]とは戦後間もなくの訪問者の弁である。

当時は有刺鉄線が張り巡らされた壁が敷地を囲んでおり、親衛隊が警備にあたっていた。ヴィスバーデンからの公務員も含めて、許可のない者の立ち入りは禁止されていた。医者、看護婦、介助者、事務職など職員のほとんどは地元の人間で、病院にはもう長年勤めていたが、有刺鉄線の内側で何が行われているのかを決して口外しないという趣旨の誓約書に署名させられていた。

殺人の対象とされた患者は「公共患者輸送会社」の大きな灰色のバスによって病院に移送された。バスが何の役に立っているのかは明白だった。車体の両側に会社のロゴが明瞭に描かれていた。さすがに外からはのぞけないように窓はすりガラスになっていた。間もなくリンブルクの狭い通りでバスは有名になった。リンブルクとハダマーで、バスの乗客の目的地がどこなのか知られるのに時間はかからなかった。灰色のバスが通り過ぎると、子供たちは「人殺しの箱」とはやし立てた。

週に数回、バスは坂を上り、美しい家並みを通り過ぎ、ハダマーに向かった。バスは快適に内装され、クッションがきいた席が左右二列ずつ並んでいた。約七十人の患者を運べる。ベルリンの本部が親衛隊員の中から選んだ看護士がバスには詰めていたが、この看護士たちは白衣と親衛隊の黒いブーツを身につけていた。この奇異な格好は病院の職員の目にとまり、彼らは「白衣の黒ブーツ」と名づけられた。

彼らは親衛隊あがりだったが、患者の扱いはとても親身だった。必要があれば、バスの乗り降りを手伝ったりもした。移動の時間が長いときは熱いコーヒーの入った魔法瓶とサンドイッチを準備した。患者の身の回りの物――洗面用具以外は持参しないように命じられていたので、ほとんどなかったが――の面倒は看護士がみたし、患者のカルテと経歴も彼らが責任を持っていた。ハダマーに到着すると、上級医師のアドルフ・ヴァールマンに紹介された。

バスに乗る前に、自分の施設で患者はラベルを付けられなければならなかった。現代の病院でプラスティックの腕輪で識別させられるようなものである。衣服もすべてラベルが付けられた。所有者名、経費支払い情報はカード化され、リストが複写付きで記入され、作成された。規則どおりである。今日、慢性病患者を病棟まるごと転院させるのは困難で複雑であろう。請求書、保険という金銭面、医学的・医薬面、手続き面での諸問題、そして精神障害者の場合には法律、保護者の問題がある。ドイツ第三帝国でも困難さ、複雑さには変わりがなかった。ヒトラーのドイツで殺人計画当局は、ドイツ医学の伝統、ドイツ法の原理・手続きをあざ笑っていた。しかし規則は守っていた。事務手続きは文字どおりに遵守されたのである。

バスは病院の前の坂を上り、ハンドルを切って中央棟の裏にある人目につかない斜面につけた。そこで乗客を降ろす。ハイデ裁判（障害者の「安楽死」に関与したヴェルナー・ハイデが一九五九年に逮捕され裁判にかけられた事件）での証言によれば、叫んでも誰にも聞こえないところで下車する[2]ように注意が払われていたのである。ハダマーの場合は、患者移送用のバス二台が悠々入る特別の木造ガレージが中央棟の裏につくられていた。このガレージと病院の建物の間には通路ができていて、外からは見えなかった。患者の多くは肉体的に元気で病院に歩いて移動できたが、特別の助けが必要な患者は車イスやストレッチャーが利用できた。

患者は中西部ドイツの精神病院から集められた。状態は様々だった。精神分裂病、うつ病、知的障害、結核、小人症、マヒ、てんかん、時には非行、性的倒錯、アルコール中毒、「反社会的」行動も含まれた。

こういった人々は皆、テーブルが用意されたフロントホールに集められ、ヴァールマン医師とアルフォンス・クライン事務長、イルムガート・フーバー婦長が受付をした。カルテと照合され、脈が取られ、必要があれば、医者と多少の会話さえあった。

病院側は新患者の到着予定時刻を前もって伝えられていた。フーバー婦長は大病棟と一階の小部屋を短期滞在者用に準備し、長期滞在者用には上の二つの階をあてがった。ベッドには清潔なシーツと温かい毛布が準備され、長旅の疲れをいやし、患者を歓迎するための心配りがなされた。ホットコーヒーとパンが配られ、解熱剤や鎮痛剤もあった。夜の場合には、看護婦が服を脱ぐのを手伝い、ベッドまで付き添った。

殺人の方法は安楽死施設ごとで時期によって異なる方法が用いられた。ハダマーでは、公式の安楽死計画時には、一酸化炭素ガスで殺人が行われた。(3) 試みられた方法の中で、これが最も「思いやりあふれる」方法とみなされたのである。

公式の患者殺害計画終了後にハダマーの一酸化炭素ガス装置はポーランドのルブリンに移され、ユダヤ人の殺害に利用された。(4) だからといってハダマーでの殺人が終わったわけではなかった。全くそうではなかった。殺すべき患者の選定、そして殺人自体の責任は中央から地方に移され、ハダマーでは医者の有能な手に委ねられたのである。この時期の殺人はフーバー婦長とルオフ看護士長によるモルヒネとスコポラミンの皮下注射により行われた。当然ながらヴァールマン医師の監督下である。

ハダマーのガス室は地下室に設置された。大きさは縦約五メートル、横約三メートル、高さ二メートル四〇センチである。ガス室はシャワールームに見せかけられ、シャワーのノズルもあった。ボタンを押すと、このノズルからはお湯ではなく、ガスが噴出した。ガス室のまわりには患者用の椅子やベンチがあった。二〇人から三〇人が余裕を持って入れた。「スペースは十分あった」と後に裁判にかけられるヴィクトール・ブラックは語っている。(5)

受付手続きが終わると、看護婦は「移動でお疲れでしょうからシャワーを浴びて、きれいにして休んでください」と患者に伝える。患者は疑いも抱かずに従う。仮に逆らったとしても、例外は許されなかった。看護婦に先導されて、「シャワー」への階段を行列を作って下りる。着いたら、服を脱ぐ。必要があれば看護婦が手伝う。そしてガス室に入る。全員が入室したら、看護婦は外からドアを閉め、鍵を掛ける。

実際にはなかなかこれだけスムーズにはいかない。マヒの患者は階段を抱えられて下りなければならないし、具合が悪い患者は下りるのに手助けが要った。病気で弱っていて、本格的に手助けが必要な者もいた。

「最終的医学援助」である殺人は医学的な処置であり、医者の権威と監督下でのみ可能だった。ハダマーの医者はヴァールマンだった。ガス室の鍵が締められ密閉されたときに、ボタンを押してシャワーノズルから毒ガスを注いだのは彼だった。ドアののぞき穴から見守るのが常だった。ニュルンベルクの裁判では「ガスが注入されて数分すると患者は疲れを感じ、眠気に襲われ、その数分後には死んだ。患者は気づかないまま眠りについていた」(6)とある。二、三秒で死んでいたとする主張もある。(7)どれだけ時間がかかったにしろ、通常の手順は医者が小窓を通じて監視し、約二十分ほどガスを充満させておくというものだった。この頃には患者は明らかに死亡しているので、ガスは取り除かれ、ヴァールマンが入室し、全員の死亡を証明した。

遺体はふだんはハダマー病院農園で働く患者によって、同じく地下に設けられた火葬場にストレッチャーで移された。火葬の煙は周囲では誰もが知る光景となった。

……ハダマーの市民は煙突から煙が上がるのを見つめ、気の毒な犠牲者のことが頭から離れなくなっている。風向きによって吐き気を催す臭いが鼻に来るときは特にそうである。

子供たちが口喧嘩をすると「頭がおかしいんじゃないか。ハダマーの火葬場行きだぞ」と言っているのが現実である。

(一九四一年八月十三日付けのリンブルクの司教の帝国法務大臣宛ての手紙)(8)

一九四一年秋にハダマーのガス室は除去され、火葬場も閉鎖された。その時点から終戦までハダマーで殺された者は中央棟から約二百メートル離れた病院の墓地に埋められた。ここには子供用も含め、集団埋葬地がある。墓の管理人はほとんどの期間、フィリップ・ブルムだった。病院事務長のアルフォンス・クラインの甥である。彼は、ドアマン、電話交換手、埋葬担当者と多様な業務を担当していた。証言によれば、ブルムは患者が殺される前に「病棟をうろつく」のが常だった。すぐに自分の仕事となる死体の大きさを測っていたのだろう。[9]

初めの頃、死者への配慮はあった。遺体は敬意をもって棺に納められ、特別に用意された場所で埋葬された。しかし、死体は山のようになってきて、儀式どころではなくなり、まとめて埋めるようになった。落とし戸付きの変わった棺が特別に用意された。棺の底が開くようになっていて、墓地で穴の上に納められると下の戸が開くのである。同じ棺が何度でも繰り返し使えるようになった。[10]

墓地までこれだけ多くの死体をストレッチャーで運ぶのは骨が折れたに違いない。フリードリッヒ・ディックマンという元患者が病院の雑役係としてブルムを手伝っていた。戦争中を通じてハダマーには百名以上の長期入院患者がいて、農園で働いたり、敷地の整備をしたり、台所を手伝ったりした。必要に応じて墓の穴掘りもした。

亡くなった患者の記録や病歴は看護スタッフからアドルフ・メルクレなる病院の帳簿係に渡され、彼は各患者の死亡事実を記録に残し、死亡証明書に記入した。毎朝、ヴァールマン医師、クライン事務長、フーバー婦長のミーティングが開かれ、ヴァールマンが新しい死者のリストを検討し、適切な死因を与えていった。病歴にかなった死因を見つける努力が惜しみなくされた。肺炎と結核が終戦前になると多くみられるようになった。死因が記入されると、電話交換手、埋葬担当者、雑用係兼であるブルムが死亡証明書を役場に届けた。役場はきちんと記録をつけていた。

同じ日に多くの患者が亡くなると疑いを招いてしまうとメルクレは感じていた。そのため、短期間に多数の死亡を報告するのを避け、長期にわたってならした数字を報告していた。死亡の日時が操作されたのである。しかし、メルクレも普通の人間だった。患者リストをアルファベット順につけていたので、ハダマーの患者はアルファベット順に死んでいったのである。今日はAとB、明日はCとDというように。[11]

腕時計、宝石、歯の金の充填物といった死者の貴重品がスタッフによって盗まれ続け、大きな問題となったようである。当局には見逃せない問題だった。このような貴重品は回収され、記録され、ベルリンに送られ、戦争のために利用されるはずだった。死者の所有物を遺族や遺産継承者に届ける試みはまったくなかった。戦後、犠牲者の痕跡である古着の山が病院の屋根裏で見つかった。[12]

安楽死計画が公式に終了した後もペースは落ちたが、殺人が終わったわけではなかった。医者が障害者を殺すのはかまわないが、国家による犠牲者の選定は終了したという話が流布された。個々の医者、病院がそれぞれの責任で実行することになった。

一九四三年四月十五日、ハダマーは子供の殺人施設として機能し始めた。幼児だけではない。子供、ティーンエイジャーも殺された。身体障害者、知的障害者だけではない。孤児院や青少年療養施設の入所者が判定の対象となり、トラブルメーカーとみなされた多くの健康な子供が死を迎えた。混血児、にきびだらけの少年、職員を困らせた子供も同様である。

一九四三年五月十五日にハダマーからヘッセン州内すべての青少年療養施設に手紙が送られた。新しい治療法の恩恵を受けるためにハダマーへ移送されるべき子供の基準が示されていた。若い患者たちが健康的な活動と「十分で優れた教育」に加え、「彼らの福利にとって適切な治療」が得られると、手紙は施設職員に約束した。ハダマーのスタッフには医療以外の面を扱う教員も含まれていると手紙には書かれていた。これは当然ながら偽りであり、計画全体がペテンだった。子供たちは死に向かって行ったのである。

敷地を見て回った後、車に戻ると、寒風が吹き始めていた。日差しはまだ暖かだったが、西のほうから雲がわきあがっていた。ハダマーでは何が起こっていたのだろうかという疑問が胸につかえていた。

当初の考えは重度の知的障害者、暴力的で慢性的な精神障害者、重度で苦しみを訴える身体障害者を殺すというものだったにちがいない。馬や苦痛にあえぐ犬を撃ち殺して、苦しみから解放するという考えを障害者にも当てはめたものだった。これには科学的な理由付けがもちろん存在した。こういった人々を殺すのはドイツ民族の遺伝子的遺産の強化につながるというものである。いってみればガンを取り除くといった考えである。経済的理由もあった。「役立たずのごくつぶし」が戦争に利用されるべき資源を費やしてしまっているという見方である。

こういった議論がハダマーで起こったことを正当化する隠れ蓑になるはずだった。しかし、ハダマーで起こったことは、これらの議論から見ても正当化できない。殺されたドイツ市民の多くは苦痛にあえいではいなかった。死にかけてもいなかった。病気ですらなかった人もいる。一時的に障害を持っていた人もいれば、稼ぎをあげていた人もいる。障害者の場合でも遺伝との関係がはっきりとはしない場合がほとんどだった。ハダマーの医療職員がしていたのは一体全体何だったのだろうか。彼らは自分たちが何をしていると思っていたのだろうか。

患者たち、何千何万という患者たちは何をしていたのだろうか。自分たちが死に向かっていることをほとんどの患者は知っていたに違いない。施設でお互いに話したり、友人から聞いたり、職員から耳にしていたのである。施設の患者は仲間の運命に気づき、心配していた。灰色の患者移送用バスで手の届かない所に送られ、一週間後には死亡通知が届く。秘密ではなかった。施設入所者による訴えや別れの手紙、当局への家族からの切迫した手紙が現存している。患者は何が起こっているのか知っていた証拠である。仮に忘れることがあったにしても、ハダマー近辺の死体焼却の吐き気を催させる恐るべき臭気が、すぐに思い出させてくれたに違いない。

囚人だったのではない。患者だったのだ。殺されたこういった人々、患者は医者を回復の努力の代理人として雇ったのである。医者が思いのままに自分を殺すような権威を医学の名のもとで与えたことはない。医者が敵となり、自分たちの生命が危ういことが明白になったとき、障害者はなぜ反抗し、逃亡し、抗議しなかったのか。

法廷の命により入院中の精神障害者が多かったのは事実である。つまり国権によって留められていたのである。病院の周囲は親衛隊員が見張っていたし、有刺鉄線もあったことを忘れてはならない。見張りの存在は象徴的にも、物理的にも医者の権威を実行するものであり、脱走あるいは反抗しようとする考えすらを露骨に抑制していた。

そのうえ、ドイツは権威を重んじ、権威によって課された規則の厳格な遵守を尊ぶ社会である。

そのドイツ民族の歴史のなかで、第三帝国の恐怖の時代ほど当局の権威が強かった時期はない。権力に疑いを抱いたり、抵抗することは生命を脅かすほど物理的な危険があったのだ。

もう一つの要素は病院である。患者だった経験が一度でもある者なら誰でも気づくが、病院は依存を評価するが、患者の個人的な自由に対しては否定的である。良い患者とは言われたことをする患者である。薬を飲む、排便する、受身であり、要求を並べ立てない。悪い患者はトラブルを起こす、文句は言う、薬について質問する、勝手気ままに振舞う。結果として悪い患者は病院の秩序の中で冷たくあしらわれ、良い患者は目をかけてもらえる。呼び鈴を鳴らすと看護婦は飛んでくるし、デザートは山盛りだし、よく面倒を見てもらえる。長期入院患者が自分で動けなくなり、子供のような依存状態に逆行するのはよく見られるが、驚くべきことではない。こういった状態の患者は革命には向かない。

今述べたように、なぜ多くの患者が静かに死を迎えたのかが説明できる。しかし、すべての患者がそうだったわけではない。バスに乗り込むのを拒否し、おびえる他の患者の目前で暴力によって押さえ込まれた患者がいたのを私は知っている。大胆不敵な脱走や、患者を殺人者の手からかくまった医者の例などを耳にしている。

こういった患者、家族、友人の抗議が村人、教会、そして最終的には社会の大きな部分を動かした。これはナチスドイツでは異例だった。抗議することは危険だったにもかかわらず、安楽死計画への抗議は国中からまき起こった。集会、説教、新聞の社説、デモ、さらには小規模な暴動があった。ヒトラーと彼のアドバイザーがこの国内の反響に飛び上がったことは十分にありうる。ナチスにとって破滅的となる対ソ戦の真っ最中の国内の不安に対して恐怖すら抱いたかもしれない。この重要な時期に国内の分裂を望まなかったヒトラーは、公式の安楽死計画を中止した。

障害者が敵だった医者をどう見ていたのかについて、事実に照らしても障害者は何ら恥ずべき点はない。障害者は死を前に闘い抵抗した。障害者の抵抗は家族、友人、地域住人の注意を喚起した。社会は障害者の支援のために結集した。敵に真正面から立ち向かい、自分たちの味方の支援を結集し、少なくとも公式的には勝利をかち取ったのである。

障害者は言ってみれば無傷ですんだが、医療関係者は満身創痍だと、ハダマー病院からの坂を下りながら物思いにふけった。

病院事務長のアルフォンス・クラインは、病院で働いていた者全員が何が起こっているのか承知していたと、約四百人のポーランド人・ロシア人の死に関する戦後の裁判で法廷で語っている。シュベーレンバッハというハダマーでの殺人計画の当初の医学面責任者が職員を対象に計画の詳細を説明する講義を行っていたともクラインは語っている(13)。

ハダマーの職員はチームとして働いていた。チームスピリットを保つための努力は最大限になされていたようだ。パーティーや集会が開かれていた。私の調査により一つの出来事が浮かび上がった。

一九四一年の真夏のある日、昼食時に職員食堂で理事から発表があった。今日は特別な日である。一万人目の死体がハダマーの炉で茶毘《だび》に付される。記念としてささやかなセレモニーと職員のパーティーを開く(14)。

したがって、医者、看護婦、雑役夫、そのうえ墓掘り人までが夕方にはロビーに集合した。ビールとワインがふるまわれ、全員が地下の火葬場に向かった。[15]

部屋は飾りたてられ、炉には生花が派手に盛り付けられていた。炉の前には、全裸の死体、つまり一万人目の犠牲者である。死体は花とカギ十字の小さな旗で飾られている。[16]

炉の口に背を向けたまま、ブレンナー医師は手短にスピーチをした。ハダマーでの業務の重要性を訴え、献身的で勤勉なチームの一員としての誇りを高らかに表明した。ブレンナーの合図で死体は炉にくべられた。

お楽しみの時間が始まった。病院の帳簿係のメルクレが前に出た。背広の襟を立て、コートを裏返しにして死人へのおどけた追悼演説を行った。笑いがまきおこった。聖職者を物笑いのネタにするのは趣味が悪いと思った者も何人かはいたが。

地元のポルカバンドが生演奏をした。ビールがさらに多量にふるまわれた。ダンスと笑い。へべれけに酔った連中が敷地内で放歌高吟した。[17] 酔っぱらいが手に余ったと後で述懐した職員が数名いる。

四年後に、米国の軍隊向け新聞である『スターズ・アンド・ストライプス』にこの出来事が報じられた。パーティーの参加者が犠牲者のドクロからワインを飲み干したというのである。ハダマーの職員は、そういった発想自体に衝撃を受け、強く否定した。事実無根であると主張した。[18] 当然ながら、ドクロはなかったのが真相である。規則どおりにすべて焼却されていたのである。

確かに職員は何が起こっているのか知っていた。しかし、クラインとフーバーの証言によれば、全員が知ってはいたが、好きでやっていた者は一人もいなかった。殺すのが好きな者は一人もいなかった。[19]例えば、フーバーは本人の言葉でいえば「田舎者」で、教会にも通う敬虔なクリスチャンだった。患者のことを気にかけ、患者のために危険すら冒した。患者が死ぬ前に告白できるよう、司祭を秘かに施設に招き入れることもあった。戦中のドイツでは食糧不足で特に甘いものは高価だった。フーバー婦長は病棟の子供のために街を回ってクッキーやキャンディーを集めたこともある。米国のレオン・ヤウォルスキー検事は後にウォーターゲート事件で有名になるが、「イルムガート・フーバーが善良な女性であることに疑いを抱いたことは一度もない」と回想している。[20]彼女がそれほど善良ならば、殺人を本当に嫌っていたなら、なぜ辞職し、ハダマーを後にしなかったのか。

クライン事務長は法廷で述べている。「病院で働いていた者は誰もが、(殺人のことを) 承知していた。だが、誰も強制されて働いていたわけではない」。彼によれば、「強制収容所行きにするぞと脅された者もいない。全員が自分の意思で自発的に働いていた。辞めるのも自由だった。強制されて働いていたとか、辞めることはできなかったと語る者がもしいれば、そいつは嘘つき」である。[21]

被告たちは自分の意思に反して参加していたと確かに証言したが、証拠の多くは逆を示していた。ハダマーでも、職を離れた人もいる。ただし、全く普通の意味でだった。結婚退職の看護婦である。他の施設に転勤になった職員もいる。栄転もあれば、軍務についた者もいる。法廷に提出された記録から見る限り、信念や抗議で病院を去った者は一人もいない。安楽死計画従事者には当然ながら、大盤振舞いの特別報酬、ふんだんな休暇が与えられ、トントン拍子の出世が約束されていた。殺人計画はこのようなありふれた人事政策によって構築されていた。ハンナ・アーレントが第三帝国の悪について観察した「陳腐さ」そのものである。

職員には殺人計画は厳重な機密事項であるとの警告が与えられていた。ハダマーで起こっていることを漏らした場合には強制収容所行きもありうると聞かされていた。事実、強制収容所行きとなった他の病院の職員の話が伝えられていた。

本当に単純だった。殺人が奨励され、話を漏らすものには処罰が待っていた。医者や看護婦は殺人を好んでいたわけではないが、病院に残った。治療を誓った男女が殺人に手を染めた。

裁判の場で、フーバー婦長は反対尋問の終盤、被告席で泣き崩れた。殺人について証言し、「恐ろしいことと思い、とても苦しみました」[22]と語った直後だった。強制収容所行きが恐ろしくて、辞められなかったと証言し、「いつもおびえていました」と語った。しかし、殺人の罪に問われる前に占領米軍に対して行った書面陳述では、そのような恐怖には一言も触れていなかった。反対尋問に対して、収容所送りを脅かされたことは一度もなかったと認めざるを得なかったのである。しかし、殺人に対しては何もできないと感じていた。どうにもならないと感じていた。「どこに行けばよかったというのでしょう。行き場所はなかった。圧力のもとで働いていたのです」。

そして、彼女のすすり泣き交じりの長ったらしい弁明が始まった。無力感、悲しみ、人間としての感情についてである。「死は恐ろしいものでした。分かっていたんです。賛成したことはありませんでした。自分自身でも納得していませんでした。彼らの命は……私の命と同じように貴重です。でも自分にできることは何一つなかった。発言権なんてなかったんです。報告することもできなかった。ひたすら考えないようにしていただけです」[23]。

坂を上がるときには、ハダマーの町が秋祭りのようなものを催しているのが見えた。町中のそこかしこに、てっぺんに小さな松の木を付けたさおが飾られていた。さおには、様々な吹き流しが付いていて、まん中辺には熊の人形が針金で留められている。上がって行くときには、これは地元の慣習の一コマにしか見えなかった。しかし、今、帰り道ではすべてが別だった。暖かい秋の太陽はすでにかげり、黒い雲が空を埋め尽くしている。寒風が渦まいている。熊の人形は十字架にハリツケになっているかのように見えた。

第一章　T四計画開始

ある生命が価値を持つか否かを考慮するのも仕事の一部と医者が見なすならば、その影響はとどまるところを知らず、医者は国家でもこの上ない危険人物と化す。

〔クリストフ・ヴィルヘルム・フーフェラント博士（一七六二年――一八三六年）〕(1)

一九三九年秋にポーランド戦線で成功を収めたヒトラーはある命令に署名した。実際にヒトラーがこの文書に署名したのは九月も後のほうになってからだが、日付は一九三九年九月一日である。この日はドイツがポーランドを侵略した日、第二次世界大戦の初日である。戦時中の措置であることを表明するために、この日が選ばれた。この計画はヒトラーの非公式な指示の権威のもとで戦争継続中は実行される予定だった。戦後に正式の法が公布されるという了解があったのである。

ヒトラー支配はこの時点ではすでに、ヒトラーからの命令は法律の力を持つ段階に至っていた。それでもなお、命令が効力を発するには、形式と手続きに完全に従わなければならなかった。正式の国家の用紙に、第三帝国総統としてのヒトラーによって署名され、証明され、政府の行政手続きに則って関係当局に回される必要があった。本件については、この手続きが踏まれなかった。この命令は論争を巻き起こす恐れがあった。新政策が公になると議論が起こり、教会は確実に異議を唱えるだろうし、[2]議論が起こると、計画の対象者である患者と、患者の家族は仰天するだろうと計画の推進者は感じていた。したがって、命令はナチスのマークである鷲とカギ十字が左上辺に浮き出しになっているヒトラーの私的な用紙に書かれた。サインは単に「A・ヒトラー」だけだった。サインはなぐり書きである。「極秘」というスタンプが指示全体に押してあった。

戦争中そしてニュルンベルク裁判まで、このヒトラーの指示が法律としての重みを持ったのかどうかが議論された。通常の官僚機構の手続きを経なかったからである。戦時中のドイツの体制から見て、これは非常に微妙な点である。法廷で、ある被告は「見かけがどうであれ、ヒトラーが署名した紙に少しでも異議を唱える人を見たかったものだ」と語っている。[3]

ヒトラーの命令は全文で「帝国指導者フィリップ・ボウラーと医学博士カール・ブラントに、人知では治癒不能と判断される人間に対して、病状の最も慎重な診察の上に安楽死がもたらされるよう、指名される特定の医者の権限を拡大する責任を与える」というものだった。[4]

ヒトラーとブラントはこの指示の文面の作成には非常に慎重だった。絶対的な確信を持って、ある患者は治らないと医者が言うのは不可能であり、ある程度の裁量の余地を残すべきとブラントは感じていた。しかしヒトラーは医者にあまり裁量の余地を残したくなかった。「病状の最も慎重な診察の上に」を含めるよう強硬に主張したのはヒトラーだったとニュルンベルク裁判の証言で、ブラントは述べている。命令は殺人命令ではなかったと、ブラントは繰り返し強く訴えた。特別に指名された医者に、「最も慎重な診察の上」、「患者が治癒不能」である場合に、殺人の許可を与えるものだった。医者が得たのは殺人の免許であり、殺人を犯すように命じられたのではなかった。[5]
ヒトラーは「安楽死」の問題を医療分野の顧問団とよく議論していた。ブラントによれば、ヒトラーは一九三五年の時点でゲルハルト・ヴァーグナー博士に「戦争になれば安楽死の問題に取り組む」と語っている。さらに、ブラントによれば、ヒトラーは戦時中こそが、このような問題の解決策を摩擦なく容易に進められるときであるという意見だった。教会から必ず来るであろうあからさまな反対も、「戦争遂行の努力の前では影響力が大してないだろう」[6]という判断だったのである。それゆえに、ポーランドの征服に成功したあかつきに、ヒトラーはブラントに「今こそ安楽死の問題には明確な解決策を打ち出す意図がある」と約束した。[7]
ヒトラーは一九三九年の初めに、特に安楽死の問題に関心を寄せた。ナチス党員からの陳情を受けたのである。父親が障害をもつ娘の殺人を求めていた。ヒトラーは自ら、自分の侍医であるブラントに調査させた。ブラントはライプツィヒの子供の家に出向き、状況を判断した。ブラント自身の言葉によれば、「子供は盲人として生まれ、白痴――少なくとも白痴であるように見えた――であり、片足と片腕がない」[8]と報告している。ブラントは見たままに事実を確認し（子供は白痴であるように「見えた」）、ヒトラーは家庭医に安楽死を施すべく伝えるようブラントに命じた。ヒトラーは両親が罪の意識を持たないよう望んだのである。ブラントの証言は「両親がこの安楽死の結果によって将来、罪を負っていると感じないようにしなければならない。つまり、自分たちが子供の死に責任があると両親が感じてはならない」[9]としている。最後に、ヒトラーは、仮に法的処置がこの殺人の関係者に対して持ち上がった場合には、ヒトラー自身が握りつぶすと法務大臣に意向を伝えている。

この「安楽死」の初めてのケースで、パターンが形成された。その子供が実際に知的障害なのかどうか、関係者の誰も知らない。あやふやな観察に頼るだけでは、幼い盲目の子供が知的障害なのか判断するのは困難、いや無理である。子供が何を希望しているのか、教育や補装具の利用で、どういった生活スタイルや生産性を持てる可能性があるのか、誰も尋ねたり、考えたりしなかった。他のドイツ市民と同様に、この娘にも法的保護が及ぶという事実は考慮されなかった。娘の状態が遺伝的なものかどうかも考慮の対象とならなかった。彼女は「慈悲の行為」として殺された。両親の便宜と医者の法的保護だけが配慮の対象だった。

このライプツィヒの少女の事例が医学関係者間で知られるにしたがって、同様の依頼が他の家族から舞い込むようになった。指導者に自分の家族が殺されるように陳情すること自体が、当時のドイツ社会について何かを物語っている。

一つひとつの陳情がブラントとボウラーによって慎重に検討された。ボウラーは総統のスタッフとして機能する総統官房（米国の大統領に仕える行政府とは異なる）の責任者だった。ボウラーの部下であるヴィクトール・ブラックがいわゆる中央事務所の責任者として事務面は担当していた。既成事実化していた手順を後追いで規則化するという形で、ヒトラーは命令に署名したのである。ブラントとボウラーが選ばれたのは当然だった。二人はすでに実行に移していたのである。

ボウラーはフクロウに似た小柄で奴隷のように従順な人物だった。眼鏡をかけ、細部にまで心を配り、よくお辞儀をした。二〇年代初期から党役員としてヒトラーと行動を共にし、ヒトラーの指示には何の疑いも抱かずに効率よく実行に移した。ブラントは全く別のタイプだった。ハンサムな若い医者として、二十九歳のときにヒトラーの側近となったのは偶然だった。ヒトラーの姪と副官が交通事故にあった際、ブラントがたまたま最寄りの医者だったのである。ヒトラーとその家族に気に入られ、信頼を得た。後には命令を受けるのはヒトラーからだけという、第三帝国の医療面での頂点を極める。ブラントは哲学に傾いた理想家肌という評判で、後にノーベル平和賞を得るアルバート・シュバイツァー博士とも知り合い、医学校時代には神学者、音楽家、伝道家でもあるこの偉大な医者と仏領コンゴのランバレネで一緒に仕事をしようと計画したが、[10]ブラントは計画を実行に移すことはできなかった。アルザス生まれのブラントはフランス植民地に移住した場合、フランス軍に徴兵されてしまうからだった。

安楽死は倫理的に正当化されるとブラントはかたく信じていた。戦中にフリードリッヒ・フォン・ボーデルシュヴィンク牧師とは折に触れ、この問題について慎重に、そして徹底的に話し合っている。ボーデルシュヴィンクは著名なプロテスタントの牧師で、ベーテルの有名なてんかん者の施設長も務めていた。彼は安楽死には強く反対していた。何度もはっきりと反対を表明していたので、ブラントはベーテルの施設が殺人計画の対象から外されるように手配した。

ヒトラーの生活と思想は当時のドイツにおける生活と思想を比類なく反映していた。第一次世界大戦前の個人的失敗、戦中の有毒ガスによる負傷、戦争の終わり方への不満、ワイマール共和国への怒り、これらはヒトラー自身だけのものではなく、ヒトラー支持者の感情と経験を反映していた。一九三〇年代にドイツで何が起こっていたのかを理解するには、ヒトラーの胸中で何が起こっていたのかを知る必要がある。

確立された法と手続きに背いてこのような計画を実施するのが可能だったという事実は、ヒトラーが三〇年代にドイツ市民に対して持っていた絶対的な影響力を示す。しかし、ヒトラーほどの絶対的な独裁者でも民衆の支持が必要だった。支持がなければ、不十分な熱意、受身の抵抗、破壊行為によって政策は失敗に帰す。しかし、少なくとも当初、ヒトラーの殺人政策は失敗しなかった。

ナチス革命時代のドイツは注目に値する国家だった。国家の頂点、中心には総統自身、ヒトラーその人がいた。ヒトラーは革命を支配し、自身が革命を体現していた。国家の長としてだけではなく、最高の建築家、最高の弁護士、最高の医者と見なされた。絶大な人気があった。強制を伴わない公正な選挙でヒトラーは九八パーセントの支持を得た。生ける神として、ヒトラーを崇拝する民衆も多かった。もちろんゲッベルスと宣伝機関による優れたプロパガンダによって広められた態度であるが。

しかし、ヒトラーへの支持は本物でドイツ中に幅広く存在していた。学校で子供のときから教えこまれていた。これはケルンの児童が昼食の前に暗唱していたものである。

総統、私の総統、神が私に与えてくれた
私の命ある限り、私を保護し、お守り下さい！
総統はドイツを非常に深刻な危機から救って下さいました
毎日のパンを頂けることに、総統、今日はありがとう

いつまでも私の盾となって下さい、見捨てないで下さい
総統、私の総統、私の信仰、私の光！
総統万歳！

大衆の熱中は宣伝のみによってもたらされたものではなかった。一九三〇年代にヒトラーの独裁政権は顕著な成功をみていた。その成果は世界に感銘を与えていた。ヒトラーは不況に落ち込んでいたドイツの経済を繁栄に導いたのである。再軍備と大規模な公共事業計画は生産を再開させ、失業を大幅に減少させた。ドイツはアウトバーンと呼ばれる高速道路網を建設した最初の国となった。すべての勤労家庭がフォルクスワーゲンをマイカーとして持ち、この美しい新道路を走るようになるという計画だった。ドイツの川をきれいに保ち、空気をきれいにするために公害規制が導入された。都市計画が強調された。ヒトラーは文化と景観を重視した。すべての都市に公園が造成され、広い大通りが設置され、建物もきれいに整備された。賃金は上昇し、労働者への給付も改善された。大西洋をはさんでルーズベルト大統領が行ったように、ヒトラーも社会保障と老齢年金を体系づけ強化した。保健衛生も改善された。結核や伝染病が減り、乳幼児死亡率は英国よりも下がった。警察は手荒かったが、効果的だった。犯罪率は下がった。

有名な「喜びを通じて力を」キャンペーンは現実に労働者の生活を向上させた。職場の美的環境も配慮され、花、新鮮な空気、植物が提供された。工場でのコンサート、研修、労働者対象の日帰り旅行などが行われた。余暇も国家の関心の対象となった。割安なパッケージツアー、クルーズに

誰でも参加できた。

ヒトラー革命の二つの特別な側面に注目したい。まず社会民主主義を実現しようという試みが偽りでなく実行された。ドイツ将校は部下と同じ食堂で食事をした。ドイツ企業の管理職は労働者と同じサッカーチームに入り、肩を並べてプレーをし、同じ食堂で食べた。確固とした複雑な社会階級の仕組みを持つドイツ社会はナチス時代に平等に向けての歩みを始めたのである。

第三帝国の平和な時代に、ドイツの青少年の福利は全般的に向上した点も注目に値する。食事の向上、運動、スポーツ、教育機会の拡大がナチス政権下で実現し、若者の自信と意欲のみならず健康と体力も向上した。ワイマール共和国末期の不況がもたらした敗北感と悲しみは第一次世界大戦後に成人となった若者には特に厳しかった。ヒトラーの施策はこの流れを変えたのである。

こういった実績は微々たるものではなかった。もちろんこれらは功罪の功にあたる部分である。同じ人間が世界を戦争に巻き込み、自国の破壊をもたらし、ユダヤ人を皆殺しにしたのである。ヒトラーは複雑な男だった。洞察力で判断するタイプの指導者で、直感に従って決断を下したという点でリンカーン、ルーズベルト、そしてロナルド・レーガンと同様である。自分が天才的なのは「心中の確信が行動を求める際に躊躇しない」[11]点にあると、ヒトラー自身が語っている。まるで自分の行動を動かす潜在意識を理解しているようで、しかもその潜在意識の正しさに絶対的な信頼を置いていた。ヒトラーは「神が示す道を夢遊病者の如き確信を抱いて歩む」[12]と語っている。ルイ十四世と同様に、いや、大半の独裁者と同様に、ヒトラーは自分自身と国家を不可分と見ていた。「帝国の運命は我のみにかかる」と開戦時に語っている。後に「我が国民が敗北した際に、自分が生き残ることは決してない」(13)とも語っている。自分はドイツの運命と一体であり、自分の洞察は無謬であるとヒトラーは確信していた。その確信を、少なくとも平和時においてドイツ人は疑いも抱かずヒトラーと共有していた。

安楽死がヒトラーの考えであると聞いただけで賛成した者が多く存在した。計画を聞いて戦慄を覚えた者は、ヒトラーはかやの外に置かれているに違いないと思い込み、「ヒトラーの耳にさえ届けば」と自らを慰めた。

間違いはありえなかった。ヒトラーは内容を熟知した上で承認したのである。何度もこの政策についてロにしていた。

ヒトラーは人類の自然状態を「獣と人類の永遠の闘争に特徴づけられ……ヒトが虎を殺そうが、虎がヒトを殺そうが地球は回り続ける。最強者は自分の意志を主張する。これが自然の法則である」(14)とした。

生物学的に卓越したドイツの能力を保存できるかどうかがヒトラーの気がかりだった。ドイツ民族を強化し、「雑種化」から防ぐのを望んでいた。ヒトラーの偏執症的な観点からすれば、ドイツ人は外部の敵と内部の汚染から脅かされていた。汚染はユダヤ人やジプシーからだけではなく、劣等で欠陥をもつドイツ人、つまり「梅毒病者、結核患者者、遺伝的変質者、肢体不自由者、クレチン病患者」からもあった。これは『わが闘争』(15)にあるリストである。こういった人々は劣弱な遺伝子の産物とされ、健康なドイツ人との間に子孫をつくるため、ドイツ民族の遺伝子群を弱める恐れがある。存在すること自体がドイツ民族の力を損ない、弱める。ヒトラーは古代スパルタの直接的な解決策を賛美していた。この古代ギリシャの都市国家は劣った子供たちを始末していた。「病人・弱者・奇形児の遺棄、つまり彼らを絶滅するのは、最も病的な人間を保護しようとする現代の軽蔑すべき狂気よりもよほどまともで、実際には数千倍も慈悲深い」。

障害者に対してヒトラーは軽蔑の念しか持たなかった。二〇年代初頭に、帝国は「明らかに病気で、遺伝子的に汚されている者」の断種・不妊手術（訳注：以後、断種で統一）を行うと語っている。帝国は「健康な者だけが子供をもうけることができるようにしなければならない。病気をわずらいながら子供をつくるのは最も恥ずべき行為である」[16]。ヒトラーはこのテーマについて『わが闘争』や他の機会に繰り返している。「肉体と精神が健全かつ価値あるものでない者は、自分の苦しみを子供の肉体を通して永続させてはならない……明らかに障害があり、遺伝子的に汚され、子孫に障害を伝える恐れのある者全てを対象に、子孫を作ることはできないと（国家は）宣言し、実際にもできないようにしなければならない」。新帝国は障害者にとってなまやさしいものではない。しかし、彼らの犠牲は社会全体の利益となる。「肉体的に悪化している者と精神病者から六百年間、生殖の能力と機会を取り除けば、人類を計り知れない不幸から解放することになる」[17]。

ヒトラーは書いている。ヒトラーは演説でも述べている。人類の生殖に関する強力な見解を隠そうとはしていない。一九二九年のニュルンベルクでの年次党大会で「ドイツに毎年百万人の子供が生まれ、七〇万から八〇万人の最弱者を取り除けば、結果として（国）力は増大するだろう」[18]と述べている。本気だったのである。

ヒトラーの見解は当時受け入れられていた優生学の教義を曲解した不正確なものだった。遺伝子に欠陥がある場合の選択的断種手術は、米国とヨーロッパの医学雑誌で幅広く議論されていた。政権の座に着いて五カ月後にナチスが遺伝病子孫予防法（通称・断種法）を公布したのは驚くべきことでも異常なことでもない。法によれば「医学的経験から判断して、その子孫が肉体的、精神的欠陥を受け継ぐ可能性が非常に高い場合には、遺伝病者は外科的手術（断種）が与えられることができる」とされた[19]。

他国でも同様の法があったが、ナチスほど熱心に実施した例はない。一九三三年七月十四日から第二次世界大戦開戦の一九三九年九月一日まで、ナチスは三七万五千人の断種を報告している。数字は以下に分類される。

先天性知的障害	二〇三、二五〇
精神分裂症	七三、一二五
てんかん	五七、七五〇
重度アルコール中毒	二八、五〇〇
躁うつ病	六、〇〇〇
遺伝性ろう	二、六二五
遺伝性重度身体奇形	一、八七五
遺伝性盲	一、一二五
小舞踏病	七五〇

総計　三七五、〇〇〇

（出典：Deuel, *People Under Hitler*）

この表からナチスは何が遺伝病なのかという点について確信がなかったのが明らかである。この問題に関するハンブルクの研究は遺伝的奇形を「生計を立てる能力と正常な生活を相当程度、阻害する（条件）」と定義づけた。この定義は当局に大幅な裁量の余地を与えた。アルコール中毒者、「倒錯者」、中には事故の被害者すらも断種の対象となった。

断種は「ヒトラーカット」と呼ばれるようになり、かなりの抵抗があった。この「ヒトラーカット（Hitlerschnitt）」は帝王切開を意味するKaiserschnittの駄洒落である。逃げだしたり、反抗した者は「理解に欠ける」と公的文書に記載された。知的障害者は優秀な友人から入手したカンニングペーパーを試験場に持ち込み、筆記試験でカンニングしたのが報告されている。アルコール中毒者は自分が病気持ちだと認めたがらなかった。遺伝性を否定した。断種について酩酊者の「この法律は素晴らしいし、総論としては大賛成だ。しかし、我々に適用するなんてまっぴらごめんだね」という言葉が引用されている。[20]

「理解に欠ける」場合でも、ヒトラーカットを逃れられた人はほとんどいなかった。断種実施例の三七・三パーセントでは患者が合意し、二四・一パーセントでは法的保護者が代わりに合意し、残りの三八・六パーセントは手術を強制された。

政府は被害者の感情に配慮し、断種手術を受けた者が嘲りの的にならないよう心を配っていた。断種手術について冗談を言って現行犯でつかまったら監獄行きだった。断種手術に携わった関係者は守秘義務を負った。被害者の名前は公表されなかった。守秘義務を守らなかった者は最高一二カ月の懲役の刑罰があった。

断種計画と同時進行していたのが、性犯罪者を念頭に置いた「完全な不適格者」の去勢だった。この計画の実施に関する公式の発表はなかった。一九三四年と一九三五年の数字が発表されており、九九六人が去勢されている。正確な数字はないが、人種政策局と呼ばれる党の委員会の推定によれば千五百人から二千人が、一九三四年一月一日から一九三九年の開戦時までに去勢されている。戦前のドイツでは反体制派と政治的トラブルメーカーへの仕返しとして、断種と去勢が処罰として行われているとの噂があった。これについては裏付けがない。しかし、異常事態が起こっていたことは確かである。サクソニーの労働者は事故で片足を失い稼働能力が低くなったと言われ、意志に反して断種されてしまい自殺した。ドイツの民衆は「冗談禁止令」にもかかわらず計画について冗談を交わしていて、「性的抑制が弱い」知的障害の女性が不妊手術を求めたというハンブルクからの報道には喜んだ。こういう女性たちは街でも最も人気ある娼婦という噂だった。

障害者がもたらす脅威についてのヒトラーの思想は、決して常軌を逸した異様なものではない。第二章でも取り上げるが、ヒトラーの断種と安楽死に関する思想は当時の科学理論、社会理論から自然と導かれていた。ドイツの（そして米国の）医者はこういった政策について長年にわたり議論していた。

ヒトラーはこういった議論を熟知していた。ドイツの医者が「狂気」に歯止めをかけ、奇形や精神異常という劣等なドイツ市民を絶滅させようという計画の開始を提案した際に、ヒトラーは諸手をあげて同意した。

ヒトラーが殺人計画を承認した形態に意味がある。ブラントとボウラーを計画の運用担当者に任命している。この二人はナチス人脈の有力者ではないが、側近として信を得ている。議論を招きかねない極秘政策の実施にあたり、ヒトラーの作戦はこうだった。信頼に足る下位のスタッフを用いる。通常の行政ルートから外す。自分に直接報告させる。

ボウラーは「安楽死」に関心を持った「誠実な人物」であるとブラントによって評されている。ボウラーは乗り気ではなかったが、この任務を引き受けたのは「戦時中という状況からして、各地区の指導者が散発的にでもこの問題に手を染め、十分な指導を受けずに自分たちで措置を行ってしまうかもしれないからだった」[21]とブラントはニュルンベルク裁判で証言している。言い換えれば、地域の指導者が病人と老人の殺人に異常に熱心になってしまう危険があったのである。ボウラーは自分なら行政面の管理を厳格にして、ある程度は衝動的な動きを抑えられると感じていたようである。ボウラーの事務官の証言によれば、ボウラーはナチス医師会会長のレオナルド・コンティと、コンティの背後にいる親衛隊幹部で実力者のマルティン・ボルマンをこの計画に関与させたくなかった。証言によればボウラーは「ボルマンが権威を乱用する」[22]のを心配していた。実際にボルマンは安楽死計画が「不治の精神異常者だけに限るなんてことは決してない」[23]と語ったとされている。このむき出しの熱意はナチスさえも不安にした。ボルマンを外すことで、ゲーリング、ヒムラー、内務相のフリックという、そうそうたる大物の支持をボウラーは得た。

合法的であれ、非合法的であれ、ドイツ国家社会主義政権の元首としてヒトラーは不治の患者の殺人許可を医者に与えた。かくて欧米の工業国で初めて政府お墨付きの計画として患者の殺人が行われるようになった。

計画が小規模ではおさまらず、対象も末期患者の「安楽死」だけではないというのは当初から明らかだった。計画を管理する機関の設立は秩序だっており、ビジネスライクだった。管理運営の原則にしたがって機関は設置され、計画の運用を規定する規則が準備された。「最終的治療」への標準、基準が策定された。

安楽死計画を始めた人間は狂人ではなかったし、少なくとも当初は殺人者ではなかった。自分たちの目から見て、慢性病や障害が社会にもたらしていると思われた重荷を中央集権機構と政策によって緩和しようとした効率のいい医者や官僚だった。人生はあまりにも雑然としていて非効率的である。そのような不合理な自然の状態を体系づけ、合理化しようとしたのである。人生において病気と障害はその個人の質と有用性に重荷を背負わせ、家族と社会に苦痛に満ちた義務と高くつく責任をかぶせる。ヒトラーの官僚は厳しい現実に対する国家による整然とした解決を求めた。国民全員が健康で、生産的なドイツを心に描いた。それが、実現した姿はブーヘンヴァルト収容所のカール・コッホ所長が自慢げに語った有名な言葉、「うちの収容所には病人は一人もいない。健康な人間と死人だけだ」に尽きる。これが、どのように実現していったのかを見ることから学ぶことは多い。

ブラント、ボウラー、ボウラーの首席事務官である親衛隊のヴィクトール・ブラック大佐が仕事に取り掛かった。ブラントとボウラーは総統官房で他の重要な業務もあり、日常的な管理はブラックの責任となった。ブラックは当時三十六歳のエコノミストで、二十一歳から党員を続けていた。きちょうめんで、細かい点やルーティン業務にも強い、いってみれば普通の人間だった。党内での出世は能力というより偶然によるものだった。ブラックの父親がヒムラー夫人のかかりつけの婦人科医で、ヒムラーが若きブラックに関心を持ち、おかかえ運転手として雇ったのが始まりだった。[24]

ブラックに加え、ヘルベルト・リンデン博士、ヴェルナー・ハイデ教授、ハイデ教授の補佐を務めるパウル・ニーチェ教授（博士）三人が組織担当となった。三人とも医者だった。リンデンは内務省で次官級の地位である参事官であり、療養療護施設を統括していた。ハイデ教授とニーチェ教授は安楽死計画の医学面での専門家として活躍する。ハイデ教授はヴュルツブルク大学の精神病理学の教授で神経病大学診療所の所長だった。[25]

この計画は総統官房の一部だったが、組織上の必要から内務省に位置づけられ、リンデンが連絡担当となった。この結果、安楽死計画は既存の連絡指揮系統の利用が可能となった。

新事業はベルリンのシャルロッテンブルクという、総統官房からも近い豪勢な邸宅に事務所を置いた。住所はティアガルテン通り四番地（Tiergartenstrasse 4）であり、これからT四という名前が由来している。事業実施のために三つの事業体が設置された。意図的にあいまいで誤解を生む名前がつけられた。
＊「公共施設利用財団」は予算、財政面を担当した。経費は少額ではなかった。
＊「帝国療養療護施設事業団」は実施面を担当した。全国グループは選択基準の開発、質問票の作成、選定委員会への事務的支援、死をもたらす「鑑定機関」の運営にあたった。
＊「公共患者輸送会社」は数万にも及ぶ病人と障害者を移動させるという例を見ない複雑なシステムを組織し、運営にあたった。

運営は別だったが、同時に設立されたのが「帝国重度遺伝病科学研究委員会」である。この委員会の責任は精神的廃疾児、重度障害児、「白痴的」児童の「死を援助する」任務を負った。この委員会設立の根拠は一九三九年八月の内務省の通達である。この通達はヒトラーの安楽死命令に先だっている。

子供を対象にした計画については、後に安楽死計画とは無縁であるという主張がされた。実際に手続きは別だったが、本部はT四内にあった。

短期間に数百人が雇用された。書類の作成と審査、広範な移動システムの設立と運営、安楽死施設に移送された障害者の取扱いと世話、殺人施設を運営するのに必要な医療・看護・支援の手配、これらすべてのために人が必要だった。戦時体制下でのバスのスケジュール・燃料の手配・バスの維持、安楽死施設職員・患者の食事の手配、骨壺へ遺骨を入れる作業・包装作業・遺族への骨壺の送付、死亡証明書の記入と記録、こういった多種多様な業務を職務分担表に振り分け、担当職員を確保しなければならなかった。

秘密の計画だったので、職員は党とヒトラーへの忠誠を慎重に審査された。職員の多くは公務員でT四への出向だった。新たに雇用された職員もいる。開戦まもなくで、戦争遂行への貢献をするためにベルリンにやってきた人々が多くいた。

T四は華やかな職場だった。総統官房直属の機密作戦であり、T四勤務は高給と共に、総統に直接仕えるというステータスも意味した。就職するには「ひき」が必要だった。戦後になって、ある元職員は「ファッションブティックに勤めていたんですが、お国のためにどうしても役に立ちたかったんです。友人が総統官房に秘書として就職していて、私も入れるようにできるかもしれないと言ってくれました。『秘密の仕事よ』って言われました。とても面白そうだったので、行ってみて、仕事をもらいました。中に入るまではどんな仕事なのか見当もつかなかったんです(26)」と回想している。

ここで紹介したい精神医学の用語に「解毒」というのがある。受け入れ難いタブーである行為が新たな名前のもとでは、なぜか受け入れられてしまう現象である。婉曲な言い回しが「毒」を「解毒」する。ドイツ医師の委員会では「廃絶的人口政策」という言葉が大量殺人の代わりに用いられた。子供が殺される場所は「児童専門病棟」と呼ばれた。「安楽死(Euthanasia*)」とはもちろん殺人のことだった。

＊Euthanasia（ギリシャ語：eu 良好な、thanatos 死）不治で苦痛に満ちた病気に苦しむ人を痛みなく死に至らせる行為(Webster New Collegiate Dictionary)。現在の一般的用法では、Euthanasia は死に至る

病気で、苦痛が激しい、もしくは昏睡状態にあり、医療機器に生存を依存している人の「スイッチを切る」過程を伝える言葉である。これはドイツの医者の用法でも、意図でもなかった。

一九三九年のヒトラーの命令以前も以後も、ドイツ全地域の特定の医者との秘密の会合が開かれていた。会合では解毒が盛んに行われていた。婉曲な言い回しが頻繁に用いられた。しかし、何が議論されているのかは誰にでも分かった。有力な精神科医、医者、医学教授は新たに始まる安楽死計画の慎重な説明を受けていた。

ヒトラーが認可した安楽死計画は第三帝国の新医学を達成するために欠かせない「革新運動」であるとの説明を受けた。第三帝国内の病院や療養所の入院患者や入所者、つまり「未処理の劣等者」を選び出すことは、ドイツ医学の治療活動を向上させ、急進化させるための長期的、科学的な活動の一部として位置づけられた。継続的に行われた「支援研究」と呼ばれる新治療活動の導入と、「帝国医療ケア施設協会」の基本的改組の文脈で語られたのである。

ドイツ医学界がナチス時代に実践した「民族衛生」の観点からは、不具者、障害者、精神病者は民族の体幹への脅威であった。こういった欠陥のある人間はドイツ民族の集合体を汚染したと考えられ、隔離と消毒という、医者が個体への病原性の感染に対処する方法で対処されなければならなかった。アウシュビッツ[27]にいたF・クライン博士は「人命を尊重すればこそ、盲腸は病んだ体から除去しなければならない」と語り、共通点を明らかにしている。

総統官房と定期的に会合を持った有力医師の委員会「帝国重度遺伝病科学研究委員会」の議事録と、現場レベルの医者への説明会の報告両方で、「治療に反応しないケース」を根絶やしにしないことには、治療活動の現代化は達成できないと声高に主張された。[28] この根絶と現代化は一体とすら言われた。

戦後にコブレンツで行われた裁判において、一九三九年七月――ヒトラーの命令以前である――にベルリンの総統官房で行われた会合の詳細に関する証言がなされている。精神科医、教授、他の専門家は総統の指揮下で開始される秘密計画について公式に説明を受けた。「安楽死」の名のもとで実行される計画によって「ドイツのすべての狂人は一掃される」とヴィクトール・ブラックは会合の席で語っている。出席者は計画に参加するよう求められた。はっきりと断ったゲッティンゲン大学のエヴァルト教授をのぞいて、全員が合意したとされている。[29]

フリッツ・メンネッケ博士がベルリンで一九四〇年二月に開かれた同様の会合に関する証言をしている。一〇名から一二名程度の医者が出席した。秘密を誓わされたうえで、説明を受けた。患者選定に参加する気があるかどうか、尋ねられた。計画の関係者は処罰されないと保証された。メンネッケ博士は「私以外の医者はみな年配の方でした。これは後で知ったのですが、高名な方もいらっしゃいました。誰も躊躇せずに了承したので、私も例にならい鑑定者となることに合意しました」[30]と語っている。

同じ会合に出席した医者の中に、ヴァルター・シュミット博士がいた。博士の証言では、出席者から「安楽死」計画の法的性格についての質問があった際に、すべて合法であるとの返事があった。

ヒトラーの秘密の法令が出され、裁判官もヒトラーの権威を完全に承認していると付け加えられた。一九三二年から進められた計画であり、この計画への妨害行為は犯罪と見なすとの発言もあった。

計画が秘密でなければならなかったのは、シュミット博士の言葉によれば「患者は前もって何が起こるのか知ってはならない。そうでなければ、患者は動揺してしまう」からである。患者の感情への心づかいは計画全体を通じて常に強調されていた。親衛隊大尉で悪名高いクリスティアン・ヴィルツは計画の当初、ブランデンブルクで拳銃で後頭部を撃って患者を殺していた人物だが、「自分は死ぬんだということを気づかせてはいけない。患者はリラックスしていなければならない。怖がらせるようなことは何もあってはならない[31]」と語っている。

すべての会議が平穏無事というわけではなかった。二カ月後の四月に開かれた会合では、議論が盛り上がった。「強力に抗議した出席者もいた」という報告がある。しかし、後にデュッセルドルフ法廷で医者自ら証言したように、医者たちは合意した。その理由は「逃げ場はなく」、「計画の実施に制限を加える機会を得るため、また仮に制限が実際に加えられないにしてもせめて制限する方法を見いだすための機会を得るため、そして何よりできるだけ多くの患者を助け出すため[32]」だったのである。

安楽死計画の始めから終わりまで見られるパターンがこういった会合で形作られた。大半の医者は当局に同調した。賛成しなかった医者の多くは口をつぐんだ。公の場で異議を申し立てた医者はほんの少数だった。

言うまでもないが、第三帝国時代のドイツで総統の政策に反対の意を表明するのは危険な行為だった。他方、計画に参加しなかった医者は、計画への参加を強制されなかった。非難されたわけでもなく、医療行為を継続するのに邪魔が入ったわけでもなかった。参加しなかった医者の中には、安楽死計画の選定過程から自分の患者を守るのに成功した医者すらいた。

しかしながら、こういったケースはごく少数だった。大半の医者は黙々と同調した。

安楽死の概念からホロコースト（ユダヤ人の大虐殺）への不気味な過程は、そのどの過程をとっても運命ではなかった。どれもが人間の企てであり、変えることは可能だった。数え切れない理由があって、次のステップが踏まれた。主犯、共犯、軽率な判断、それぞれの数は増え続けた。ドイツの医者は組織的な安楽死を中止させるだけの力を手中にしていた。参加への集団拒否もしくはある程度の数の医者が拒否の表明をしていたならば、計画の進行に立ちふさがることができただろう。ニュルンベルクで検事側に協力したアンドリュー・アイボリー医師は「戦前に病気のドイツ人の集団殺人に対して、もし医者が強力な反対の立場をとっていたならば、大量虐殺工場という発想と技術は実現しなかったことも十分考えられる[33]」と語っている。

歴史の「もし」には意味がない。「もし」シーザーが、あの三月の朝に家にいたとしたら。コロンブスが途中で引き返していたら。現実はそうではなかったのであり、現実に起こったことだけが歴史に残る。それでもなお、医者の行動が別だったら、彼らが「ノー」と言っていたら、歴史はちがっていただろう。ホロコーストへ帰結した一連の輪の一部が早期の段階で欠けてしまっていただろう。

ドイツの医者は概して異議を唱えることなく安楽死計画に関与した。当然ながら、安楽死の候補者の選定と処置という実務に携わった医者の割合は少ない。しかし、計画の存在を知っていたという意味でドイツの医者全部が共犯だった。知っていたに違いない。なぜなら、医者は一人残らず自分の慢性患者の病状についての詳細な文書を記入する必要があったのである。選定は、この文書に基づいて行われた。選ばれた患者は殺人施設に移送された。病棟がガラガラになり、自分の患者がいなくなってしまったことに気づかなかった医者はいなかった。医者は自分の慢性患者が他の医者へ照会され、殺されても無言だった。個人としても、権威ある学会を通じても、抗議はなかった。計画が実施に移ったが最後、現実には医者には患者が救えるはずがなかった。そして現実は、医者は救おうと試みすらしなかったのである。

計画実施から四〇年以上たった一九八三年に至っても、ドイツの医学誌である『ドイツ医学誌(*Deutsches Ärzteblatt*)』は未だに、当時の医者を正当化していた。「仮に医者の組織が行政の圧力に抵抗していたとしても、仮に自発的に従うことがなかったにしても、何か変化があったのだろうか」[34]。この問いへの答えはない。ドイツ医学界は抵抗しなかったのだから。

戦時中のドイツの医者が安楽死計画の存在と実施を知っていたことは疑いがない。精神科医は自分の職業の将来の心配さえしていた。軍の主任医だったヴォート教授はブムケという精神病分野の教授に「心理学者と心理療法士が、精神病者と『精神神経症』の分野に乗り出し、精神病の患者が安楽死計画で処分され、我々の分野がこんなに縮小しているときに、誰が精神医学を学ぼうという気になるだろうかと、彼(ド・クリニス博士)に警告したよ」と伝えている[35]。この警告は著名な精神科医のカール・シュナイダーにより取り上げられた。一九四一年の精神科医の会議でシュナイダーは、断種と安楽死は精神医学を店じまいさせてしまう可能性があると発言している。「優生学、人種改良、国家による他の措置が民族から狂人の社会的、道徳的、経済的重荷を取り除いてしまえば、精神医学は全く不要になってしまうのではないか」と同僚に警告している。もし失業したくなかったら、精神科医の領域を「民族（Volk）総体の宗教・哲学・神秘の各側面」[36]を中心に広げるべしと語った。ドイツの精神科医にとって何が重要だったのかという問題はさておいて、シュナイダーは自分の経済的利益がどこにあるのか理解していたことを、この発言は示す。彼は冗談を言っていたのではなかった。

ボウラーと補佐のブラックはヒトラーから得た権限をさっそく組織化した。鑑定者として一〇人から一五人の医者を選んだ。基準は「政治的信頼度」だった。彼らの上には、医学と精神病分野の教授が構成し、全体を監督する評価委員会が指名されていた。

ベルリン大学、ハイデルベルク大学、ボン大学、ヴュルツブルク大学各々の医学部の精神科教授が参加した組織会議が招集された。ハイデルベルク大学教授の指揮のもとで年に四回この委員会は会合を持った。[37]

「帝国委員会」は誰が「最終的医療援助」の候補者となる「無価値な生命」であり、誰が「援助に値する」のか判断するために有用な情報を引き出すための登録用紙の準備の監督をした。用紙がどのように記入されるべきか詳細に指示を与えた説明書も作成された。帝国内務省が数万枚を印刷し、長期入院用病院、療養所、保護施設に療養所と療護施設の担当者であるレオナルド・コンティからの添え状付きで発送された。添え状には各患者について用紙は完全に記入されなければならない、記入するのは担当医師でなければならない、三枚複写でタイプライターで記入しなければならないとあった。コンティからの添え状によれば、「病院と療護施設の体系的経済計画の必要」のため、用紙はただちに記入される必要があった。

帝国内務大臣

ベルリン　NW四〇　ケーニヒスプラッツ　六

一九三九年十一月十六日

カウフボイレン精神病院院長

または院長の補佐殿

病院と療護施設の体系的経済計画の必要に関し、同封の登録用紙を同封の説明書にしたがって早急に完全に記入し、返送を願う。貴殿が医師でない場合は、各患者の登録用紙は主任医により記入されるものとする。用紙への記入は可能な限り、タイプライターによるものとする。「診断」欄は病名のみならず、可能であれば容態について簡潔に記述を願う。

業務を促進するため、登録用紙は数回に分けて返送されてもかまわない。しかし、いずれにしても最終分は一九四〇年一月一日までに本省に届くものとする。必要に応じて、代理を通じて公式の現場調査を行う権利を留保する。

代理署名：コンティ博士

説明書

登録用紙を記入するに当たっての留意事項。

報告さるべき全ての患者は以下のとおり、

一、以下の病気により掃除等、施設での機械的作業にしか従事できない者

精神分裂病

てんかん（器質性でない場合は、戦傷や他の原因を記入すべし）

老人性疾患

治療に反応しないマヒや他の梅毒性障害

原因を問わず知的障害

脳炎

ハンチントン舞踏病や他の慢性神経性疾患、もしくは

二、少なくとも五年間以上継続的に施設に入所している者、もしくは

三、犯罪性精神病者として保護されている者、もしくは

四、記録と国籍により、ドイツ国民でない者、もしくはドイツもしくは関連する血統でない者。
患者ごとに記入される質問票には通し番号をつけるものとする。

可能な限り、タイプライターで記入するものとする。

最終返却期限

指示

診断はできる限り正確に行うものとする。外傷によりもたらされた状態の場合は戦傷や労災等、外傷の性質を明らかにすること。

「作業の詳細な描写」欄では、施設で患者が行っている作業を記すものとする。「良好」もしくは「非常に良好」の場合は、なぜ退院が検討されてこなかったのか理由を記すものとする。規定食の量が多い患者等で、肉体的に作業が可能であるのに働いていない場合、特記するものとする。

疎開の対象となった施設からの患者名の後にはVを記入するものとする。

同封の登録用紙一が不足の場合、必要追加数を要求するものとする。

最終返却期限以降に施設に到着した患者も同様に用紙に記入されるものとする。この場合、最終返却期限から正確に一カ月後に、毎年返送されるものとする。

［書式 八―二五］

登録用紙一号　タイプライター記入要
現在の番号
施設名
場所
誕生時の名前
患者の名字並びにクリスチャンネーム
誕生日　場所　地域名
最終居住地　地域名
未婚、既婚、死別、離婚
宗教　人種
前職　国籍
従軍時期　一九一四年―一九一八年、または一九三九年九月一日以降
戦傷（精神障害と無縁の場合でも記入）　有／無
戦傷の状態
近親者の住所
定期的訪問者とその氏名（住所）
保護者もしくは看護婦（氏名、住所）

支払い責任者
入所時期
引渡しの時期、出身地
発病時期
他の施設に入所経験ある場合は、場所と期間
双子　はい／いいえ　　　　　　　　　　不健全な精神の血縁者
診断
臨床的描写（病歴、推移、状態、いずれにしても精神状態に関する十分な資料）

非常に落ち着かないかどうか　はい／いいえ
寝たきり　はい／いいえ
不治の身体的病気　はい／いいえ　　病名
精神分裂病　最新の発病時期　　現在の状態　　良好な回復
知力が劣る：　軽度　　痴愚　　白痴
てんかん：心理的変化
発作の平均周期
治療法（インシュリン、カルディアゾル、マラリア、永続的結果

アルスファナミン、時期）はい／いいえ
ドイツ刑法第五一条、第四二条ｂによる収容等
犯罪　　　　　　　　　前科
就労形態（作業の詳細な描写）
常用／臨時雇用、自営業
労働の価値（可能ならば健康人との比較）
この余白は空白のままとする。

場所　　日時
主任医もしくは主任医の代理者の署名
（精神科医でも神経科医でもない場合はその旨を明記すべし）[38]

当然ながら、殺人の対象として誰が選択されるのかという点で大混乱があった。シュミット博士は、ブラックの初期の説明会に出席した後で、「どういった人たちが対象となるのでしょうか」という質問を受けている。同博士は「不治の病人です。しかし、どこで一線を画すのかは私には明確ではなかった」[39]と答えている。
安楽死計画開始当初、用紙の記入にあたった現場の医者は暗中模索だった。なぜこの情報が必要なのか、何の目的のためなのか分からなかった。国家が労働者を求めているという噂が流れた。こ

の噂によると、登録用紙の情報に基づいて国家は軽度の患者を病棟から現場に移すとのことだった。噂によって患者の状態を悪いほうに誇張して、徴用されないよう配慮した医者もいたといわれる。それが事実とすれば、その医者は意図せずに患者に死刑宣告を下していたことになる。

説明会で、シュミット博士は計画の対象に混乱があることを表明したが、彼の混乱はコンティからの手紙、登録用紙、説明書によっても解決されなかった。それどころか、これらの資料は何の目的で、どういった事実を求めているのか不明確で、かえって読む者を途方にくれさせる代物だった。

登録用紙は患者の仕事、能力、経験の三点をなにより重視している。遺伝理論については、二問しかない。双子であるか。不健全な精神の血縁者はいるか。双子の質問は簡単だ。しかし「不健全な精神」のほうは、あまりにも漠然としていて、意味がない。こういったおおまかな情報から患者の遺伝的素性を結論づけるのは無理である。

用紙は患者の人種、宗教、従軍経験の情報を求めている。ナチスの人種的優越性理論に立ち入らないまでも、人種の質問はユダヤ人、ジプシー、その他の少数民族をドイツのアーリア人から分離するのが目的だったと仮定するのが無難だろう。しかし、なぜこの質問がこの用紙に載らなければならなかったのか。純血のドイツ市民だけが安楽死の対象となることができたとニュルンベルクでブラックはこう証言している。「この人類愛に満ちた行為をユダヤ人に与えることを政府は望まなかった」[40]。弱者の部分を摘んで、ドイツ民族を強化することが計画の原点だったのを思い起こせば、この主張は筋が通っている。ユダヤ人やジプシーの血統の強化は望ましくなかったので、彼らは少なくとも開始時点では計画から除外されていた。

しかし、この政策により、計画管理者は不思議なジレンマに陥った。ドイツ人の入所者だけを殺害すれば、ドイツの施設は障害を持つユダヤ人とジプシーだけが「ごくつぶし」で金がかかる存在として残ることになる。全く望ましくない結果だった。

このジレンマの解決策は、戦後ドイツの施設には慢性病のユダヤ人患者が残っていなかった事実によって明らかである。ニュルンベルクで被告が否定したにもかかわらず、ユダヤ人は安楽死計画の初期から対象とされた。「遺伝」原理は大規模殺人の効率の前には無視されたのである。

ユダヤ人精神病者の殺人は公式文書でもたどることができる。一九四〇年の八月三十日の法令はユダヤ人患者の隔離を命じた。同年九月四日にはババリア州内務省がユダヤ人精神病者全員のミュンヘン郊外のエグルフィング・ハール病院への移送を命じた。同病院には九月十四日にユダヤ人が到着を始めている。二十日には安楽死班に連行され、まもなく全員が死亡した[41]。

エグルフィング・ハール病院院長のヘルマン・プファンミュラーは疲れを知らない男として知られたが、「今日以降、うちの病院では精神病のアーリア人だけを受け入れる。今後、精神病の純粋なユダヤ人の入院はお断りだ。いま現在、当院には純粋なユダヤ人は一人だけしかいない。ボヘミア＝モラビア保護領出身なので、同保護領の施設への移送を早急に実行しなければならない[42]」と一九四〇年九月二十日に報告している。

従軍経験者は対象外となるはずだったとニュルンベルクでブラント以下は繰り返し強調した。そのために、従軍経歴が用紙で問われている。元軍人の除外はイメージの問題だった。前線で戦うドイツの青年が生命を捧げている。手足を捧げている。正気を捧げている。西でも東でも。戦闘から生き残り、障害を持った者を国家が殺害すれば、兵士の士気、家族の士気にかかわる。

この理論づけは、計画作成者の知的混乱を再度、示している。管理者は機密保持が重要と見なした。そのために、全職員は最高の機密保持を誓い、報道機関や社会への情報漏洩は死によって罰せられた。しかし、秘密でなくなるのは管理者側も承知していた。誰も気づかないまま、数十万の市民を消すことはできない。世論を尊重して元軍人を外したこと自体が、計画が知られることを前提としている。実際にも計画は知れ渡った。

元軍人の除外は理にかなっているので、ブラント等が元軍人も対象にするよう命じたとは信じがたい。しかし、現実には彼らも対象になった。これは管理者の知らないところで行われた可能性が高い。殺人計画がいったん始まると、計画自身の力学が働き、当初のコントロールは脇に追いやられてしまった。

ある時点から、元軍人でも負傷者と受勲者だけが外された。誰が殺され、誰が外されるのかという決定はT四本部のイェンネヴァイン（訳注・ブラックの偽名）の指揮のもとで決定された。[43] 結果として、第一次世界大戦の従軍者と第二次世界大戦のロシア戦線で爆弾性ショック（シェルショック）を受けた従軍者も死を迎えた。この殺人のニュースがロシア戦線に届くと、兵士の戦闘意欲は低下し、ヴィルヘルム・カイテル陸軍元帥がヒトラーに殺人計画への苦情を述べるほどだった。[44] 政府が元軍人を殺しているというニュースが伝わると、ブラントが恐れたように激怒を招いたのである。

同様に、計画から外されたのはT四従事者の妻、子供、近親者である。この除外は重要である。もし殺人を真剣に行うよう期待されるなら、自分の愛する者は対象にならないという保証が必要だった。当局側は当局側で悪質な職員が義母をかたづける方法として国家の殺害計画を利用できないようにする必要があった。

計画が国家による処罰としてではなく、市民の特権として生まれたとする多くの証言がニュルンベルクの被告からなされた。しかし、この主張は登録用紙の前科記入欄によって偽りであることがさらに明らかになる。この情報は当局が犯罪性精神病者を捕捉するのを可能にした。当局は実際、迅速かつ効率的に行動した。犯罪性精神病者は根絶され、ユダヤ人の精神病者と同様、戦後まで生き残った者はいなかった。

説明書には用紙に記入すべき患者の種類が列挙されている。これはあまりにも漠然とし、あいまいで療養所と施設の全入所者が実質上含まれてしまう。第一の分類は精神病者だが、精神分裂病、老人性疾患、てんかん、マヒ、そして「知力が劣る」者を含む。特に最後の用語は意味がない。第二の分類は五年間以上の入所者である。犯罪性精神病者が第三分類で、第四分類はドイツ国籍もしくはドイツ民族でない者である。

安楽死の資格を得るには、精神病でありかつ五年間以上入所していることが条件であり、犯罪性精神病者や外国人であってはならなかった、とブラントは強調したが、登録用紙の記述は彼の証言の信頼性を揺るがす。対象となる分類として説明書は「報告さるべき全ての患者は以下のとおり、一、……もしくは、二、……もしくは、三」としている。「もしくは」の存在が、以上の条件のどれかに当てはまれば、計画の候補者となったことを示す。

医学的見地からは、登録用紙は取るに足らなかった。登録用紙で要求されていた情報は大半の患者の状態や予後について結論や診断を下すには不十分だった。ある証人はニュルンベルクで、登録用紙には「検査の性質の記述はない。診断を下すための記述がない。人間を判断するための記述がない」と、語っている。[45]「登録用紙からの情報では、専門家、最高の専門家であっても、患者の身体的状態の正確な医学的所見を出すことは不可能である」。[46]

登録用紙が皮相であることにはブラントも異論がなかった。しかし、登録用紙に加えて、患者のカルテと直接の診断が選別には常に用いられる予定だった、とブラントは主張した。事実は、カルテも診断もほとんどの犠牲者には用いられなかったのである。

いずれにしろ、これらは取るに足らなかった。生産性や納税能力を無視し、社会が障害者を除去しようとする場合、マヒ者、小人、盲人、そしてハンチントン舞踏病者のような障害者を把握するのは容易であり、現実にも短期間に行われた。

しかし、精神病者をより分けるのは生やさしいものではなかった。精神病者と精神的に健康な者の違いは、種類ではなく程度の問題である。正気と狂気の境目はあやふやである。大半の人はたまに軽い精神異常を起こすことがあるし、精神障害者も時には非常に「正常」である。精神分裂病者とうつ病者は社会でも有数の創造力と生産性を持つ可能性がある。精神病で今、能力を奪われている人が明日は回復し、十分な生産性を得て正常な暮らしを送ることも可能である。診断はあくまで主観的なものである。俗説では精神病者のうち半分ほどは回復する力があり、自然に回復してしまう例も少なくないという。ドイツの医者が精神病患者を殺す決定をした時点で、彼らは生産的で価値ある市民の生命を奪ったのである。

自分の精神病患者が病棟から消え去っていくのを見送った医者は、患者の多くはただ一時的に病気であるのを重々承知していた。承知していたのは医者だけではない。安楽死計画に反対したパーデルボルンの司教は当局宛ての勇敢な抗議の手紙で「神の第五の戒めの御名において……人間性の名のもとに……これから殺されようとする、またすでに殺された不幸な人間の中には、部分的な乱れをのぞけば、精神的に理解の能力が完全にあり、自分に何が起ころうとしているのか分かっている者がいる」[47]と記している。

質問を分析すれば、患者の医学的状態が、生死を決定した鑑定者である医者の判断の一つの要素にしか過ぎなかったことは明白である。どんな作業が患者はできるのか、国家はどの程度の費用を負担しているのか、国家はどの程度すでに負担したのか、これからはどの程度かかるのか、犯罪者か否か、といった点も考慮された。こういった情報をもとに医者である鑑定者は、不正規裁判の裁判官兼陪審員として、法も前例もないまま、医学、経済、道徳各要素の自らの判断に基づいて、同僚たる市民の誰が生き、誰が死ぬのかを決定した。この決定に当たって、優生学はさして重要な役割を果たしていなかったし、殺人の「慈悲」の側面も特に強調されていなかった。

第二章　T四計画の起源

間違った種類の市民が末代まで続くのを許すのは筋が通らない。
（セオドア・ルーズベルト大統領）

ドイツの医者、ナチス党党員、アドルフ・ヒトラーはみな、逃れようもなく文化と時代の申し子だった。障害者に「最終的医学援助」を提供する計画は、病む心が不合理な衝動の産物として生み出したのではない。半世紀以上にわたって科学界と医学界が議論を積み重ねてきた原理と提案の現実への応用だった。この議論はドイツだけではなく、西洋であまねく行われていた。米国でもヨーロッパでもあった。発展途上の科学である優生学、社会運動としての社会ダーウィニズム（社会進化論）、社会哲学としての一元論の文脈で、この議論は行われた。最終的医学援助はチャールズ・ダーウィンの『種の起源』の出版以後に起こった生物学分野の活発な探求と活動の予期せざる鬼子だった。

十九世紀は障害者の生活の質と福利面で長足の進歩があった時代だった。民主主義の勃興、産業革命、生活水準の向上、偉大な科学発見、進歩への楽観的信仰、世界への鍵としての科学崇拝、これらすべてが社会での障害者の地位と障害者への対応の著しい向上を約束し、かつ実現した。
＊滅菌法、麻酔薬、細菌学によって医学が向上し、多くの障害者が生き延びるようになり、苦痛も減少した。
＊公衆衛生活動と安全な生活水準の改善（飲料水、屋内配管、集中暖房等）が障害者を含む社会全員の生活の質を向上した。
＊整形外科等の医学専門分野が世紀末に発達し、身体障害者の移動性が高まり、社会への積極的な参加が可能になった。
＊社会福祉への関心の盛り上がりと、その結果として慈善組織が発達し、生活に困る障害者に食料、資金等を届ける役割を果たした。
＊障害者用の病院、収容所、学校が建設された。「開明的」ではなかったが、貧民、身体障害者、精神病者が幽閉されていた一般監房よりはましだった。

十九世紀半ばに、歴史を大きく分ける出来事が起こった。一八五九年にチャールズ・ダーウィンは『種の起源』を出版した。この本は人類が自分の世界を見る目を永久に変えた。不幸にも、ダーウィンと彼の支持者は障害者への社会の態度を著しく、かつ、深刻に変えた。

ダーウィンの種の進化に関する議論は見かけとは異なり、実際にはかなりの理解力を必要とするものだった。その点は今も変わらない。ダーウィンの理論は、深い洞察の産物で、あまりにも簡潔であり、そのため多くの誤解をもたらしてきた。ダーウィン理論では、ある種には変種が生まれ、変種が様々な形で個体の生存能力に影響を与えるとした。したがって一般的に闘争に適した個体が生き残り、不適な個体は取り残される。この過程が「自然淘汰」の原理であり、ハーバート・スペンサーは「適者生存」と表現している。

進化論は生命科学者に啓示として訪れた。自然淘汰にメンデルの法則と遺伝学が加わると、生物学的世界の働きに説明がつくかのようだった。自然界のありとあらゆる現象が、この新しい道具を駆使する科学者によって説明されるようになりそうだった。植物学、生物学、自然史、動物学、古生物学、そのうえ人類学までもが花形となった。緻密な観察は各分野で注目に値する発見に結びついた。例えば、狼は鹿の自然な生態系の一部であることが明らかになった。狼が鹿の群れの後をつけ、弱った鹿を襲うのは結果として群れの健康を保ち、群れ全体としての生存を保障する役割である。羽にフクロウの目玉のような模様が入り獰猛な印象を与える蝶は、ただゴテゴテした羽を持つ蝶よりも餌食になりにくい。鳥や馬の進化だけでなく、なんと人類の進化まで化石という記録保持装置により、少なくともある程度までは歴史が追えると考えられた。

興奮と動揺の渦中で、思いやりあふれる人たちが自然淘汰と適者生存の原則を人間社会の構成と社会政策形成に適用しようではないかと考えたのも無理はない。しかし、この結果は不吉な影を障害者の権利に永久に与えることになった。

ダーウィン自身も進化の人類への教訓と思われるものにたじろぐことはなかった。『人間の由来

（*The Descent of Man*）』（一八七一年）の中で、「我々文明人は他方、除去の過程を点検するために最大の努力を払わなければならない。なぜなら、我々は白痴用、不具者用、病人用の収容所は建設する、救貧法は施行する、医者は全員の命を最後の瞬間まで救おうと全力を尽くす……かようにして文明社会の弱者は自分の仲間を繁殖させる。家畜の育種経験者なら誰でも、これは人類にとって非常に有害であることは知っている」とし、「肉体や精神が著しく劣っている場合に、両性は結婚を控えねばならない」とも述べている。ただその後で「しかしこういった希望はユートピア的であり、遺伝の法則が完全に明らかになるまでは、部分的にも実現は決してされないだろう(1)」と付け加えている。

何が文明社会の弱者を構成するのか、何が社会での生存を意味するのか、混乱があったのを指摘したい。差別的な紋切り型になるが、馬泥棒のジプシー、スリを働く浮浪児、福祉を食い物にする連中は、大学出の中流の生物学者よりも、真の意味での生存の技術で劣ってはいない。ホメロスも『オデュッセイア』で繰り返しているように、オデュッセウスが危険を乗り越え、すべての罠から逃れえたのは身体能力ではなく、意志だった。人類の場合に何が生存能力で、何が弱点なのかは多くの問題点を含む複雑な課題である。工業化社会での成功と進化の中での生存と淘汰の関係は、初期の進化論推進派が信じたがったほど明白ではなかった。にもかかわらず社会ダーウィニズム論者が自然生物学の科学的原理を人間社会に適用しようとする性急な動きはとどまることがなかった。

進化論と遺伝の法則が提供した知識と洞察は二十世紀初頭の新優生学で合流した。優生学は研究、評価、そして究極的には人類の育種の操作に関するものだった。自分たちの科学的発見を人類の改善、強化に利用するのは優生学者の公然たる目的だった。優生学運動の指導者だったチャールズ・ダベンポートは、優生学を「改良された育種により人類を改善する学問である」[2]と説明していた。世紀の替わり目は欧米工業世界の知識層が自信に満ちていた時代だった。独善の域にまで達していた。自分たちの帝国が地球の表面を覆っていた。自分たちの鉄道が大陸を巡っていた。大都市を築き、偉大な発見をし、蒸気に引き続いて電気の力を活用した。彼らには何事も可能だった。全面的な社会改革の時代でもあった。すべての市民に健康、安全、正義を保障するための社会改造を決意していた。工業国家の莫大な資源を利用し、科学と工学そして優生学という新たな道具を利用すれば「科学的に」可能なのだ。

彼らは悪人ではなかったが、極端なまでに傲慢だった。

米国ではこういった類の人物たちは有名大学で教鞭を取り、革新運動の旗のもとに結集した。世界を改善するつもりで団結していた。ガチガチの自文化中心主義だった。より良い世界がどんな形態で、どんな色合いなのか彼らは疑いを抱かなかった。すべての人種、すべての民族がアメリカの革新主義者と同じように暮らす世界だった。善意ではあったが、世界中のすべての階級、民衆に自分たちの価値と行動様式を押し付けようとしていた。

優生学者は米国の革新運動の中核だった。優生学者の政策は、選挙改革、通商規制、国際軍縮、女性の権利・参政権、産児制限といった当時の革新運動の課題と一緒につめこまれた。優生学に基づいた政策は誠実で悪気のない熱心さで支持されたが、こういった政策を支えた議論には矛盾があった。産児制限が一例である。産児制限を容易にできるようにすることは女性の地位向上と多数の者の生活の質の改善につながるという議論があり、実際にそのとおりだった。しかし、優生学者の一部には、優生学的目的のもとに出生率を変えるための手段として産児制限を利用するという動きがあった。過剰人口は抑制できる。「劣等」民族、貧民、退廃者といった不良品種は、子供の数を減らすことで自分たちの富と地位を向上できる。この考え方の基本的な欠陥は他の優生学者がただちに指摘したように、産児制限を最も必要としている人たちは逆に最も産児制限を実行しない人たちなのである。結果として不適者の数は増えるのにもかかわらず、例えば優生学者のような適者は減少してしまうというのが、優生学者の心配だった。

マサチューセッツのピューリタンやバージニアの騎士道精神の持ち主、アングロサクソンの貴族階級というアメリカを築き、その偉大さを維持してきた古き良きアメリカ人種——WASP（White Anglo-Saxon Protestant）の子孫である、教育を受けた豊かな階級が再生産されていないことが優生学者の心配の種だった。劣等民族が数百万単位で移民としてアメリカに津波のように押し寄せ、アメリカ生まれの血統を圧倒してしまう危険性があるように見えた。アメリカの血統が危機に瀕している、手遅れになる前に政府の対策を、と優生学者は求めたのである。

テディ・ルーズベルトは優生学者の憂慮に感銘を受けた。望ましい種類のアメリカ人へのルーズベルトの呼びかけは明確で、率直である。「もし男が懸命に働かず、必要なときに闘わず、女が子供を進んで産まなくなったら、その民族は価値を持たず、軽蔑に値する」。ルーズベルトは優生学者ダベンポートへの私的な手紙で、「正しい種類の良き市民の最大の義務、逃れられない義務は、世界に自分の血を残すことである。間違った種類の市民が末代まで続くのを許すのは筋が通らない」[3]と述べている。犯罪者をはじめとする遺伝的に劣った種類は子供が持てないようにすべきであるとルーズベルトは感じていた。

慎重で思慮深く良心的な優生学者とは性格的にだいぶ違っていたが、ルーズベルトの発言は、この学問が潜在的に持っていた偏見と自己過信を示している。優生学者は価値判断を下す言葉をこだわりなく使っていた。民族を優等や劣等に分類し、科学論文、教科書、そしてマスコミで、世界の民族は順位付けされた。アフリカ人とホッテントットは猿にたとえられた。北欧人は地中海人よりも優秀だった。米国が植民地だった時代のイングランド、スコットランド＝アイルランド、オランダ、ドイツの血を引く米国人が最も素晴らしい。全米移民研究所なる組織の所長は「これまでの世界に例のない六千万人以上の優秀な人間を我々が生み出したというのは、虚栄ではない。今日の世界で我々を凌駕する国はない。我々の社会組織に今後受け入れていく民族はみな多かれ少なかれ劣等である」[4]と述べた。

英国の哲学者であるバートランド・ラッセルは、かつてこのような思想に関連する観察を行っている。進化は単細胞の原生動物から始まり、数億年にわたる生存競争を経て、進化の力学の究極の最高峰たる哲学者に達すると。「当然、判断を下すのは哲学者であり、原生動物ではない」[5]とラッセルは語っている。

革新的な優生学者は、変化を起こし人類と社会を完全なものにしようとしたが、アメリカの社会ダーウィニズム論者は別だった。例えばウィリアム・グラハム・サマーといった人物は保守派であり、現状維持のために優生学を利用し、文化エリート主義を安楽に楽しんでいた。このグループは例外なく北欧系統のアングロサクソンで白人だった。自分たちの人種が他の人種よりも優秀だと信じていた。成功者は失敗者よりも遺伝的に優秀なのである。金持ちは金持ちであるのがふさわしい。貧乏人は貧乏であるのがふさわしい。遺憾だが、アメリカの伝統的な民主主義的価値は非科学的な感傷に過ぎないと結論づけざるをえない。貧困層と遺伝的に不利を負っている者は教育や機会を得ても社会的な上昇はない。福祉は対象者にとって有害なだけでなく、人種の健康に危険をもたらすというのが最終的結論だった。この結論は道徳的な痛みをもたらした。なぜなら、このグループは悪意を持っていたのではなかった。チャールズ・ローリング・ブレースが一八七四年に警告しているように、慈善は「人間の高潔さと自己尊敬を堕落させ、すべての勤勉さと自己援助の習慣を破壊する」。このような慈善計画が継続すれば、「生活保護者の集団は、貧困の状態を似た性格の子孫に伝え続け、まもなく地球上でも最も堕落し、最も悲惨な人たちになる」(6)。

世紀末から二十世代にかけての数十年にわたるアメリカの優生学者の活動ぶりをここで詳細にまとめるのは無理である。彼らの努力は多岐にわたった。人種と遺伝への優生学的研究の成果が一般読者向けの定期刊行物、本、教科書、専門的研究を通じて提供された。

ジュークス家とカリカク家の物語が有名で、ある意味でこの種の研究の特徴を表している。一八七四年にリチャード・ダグデイルがニューヨーク州北部のジュークス家の家系を苦労の末にまとめた。六世代さかのぼって英国植民地時代のマックス・ジュークスと二人の息子まで探り当てた。同家を離れた子孫を考慮していない問題があるものの、公立救貧院、監獄の記録、昔の住人の回顧録から、ダグデイルは悪の家系を描き出した。同研究によれば、五世代以上にわたって七〇九人がジュークス家に生まれる、もしくは結婚によりジュークス家に加わった。このうち七六人が犯罪者、二〇〇人以上が生活保護者、一二八人が娼婦、一八人が娼館経営者だった。

一八九七年にソーシャルワーカーのエリザベス・S・カイトがカリカク家の記録をまとめた。独立戦争中にマーティン・カリカクが知的障害の女性との間に私生児をもうける。この男児が後に「オールドホラー」と呼ばれ、ジュークス家に負けず劣らず恐るべき家系を産み落とす。数世代にわたり、オールドホラーには四八〇人の子孫が誕生する。一四三人が知的障害で八二人が乳幼児のうちに死亡した。犯罪者が三人、てんかん者が三人、アルコール中毒者が二四人、娼婦や他の不道徳者が三三人、私生児が二六人、たった四六人だけが「正常」とされた。カイトによれば、オールドホラーの父親のマーティン・カリカクは良家のクエーカー教徒と結婚している。このカップルからは医者、弁護士、という立派な人ばかりが子孫として誕生した(7)。

ジュークス家とカリカク家は全米で悪評を得た。下層階級が無制限に再生産を繰り返した場合の社会への脅威の象徴となった。下層階級は生まれつき道徳的に劣り、知的にも不毛な人口集団と見なされた。

優生学者と社会ダーウィニストの科学としての自負にもかかわらず、不適者内の分類はなかった。犯罪者、娼婦、盲人、マヒ者、知的障害者、全員が退廃者とされ不適者とされた。みな、劣った遺伝子の持ち主だった。性格面での退廃と肉体的欠陥は遺伝と見なされ、訓練は無意味だった。慈善は誤用され、邪悪を助けるだけで、再生産を進める結果になる。劣等な遺伝子を持つ家系は犯罪、売春、マヒ、狂気等といった欠陥を生み出しがちだ。W・ダンカン・マキムの『人類の進歩と遺伝』では、遺伝が「狂気、白痴、痴愚、性格異常、ヒステリー、てんかん、アルコール癖、モルヒネ癖、神経痛、神経病、舞踏病、小児性けいれん、吃音、斜視、痛風、関節リューマチ、糖尿病、結核、ガン、ろう、盲、ろうあ、色盲」に責任があり、「人間の不幸の根本原因である」(8)と述べられている。

この種の考え方により、当然ながら障害者と家族は恥を感じ当惑した。障害は遺伝的劣等のしるしとなった。中流家庭は知的障害の子供やマヒ者をブラインドを下ろした部屋に閉じ込め、人目につかないようにした。障害者は恥ずべき存在となった。科学者の言うことが本当ならば、障害者の家族すらも恥ずべき存在となった。

肉体的奇形を悪と結び付ける傾向は犯罪人類学という形で世紀の変わり目に表面化した。欧米で犯罪者には解剖学的特殊性があると主張する出版物が多くみられた。例えば、イタリアのセサレ・ランブロソは犯罪者は顔と体格で識別できるとした。例外を認めたが、一般的に犯罪者は未発達な脳、毛深い体、大きめの歯、低い鼻、長い腕、猿のような脚を持つと信じていた。特に殺人者は冷たい目、大きな顎、長い耳、犬のような歯を持つとした。「殺人者の親指」なるものまで存在した。犯罪を犯す能力や痴愚等すべてが遺伝的形質であることを犯罪人類学は前提とした。悪い少年は悪く生まれたのであり、眼球の色を変えられないのと同じで、更生の可能性はない。障害者は言語を絶する悪をすでになしたか、これからなそうとしているに違いないと昔から信じられているが、肉体的欠陥と犯罪性の関連づけもその一例にすぎない。少し科学的な装いをしたのが違いではあるが。

増え続けるジュークス家やカリカク家、増大する犯罪者群・狂人・マヒ者へのアメリカの社会的対応策は単純だった。断種による増加の抑制であり、理想的には彼らの強制収容である。

断種が社会政策の手段として効果的かどうかという議論は、米国では二十世紀の前半を通じて強弱はあったが続いた。一九〇七年にインディアナ州は知的障害者と遺伝的不適者の断種を州として初めて立法化した。その後、一〇年間に他の一四州が続いた。革新派のヒラム・ジョンソンはカリフォルニア州知事時代に、ウッドロー・ウィルソンはニュージャージー州知事時代に、それぞれ同様の法律を実施している。結局、三〇州が断種を承認した。法の細目は州によって異なったが、不適と判断された者、子孫に「不適さ」を残すと見なされた者に断種を命じる委員会の設置を許可したのは概して同じだった。不適とは何か、断種の対象となる遺伝性かどうか、といった点には州ごとに違いがあった。各州では多くの混乱もあった。どの法律でも知的障害者、慢性の精神病者、てんかん者は対象となった。常習的飲酒家、同性愛者、麻薬中毒者、常習的犯罪者といった多様な集団も対象となった。ホーラーは「殺人（激情に駆られた場合をのぞく）、強姦、追いはぎ、にわとり泥棒、爆弾犯、自動車泥棒」の断種を許可するはずだったミズーリ提案を引用している。[9]

断種、特に犯罪者の断種が道義的に正しいのかという論争が続いた。犯罪者の子孫は犯罪者と同じように邪悪であると断種支持派は訴え、「退廃した者、邪悪な犯罪者の子供として、精神的・道徳的・肉体的に阻害され、日の目を見る前に呪われ、誕生時にハンディキャップを負い、この世に生を受ける不幸で救いようのない子供たち[10]」であると称している。ここでも身体的障害は道徳的腐敗の明らかな隠喩となっている。

断種の治療的利用は合憲かという議論は最高裁まで持ち込まれた。法廷で問われたのは、知的障害である女性に不妊手術をする権利を州政府が持つか否かだった。その女性の母親と第一子は知的障害であるとされていた。オリバー・ウェンデル・ホームズは「社会は明白に不適な者が仲間を増やすのを阻止する権利がある。予防接種を強制的に行う原理は卵管を切断する場合にも適用される……痴愚が三世代続けばもう十分である」[11]と有名な判決で述べている。

断種の他の側面についても憲法問題があった。憲法は「残酷で異常な」形態の刑罰を禁止している。刑罰としての断種が残酷で異常であるのは疑いがない。一九二〇年代までにほとんどの州で、断種が処罰として受け取られないようにする措置がとられた。施設内外を問わずに平等に適用されるよう配慮されたのは法の保護の平等を保障し、階級立法を避けるためである。多くの州では何らかの適正な手続きが確立され、断種の対象者の権利が法廷で主張されるようになった。

米国が欧米諸国間で障害者の断種の先頭を切ったのは、ドイツ第三帝国に先立つこと二〇年だった。米国の断種は一九二〇年代に最高潮を迎えたが、第二次世界大戦中、そして戦後の五〇年代も数州では継続した。一九五八年までには六万人の米国市民が断種されている。

ドイツでは一九三三年に法律化された。当時すでに米国では三〇州が断種法を施行していた。一九二八年にはカナダのアルバータ州も加わっていた。その後二年間に、デンマーク、フィンランド、スウェーデン、アイスランドが断種政策を採用した。英国でも綿密に議論されたが、法律として議会を通過しなかった。

アメリカの優生学者は障害者の断種だけではなく、障害者自身と社会の安全のために強制収容を求めた。知的障害者が街をうろつくのを許すのは危険であるとする論文が多く出された。知的障害者は犯罪に走り、肉欲にふけるというのである。断種されていない女性は妊娠し、次の世代の障害者を生み出し社会に負担をかける。優生学者の支持を得て、州立知的障害者・重度障害者施設の管理者と医者は施設の拡大を強く要請した。外部から立ち入りできない寮、労働農場、コロニーなどがもくろまれた。男女は隔離される。別々の寮、別々の職場で子供ができる機会がないようにする。収容法の施行も求められた。本人の承諾の有無にかかわらず、終生収容する権利を与える法である。これが永久保護ケアと呼ばれた。こういった施設を各州で設立しようという運動は好意的に受け止められた。当時の慈善家は共鳴した。コールマン・デュポン将軍、ヘンリー・クレイ・フリック、E・H・ハリマン夫人などである。この運動は善意に満ちていて、その雰囲気はジェリー・ルイスのテレソンと同じくらい恩着せがましい。「知的障害の人のためなんです。この広い世間で大変な思いをしていらっしゃる。そこから抜け出させてあげるんです。みんなとは違う方たちですから」[12]。

世紀の変わり目は保護施設が大成長した時代だった。一九二三年には、四三州が総計四万三千人の入所者をかかえる施設を運営していた。入所基準や入所方法は各州で異なっていた。収容者はアメリカ市民だったのを忘れてはならない。多くは施設外で活動的な生活をする力があった。そうでない場合でも家族と静かに暮らせたのである。収容者の多くは意志に反したままで、しかも適正な法の手続きを欠いたまま収容された。

強制的保護の運動を進めたのは、自分たちが得をする役人だった点を強調したい。生身の人間として、施設長が自分の縄張りを広げ、権威を強め、給料を増やそうとするのは驚くべきことではないかもしれない。ここで使われた議論は、終生収容されることによって不幸な障害者が、まだましな扱いを受けるというものだった。実際には施設収容は楽しみや報酬とも無縁の保釈のない終身刑であり、刑罰以外のなにものでもなかった。

この時期には結婚する資格を規制する法律が約四十州で成立した。てんかん者、知的障害者、慢性的精神病者は一律に結婚が禁じられた。アルコール中毒者を含めた州もいくつかあった。法は名目的には存在したが、現実には施行は困難で効果はほとんどなかった。

長年の広範な運動の成果で、一九二〇年代に議会は「劣等」民族の米国への自由な移民をしめつけた。ほとんどすべての東洋民族は国籍取得を拒否された。南欧、東欧からの移民は二割以下に減らされた。アングロサクソンの北欧人だけが以前と同じレベルで移民が許された。

二十世紀の最初の一〇年に、アメリカの遺伝子集団を清め強化しようという計画の中身は、強制収容、断種、結婚規制、そして移民制限だった。戦前のアメリカは選択的育種により、必死でその人種的遺産を保持し遺伝子集団を強化しようとした国家だった。

ドイツもまた人種的遺産を守ろうと必死だった。ドイツ思想へのダーウィン理論の衝撃は英国や米国でのそれに劣らなかった。一層広く、深かった。ダーウィンは国家社会主義と第三帝国の発展に長い影をなげかけた。

人種主義の原因は歴史と潜在意識に根ざしている。人種主義は一筋縄ではいかず、容易に説明もできない。二十世紀のドイツの偏見、特に反ユダヤ主義を正当化した知的枠組みは、生物学者と哲学者の社会ダーウィニズム的議論だった。国家社会主義は自然淘汰という生物学的原理の政治過程への適用、つまり政治的生物学であるというのが、国家社会主義の信奉者の理解だった。

ヒトラーが現れる半世紀前のドイツは統一間もない国家で、ひよわな連邦に過ぎなかった。ヴィルヘルムのドイツは知性、創造性、文化各面で花開いていた。美術、音楽、科学、医学どの面でも豊かだった。驚くべき時代だった。第一次世界大戦と戦後の混乱が、この創造性を冷笑的、虚無的な方向にねじ曲げてしまったが、とどめを刺したわけではなかった。

この時期を通じて、生物学の進化論者、社会ダーウィニスト共に、一元論の旗のもとに結集していた。一元論は「一致」に捧げられた哲学運動だった。ささやかな運動だったが、影響力はあった。宇宙は完全であり、心と体、人間と自然はそれぞれ一体だった。この論者にとって科学が人類に明らかにしたのは人類とすべての生物が逃れられない不易の自然法則である。ヒトラーは一元論者ではないにしても、相当の影響を得ていて「肉と血からなるものは、その誕生を決定した法則から逃れられない」と言っている。一元論と関係する思想家は、社会ダーウィニズムの思想と理論を進化の宗教として受け止めた。感傷的で利己的な西欧ロマン主義運動へのまさしくドイツ的な反応だった。ドイツ人は自分たちが一層妥協を許さない性質を持つべきと信じていた。一元論を信奉した文学者の多くはドイツ神話やキリスト教以前の異教の世界にひたって、菜食主義、太陽信仰、裸体主義へとさまよっていった。

一元論は自然の法則が社会の法則でなければならないし、現実にそうであると訴え、その影響は大きかった。生物学的淘汰の原理がいわゆる民族衛生政策の導入を必須としているという考え方は破滅的な影響を持ち、その影響はドイツの障害者にとどまらなかった。

ドイツの一元論者、その信奉者が障害者に対してとった社会政策はアメリカの優生学者や社会改革家のそれと似たりよったりだった。ドイツのほうが少しは強硬だったかもしれない。高名な生物学者であり、社会学者でもあったエルンスト・ヘッケルの見解が典型的な例である。ヘッケルの『宇宙の謎』は一八九九年に出版され、当時としては最もポピュラーな科学書だった。出版初年には一〇万冊以上が売れた。一九一九年までには一〇版を重ね、一九三三年までには五〇万冊以上が売れ、二五の言葉に翻訳された。(13) ヘッケルは信望厚い科学者で、ヘッケルの考えは二十世紀前半のドイツ知識層に強い影響を与えた。「肺結核、腺病、梅毒、多くの精神異常は相当程度、遺伝され、患者の子供の一部もしくはすべての子孫に伝えられる」という確信があった。「数えきれない狂人、ライ病患者、ガン患者等の不治者が人為的に生かされ、本人にも社会にも何の利益もない」ことに激怒し、「現代科学の進歩は未だに病気を全部治療できるようにはなってはいないが、長わずらいの患者の生命を何年も長引かせる技術は持つようになった」と警告している。これは社会の経済を消耗させるだけでなく、民族の健康への脅威である。「患者が医療の力で延命し、病的な存在として長らえれば長らえるほど、不治の悪を受け継ぐ子孫の数は増えるし、病人の数は増える一方である。この人為的な『医学淘汰』のおかげで、自分の両親の遺伝病に感染する人数も何世代にもわたって増え続ける」。ヘッケルは何が必要なのか明確に述べている。「全く無用になった生命を維持し、長らえさせる義務がすべての環境で存在するとは限らない」。奇形者、慢性的精神病者、病人のうち誰が生かされ、誰が死を宣告されるか決定する委員会をドイツで設置するという提案もあった。

ちなみに「死」をヘッケルは「悪からの救済」と呼んでいた。すみやかに効く毒薬で死に至らせるという提案すら行っていた[14]。こういった提案をしたのはヘッケルだけではなかった。当時の他の本やパンフレットも同趣旨の議論をしている。一九一〇年に出て、当時よく読まれた本は「我々の人道主義は現在生きている不幸な人たちの福利や苦情にだけ一方的に配慮し、彼らが自己満足により次世代以降に与えようとしている苦しみには全く無関心であり、目を閉ざしている」と述べている。「精神病者や肢体障害者用などの施設を増やしてばかりいる代わりに、不幸な者があまり頻繁に生まれてこないような措置を講じて人間の淘汰を一層はかるのが、将来を見すえた人道主義である」[15]。

米英の社会ダーウィニストと同様に、精神分裂病、うつ病、マヒ、てんかんといった状態はすべて遺伝であり、獲得された性質ではないと誤解していた。この誤解に基づいた確信が、弱い立場にある者を強制収容し、処罰し、殺害しようとする自分たちの欲望を正当化するのに用いられた。自分たち以前の原始的な民族と同様、科学者たちは障害者を悪の運び役としてとらえ、「悪からの救済」をもたらそうとした。

米英の優生学者と同様に、ドイツの一元論者とその一派は障害者を劣等な集団としてひとくくりにするものだった。疑いもなく、肉体の奇形は道徳、精神面での劣等性を示していた。ハインリッヒ・ツィーグラー教授はヘッケルの門下生で、「殺人者の多くは知的障害かてんかんである」確信があった。ツィーグラーもまた、多くのアルコール中毒者と犯罪者は障害者にちがいないと信じていた。犯罪は遺伝的特質であり、碧眼や金髪と同じだった。ツィーグラーは障害者が「国家の心配の種である」と語っている。なお、他の優生学者と同様、ツィーグラーも知的障害者に主な関心があった。障害者は極貧で、苦しみが大きく、失業率も最高である。信用できず、不正直で、酔っぱらいである。盗みを働き、殺人を犯し、人をだまし、賭事にふけり、浮浪者である。科学者を自任したツィーグラーは貧民街が「道徳的退廃の温床」であるのは科学的事実であると発言した。貧民街は「伝染病、特に性病をまきちらす中心地である」だけでなく、社会不安の中心地でもある。貧民街で肢体不自由者と知的障害者が騒動を起こす引き金を引くのはアルコールである。自分の研究を引いて、貧民街で起こった騒動の七六パーセントで飲酒が直接の原因だったとツィーグラーは主張した。米国と同様に、不適者の断種や時には去勢が提案された。対象者は知的障害者だけでなく慢性の精神病者、先天性身体障害者、梅毒患者、性犯罪者、同性愛者、アルコール中毒者だった。みな身持ちが悪いに違いないと一元論の信者は固く信じていた。さらに悪いことに、優れたドイツ人、上流階級のアーリア人が十分に子供をつくっていないとも信じていた。ヨーロッパ人は全体として子づくりに適切に取り組んでおらず、東洋人の人口爆発である「黄禍」に飲み込まれてしまう。低級民族ほど子供の数を増やし、上級民族ほど子供の質を高めるという説が真実であるとドイツでも信じられた[16]。優越民族、優越階級がもっと早く、もっと多く再生産するのが必要だ。この線に沿って、一元論者であるヴィルヘルム・シャルマイヤー博士が未婚者に結婚を強制し、子供のいない夫婦は離婚させ、再婚させる法を提唱した。「健康な男女が結婚しないのは恥であり、国家に対する義務に反するものである[17]」。

一元論者は一心に、時にはヒステリックに信じ始めた。肉体的、精神的に退化したものは子供をつくるのを許されてはならない、社会への参加を許されてはならない、理想的には殺したほうがいい。ヘッケル教授は論理的結論にたじろぐことはなく、筆がたつ人物で、障害者、アルコール中毒者、非常に貧しい者、そして当然ながら、犯罪者を殺す思想を支持した。情熱を持って死刑を弁護した。「矯正の見込みのない下劣な犯罪者の死刑は正しいのみならず、人類の善良な部分にとって恩恵ですらある。繁った雑草を刈り取るのは、よく手入れされた庭への恩恵である。自分のこうした殺人への情熱は進化論が健全な基盤になっている」とヘッケルは同調者に語っている。「矯正の見込みのない犯罪者を無差別に殺すことにより、人類の善良な部分は生活の競争の負担が軽くなる。そのうえ、有益な人為的淘汰が実践されることになる。有害な形質を遺伝させる可能性を退化した非人から奪うのだから」(18)。進化論の曲解によりヘッケルは自然淘汰の過程を早めようとしたのである。

ツィーグラーはヘッケルから歩を進め、興味深い方向へ向かった。退化した犯罪者を更生しようとか、拘留しようとかいうことは試みる価値がないとツィーグラーは信じていた。しかし、罰を与えるのは道理にかなった。「我々には知的障害者や異常性格者を罰する権利がある。しかし彼らは狂気や無能力を理由にして無罪を主張することはできない。ペットを扱うのと同じだ。罰せられるべきだ。自分の行為をコントロールできようが、できまいが関係ない。誰もが自分の行為には責任を取らされる。自由意志の存する際にのみ、処罰は下されるべきという者がいるが、問うてみたい。ペットを飼ったことがあるか。もしあるならば、犬に自由意志があるか問うまでもなく、何度も罰を与えたことがあるに違いない」。障害者の殺害はこの時点では許可されていなかったが、ツィーグラーは障害者に対する処罰の正当化の作業をすでに行っていた。

社会が先天的ごろつきの死刑や肉体的刑罰に不合理な規制を加えてしまうにしても、少なくとも善良な人から隔離するべきだとツィーグラーは唱えた。全員を永久的に放り込むべきである。アルコール中毒者、浮浪者、貧民、知的障害者、肢体不自由者を強制収容する大規模な労働コロニーの建設を要請した。「常習的飲酒者が犯罪を犯さないようにするには、収容所に入れるか、飲むのをやめさせるかのいずれかしかない……浮浪者は適切な作業をさせるための施設に入れねばならない。知的障害の犯罪者のうち、特に若年の殺人者と放火魔から守られることは社会の最大の関心事である」。一九一八年の受賞作でツィーグラーは社会の異常者と障害者を収容する隔離地区の設置を訴えた。望ましからざる人物は大規模収容所に入れる。「かかる施設は現代の精神病院の設計に基づいて建設し、農場、作業所、学校、教会も備える」。「脱走はできない。アルコールは手に入らない。卑しい作業を朝から晩までさせる。男女は別々の寮で寝る。監視を常に厳しくして、犯罪、性交、生殖が行われる可能性をなくす」[19]。

ツィーグラーやヘッケルをはじめとする人物はドイツ社会が尊敬した高名な学者だった。その思想は学会や科学界に限られたものではなく、社会に広まっていた。「科学的社会ダーウィニズム原理の国家政策への応用」というテーマでクルップ社が優秀論文の募集を毎年行った。ツィーグラーの本も同賞の受賞作である。一九二〇年には大戦後の経済混乱を扱った本の中で、障害者、特に障害を持つ多くの退役軍人が健康な人間の資源を消耗しているという憂慮の念が表明された。『道徳の力』の中で著者のエルンスト・マンは障害を持つ元兵士に「最後の英雄的行為」、つまり自殺を呼びかけた。国家が年金を支払わなくとも済むようにである。「障害者、病人、不治者に何百万マルクという金をかけるのは誤りである。何十万という健康な人間が経済危機で自殺しているのだ」。この本は出版当時ベストセラーとなり、一九三三年に再出版された際もよく売れた。

最も影響力のあったのは一九二〇年に出版された精神病医学者のアルフレッド・ホッヘと弁護士のカール・ビンディングの『無価値の生命を抹殺する許可』かもしれない。二人とも社会的地位もあり、著名な教授だった。医者という職業は健康をもたらすだけでなく、特別な場合には、死をもたらす必要があると主張した。慎重に理論づけを行い、用語を正確に定義したうえで、人種「衛生」のためにある種の人間は抹殺されねばならないと、二人の分析は結論を下した。知的障害者、奇形者、末期的患者、精神的には健全だが病気やケガで傷ついている者は死を与えられるべきである。死は無痛で、専門家の手で行われるべきである。つまり医者の手で行われるべきである。「死を許す」権利は治療に当たる医者の責任の一端である。この本は広く読まれた。読者の一人が若きヒトラーである。ヒトラーは『わが闘争』の執筆以前に優生学や一元論の本をよく読んでいた。後にヒトラーは自分の名前がホッヘへの本の宣伝に使われる許可すら与えたほどである。[20]

二〇年代の終わりまでに、障害を持つことは恥であるとの認識がドイツでは広まっていた。障害者の生は生きるに値しないと見なされた。これは学者の著作だけでなく、マスメディアでもよく取り上げられた。ジェイムズ・M・ガードナーはヒトラー登場以前のドイツで精神病や知的障害が描かれた二五本の映画を研究したが、知的障害は下層階級だけから、精神病は上流階級からと描かれていることを発見した。どちらも危険な集団で、殺人や暴力沙汰にふけっているとされた。誰も回復はせず、三人以外の登場人物は暴力的な結末を迎える。例外の三人はすべて弁護士、教授、伯爵という上流階級である。[21]

障害者の安楽死だけを取り上げた映画が三〇年代半ばに大当たりした。『私は告発する』は多発性硬化症にかかった若い女性の物語である。医者である夫は長時間悩み抜くが、最後には妻を殺してしまう。その時、隣室では同僚の医者がピアノを穏やかに、しめやかに弾いている。ナチス時代のもう一本の映画は身の毛のよだつ映像で、精神病者の耐えがたい生活を描いている。これは医師会用だった。映画は医者の集会でよく上映され、一九三五年のゲルハルト・ヴァーグナー博士のナチス党集会でも上映された。

ナチスの教科書でも障害者の生命は低く評価されるよう仕向けられていた。数学の教科書『国民政治教育に貢献する数学』の例である。「もし、精神病者収容施設の建設費が六〇〇万マルクで、公営住宅の一戸の建設費が一万五千マルクだとしたら、施設を一つ建設する費用で住宅が何戸建設できるのか」。もう一問では、「肢体不自由者、犯罪者、精神病者[22]」のために国家が支出している金額で、何カップルに結婚ローンが貸与できるのかを尋ねている。[23]

長い議論が積み重ねられた断種計画は一九三三年に立法化された。ナチスが全権を握り、ワイマール共和国下での立法面の制約を打破したのである。この断種法はすでに審議されてきたが、過半数の支持が得られなかった。新法は世界的な関心を呼び、医学界の支持を国際的に得た。アメリカ神経学協会が戦前に出した報告書にはカーネギー財団が資金援助を行い、「この断種法をヒトラー政権の産物と見なすのは公平さを欠く。同法の主な見解はナチス政権がドイツを握る以前に提案され、検討されていた。同法が最新の医学的優生学の知識に基づいているのは疑いもない」と会員を安心させた。一九三三年の秋に法務省はナチス政権の刑法改革の一環として安楽死の合法化を提案した。この提案はドイツだけでなく米国でも広く報道された。『ニューヨークタイムズ』は一面で詳細を報じた(24)。法務省の提案を引用している。「医者が不治の患者の苦悩を終わらせることを可能にする。これは希望に応じて行われ、人類の真の利益にかなうものである」。同省が提案した法律はどのような手続きが踏まれるべきかを、おおまかに述べている。担当の医者だけでなく、国家が指名する二名の医者からなる鑑定委員会が不治性か否かを決定する。医者は患者の病歴を慎重に検討し、患者を自分で診察するものとする。『タイムズ』によれば、専門家による委員会の関与が「国家にとって有用な生命が軽率に破壊されない」よう保証するために必要と同省は考えていた。

約六年後にナチス政権が導入する殺人計画の基本構想がここにできあがった。一九三三年当時には秘密ではなかった。ドイツの宗教側から悲鳴が上がった。カトリック新聞の『ゲルマニア』の社説が強硬に非難した。「カトリック信者は良心を一にし、苦痛にあえぐ不治者の苦悩をこのような方法で縮めるのを受け入れないよう求める(25)」。ルーテル教会の指導者も怒りを覚えた。反対の結果、刑法の改革から安楽死の条文はひっそりと外された。

一九三〇年代そして戦中にかけて、断種と安楽死に見られるドイツの社会的実験の問題を取り上げた記事が何度か出ている。『アメリカ医学協会誌』のベルリン特派員はドイツの医学ニュースを定期的に報告していた。同誌の論説欄は完全な材料が入手できるまで断種計画への評価を下さないよう求めていた。概して、優生学分野の専門誌は熱狂的だった。ポール・ポープノーなる人物は興奮し、ナチスは「全文明国の優生学者の最善の思想と一致する政策に」向かっていると一九三四年の『遺伝ジャーナル』[26]で述べている。アメリカ精神医学会の公式の出版物である『アメリカ精神医学誌』は重度知的障害児の殺害に関する二つの論文を掲載している。一つは賛成、一つは反対である。賛成論者のフォスター・ケネディ博士は欠陥のある子供、つまり「絶望的に不適」な子供、「自然の過ち」は生きる苦しみから解放されるべきであるとした。しかし、子供が五歳になって、専門家の医学委員会が不適と判断するまでは解放されてはならないと続けている。委員会は四カ月の時間を置いて再度判定してから、「死を許す」（ビンディングとホッへの表現である）。文面から明らかなのは、ケネディは一九四二年の時点でドイツの殺人計画を認識していたのである。いわゆる痴愚の軽度者について「簡単な作業向けに必要である。世界の作業に必要である。**彼らを処分するために、ドイツのように恣意的な法を独裁的に施行するのは適切でないと筆者は信ずる**」[27]（強調はギャラファー）。名人芸のどちらつかずの立場で、同誌の編集者は断種と同様に安楽死も長期的には米国でも受け入れられ実践されると感じているようだった。市民からの拒否反応が予想されることから、抵抗を乗り越えるのに啓発活動が役に立つと同誌の論説は述べている。家族からの安楽死に対する「抵抗」には心理学的介入も提案している。「両親の態度を検討し、改善するのが精神医学者の中心的な関心とならねばならない[28]」。

ケネディがナチス障害者殺人計画を承知していたのは不思議ではない。ウィリアム・L・シラーのベストセラー『ベルリン日記』がかなり正確に描いていた。一九四一年の出版である。シラーは三〇年代をベルリンでCBSラジオの特派員として過ごし、四〇年の冬に帰米していた。一九四一年六月号の『リーダースダイジェスト』に殺人計画に関する記事が同書から抜き出され、掲載された。『リーダースダイジェスト』は当時全米で最大の発行部数を誇っていた。もちろんシラーも計画の全貌を把握していたわけではない。計画は国家機密だったのである。細目には誤りがあったが、全体像としては相当正確な報告といっていい。その気さえあれば誰でも読めたのである。

障害者の断種・強制収容・殺人という概念が、ナチス国家以前からドイツの知識層で議論されていたのは疑いようがない。それはドイツに限った話でもなかった。この点についてナチス社会政策に創造性も革新性もない。ただ実施面でナチスは首尾一貫し、効果的だったのが違いである。その政策の起源は、医学界、科学界、知識層全般にあったのである。

第三章　T四計画の実施

これは流れ作業の殺人である。
（帝国法務相　フランツ・ギュルトナー）

T四計画はまもなく全面的に動きだした。ヒトラーが許可してから一カ月も経たないうちに、記入された登録用紙が返送されてきた。各用紙は三枚複写され、鑑定委員会の医者に送られた。
書類整理は膨大な作業になった。数千、数万という記入済み用紙が後から後からT四本部に届いた。用紙ごとに受取票とファイルが作成された。ファイル、用紙、コピーは廊下をはじめ、ありとあらゆる所に置かれた。鑑定委員会のメンバーに書類は山のように送られた。鑑定医にはすでに医者、精神医学教授等のフルタイムの仕事があり、戦時中の重い責任の上に、用紙の判断という新たな業務が付け加えられたのである。一例として精神病院長のヘルマン・プファンミュラーを見よう。プファンミュラーは鑑定医就任に合意していた。一九四〇年一月から一九四一年四月までの一五カ月間に一五九回受け取っている。一回に届くのは二百から三百の用紙である(1)。これを鑑定しなければならなかった。実際に一八日間で二〇五八人の患者に医学的判断を下している。この間にも日常の管理業務は果たしていた。

当然ながら金銭的報酬があった。一カ月五百枚までは一枚につき一〇ペニッヒだった。五百枚から三千五百枚までは一枚につき五ペニッヒに落ちた。一マルクは一〇〇ペニッヒで、当時一マルクは四〇セントに相当した。月にすると二〇ドルから七〇ドルになった。(2)

鑑定委員会の医者は各登録用紙に記載されている情報を吟味し、どの患者が生き残り、どの患者が死ぬのか決定した。当初、死の許可は鑑定委員会全員の承認が必要だった。しかし計画が実施されるにしたがって、四人のうち三人とか、三人のうち二人というように、過半数の賛成で十分とされた。

鑑定医の決定はまとめられて上級専門家に送られた。有名大学の教授や医学部部長である。この専門家が最終的決定を下す。殺される患者の名前は法務省の代表であるヘルベルト・リンデンに回された。リンデンは公共患者輸送会社と連携して、全国の精神病院、療護施設から「中間施設」へ選別された患者の移送の手配をした。エグルフィング・ハール、ケンプテン、イエナ、ブーフ、アルンスベルク等が中間施設としては大きなものだった。

中間施設では、少なくとも理論上では、患者は一カ月から三カ月担当医師によって観察され、その後、処置が決定されるはずだった。ニュルンベルク裁判では、四パーセントから六パーセントの患者が安楽死を拒否され、元の施設に戻されたという証言があったが、これにはただちに複数の証人から手厳しい反論があった。中間施設は集合地点に過ぎず、ここから安楽死施設へ患者は集団で送られた。

主な安楽死施設は六カ所だった。

A　グラーフェネック（ドイツ南部、ウルムの南）
B　ブランデンブルクの「元刑務所」（ゲルデン病院近郊、ベルリンの西）
C　ハルトハイム（リンツの北西、オストマルク＝（オーストリア））
D　ベルンブルク（ドイツ中央部）
E　ハダマー（ヘッセン、フランクフルト北部）
F　ゾンネンシュタイン（通称ゾンネ、サクソニーのドレスデン近郊）

特徴的なのは、どの施設も辺鄙な小都市の町外れにあり、大きな建物や城だったことである。ハルトハイム城は個人の邸宅として建築され、孤児院や病院として利用されてきていた。庭園があり、樹は大きく育ち、アーチ道や小塔、中庭も備わっていた。ハダマーは施設として長い歴史を持ち、ベルンブルクは教会運営の施設だった。グラーフェネックは古ぼけたリゾートホテルに見えた。ゾンネンシュタインはドレスデン近郊のピルナの丘にそびえた修道院風の建物である。

安楽死施設第一号はブランデンブルクだった。ベルリン市内から西に数十キロしか離れていない。すでに廃棄された刑務所で、親衛隊の悪名高きクリスティアン・ヴィルツ大尉指揮下の警察が警戒に当たっていた。

ヴィルツは殺しの天才だった。熱狂的な天才だった。初めは後頭部を一人ひとり撃ち抜いて任務を果たした[3]。シャワー室をガス室として利用するというのは自分の発明だと後に主張している。公式の安楽死計画終了後、東部占領地域に送られ、非常に効果的な流れ作業の大量殺人を率先して行った。ホロコーストを可能にしたのである。

ヴィルツ式の殺人は安楽死計画では長続きしなかった。この計画は医療の一部として考え出されたのである。殺人は治療であり、「最終的医学援助」と呼ばれた。どれほど腕が立とうと、愚連隊の出る幕ではなかった。銃殺はまもなく中止され、医者による皮下注射にとって代わられた。これ以降、計画の全期間を通じて、薬殺、餓死、一酸化炭素シャワーと様々な手法が用いられるが、医者が行うという点だけは変わらなかった。「注射器には医者の手がふさわしい」というのがブラックの持論だった(4)。

無痛であるのみならず、患者にさとられない死の方法にボウラーはこだわった。怖がらせたり、不快にさせたくなかった。「私の命令に従って、野蛮ではなく威厳に満ちた方法(5)」で行われねばならない。大量殺人には一酸化炭素の使用が最も慈悲に満ち経済的であると、化学者のカールマイヤー博士は確信していた。T四計画の幹部はこのアイディアを聞くと興味をそそられた。一九三九年十二月もしくは一九四〇年一月のある肌寒い朝だった。地面には雪が積もっていた。ブラント、レオナルド・コンティ(ドイツ内務省衛生局長)、ボウラー、ブラックがベルリンからブランデンブルクの殺人施設に車をとばした。実験に立ち会うためである。このショーには他の医者も立ち会ったが、今となっては名前が分からない。

実験では、ブラックによれば「不治の精神病者(6)」である四人の男性が小部屋にまず案内される。ドアが閉まる。一酸化炭素の栓が開けられる。ドイツの有名な化学会社であるI・G・ファルベン社が供給した装置である。「ガスが入ると患者は眠気をもよおし、疲れを覚え、数分以内に死んだ」

とブラックは証言している。もっと時間がかからず、数秒間で死んでいったとする意見もあった。医者は順番でのぞき穴から観察した。患者が死亡するとただちに火葬にされた。ボウラーはこの点についてもこだわった。(7)

ここに立ち会った医者や官僚は世界史上初めての一酸化炭素大量殺人の目撃者であり、参加者だった。二十世紀最大の犯罪のほんのささやかな始まりだった。シカゴ大学はスタッグフィールドの特別観覧席の下壁にプレートがある。人類が核の連鎖反応を初めて引き起こした記念である。ブランデンブルク刑務所の壁にもプレートがあってしかるべきだ。ブランデンブルクの意義はスタッグフィールドに勝るとも劣らない。ブラントとボウラーによってこの報に接したヒトラーは喜んだとされている。「この実験結果に基づいて、ヒトラーは患者を殺すのに一酸化炭素だけが使用されると決断した」とブラックは語っている。(8)

患者の心の平安への配慮がシャワー室のアイディアの魅力だった。ニュルンベルクでブラックは被告として「シャワー室に入る直前に患者の撮影があった。これは科学的理由からだったが、患者の注意をそらす役割も結果的には果たしていた。それから、シャワー室と呼ばれたガス室に導かれた」。時にはこの仕掛けがきく場合もあった。「これから本当にシャワーを浴びて、服を着替えるんだ」とある患者が話していたとされる。(9)

何が自分に起ころうとしているのか患者は分からなかった、というのがたてまえだった。少なくとも当初は本当にそうだった。しかし、計画がドイツ全土に広がるとガス室と焼却炉の存在は誰もが知るところとなった。患者が話し、医療関係者が話し、町のうわさとなった。自分の運命、そしない。

て「シャワー」の目的に気づかなかった犠牲者は計画の後期には、ほんのひと握りだったにちがい

シャワー室のトリックを考えついたのが誰かははっきりしない。ブラックはボウラーのアイディアだったと言っている。[10]「野蛮なキリスト教徒」と呼ばれ、血に飢えていたヴィルツ大尉は自分の案だったと主張した。[11] T四計画を通じてガス室／シャワー室は「ブラック療法」[12]として知られていた。これはドイツ特有の不気味なユーモアである。誰が本当に考えついたにしろ、誰もが自分の手柄として誇りに思っていた。

移送の手配は生やさしくなかった。患者は身の回りの品、カネ、貴重品等の所持を許されていた。所持品は、それぞれ別の特別リストに記録された。リストは複数作成され保存された。患者ごとの病院の記録とカルテが必要で、移送責任者に、引渡しの時点で提出するものとされた。服には患者の名前が記入されたばんそう膏のラベルがつけられた。このラベルは患者の背中の肩甲骨の間にも必要だった。他にも種々の記入されるべき用紙や支払われるべき費用があった。移送に時間がかかる場合には患者の福利のために食べ物も準備された。

計画担当の行政官は重箱の隅をほじくるともいうべき細心さを持ち、指示はどんなささいな点でも実行するよう強く要求した。これから紹介する手紙は叱責する内容だが、これ自体、現実離れしたエッセイとも呼ぶべき内容である。移送後に患者は殺される予定で、服も身の回り品も患者に返されることはなかった。にもかかわらず、所持品は個人ごとに荷造りされ、ラベルが必要であり、三枚複写でリストが作成され、ポケットナイフはここ、運転免許証はあそこ、等々きりがない。こ

れこそ狂気である。

ヘルブロン国家療養所（発）
一九四一年五月二十六日
電話：三四一
ファイル＃D

メルクスハウゼン国家療養所
所長または副所長殿
メルクスハウゼン
カッセル地域

メルクスハウゼン国家療養所
一九四一年五月二十七日受領

「メルクスハウゼンからヘルブロンへの女性患者の移送」に関して

他の療養所から当療養所への移送にあたり、以下の問題点／欠陥が観察されており、貴殿の注意を求めたい。

患者の氏名がばんそう膏に記入され、そのばんそう膏が患者に付けられているが、しばしばばんそう膏がはがれ、患者の氏名の確認に多大の困難を生じている。この場合、移送中に本人と同行している他の患者に全く依存せざるをえない。したがって各患者の氏名を肩甲骨の間に可能な限りインクで記入するよう促す。ミュラー、シュミット、マイヤーといったありふれた名前の患者の場合には、誕生日も背中に記入するよう求める。

他の患者の名前が付けられた衣服を患者が着用している例が数回起こっている。患者が自分の衣服を着用しているよう確認して頂きたい。

患者が持参する全所有物のリストを作成されたい。リストは二部に分け、第一部は私物、第二部は借用を許された病院もしくは療養所の備品とする。

私物の場合にはさらに、新品もしくは未使用の物と中古品とに分類するものとする。上司からすべての所有物のリスト作成を強く命じられている。

患者がリストには載っていないポケットナイフを所持していた例がある。不用品は没収し、所持品と共に梱包されるのが最善である（ハンカチ等）。

さらに、患者の所有物は各自の箱や入れ物に荷造りするものとする。全員の所有物をまとめて荷造りしてはならない。

箱や入れ物ごとに患者の氏名、誕生日が明瞭に記されているものとする。汚損されないように記すものとする。タイプされた正確な移送者名簿を他の細目と共に移送担当者にお渡し頂きたい。名簿には氏名（既婚女性の場合は結婚以前の名字も）、誕生日、誕生地、住所を含まれたい。

この名簿を三部、できれば四部頂ければ幸いである。これにより貴殿もしくは貴職員の業務を増すことはないものと信ずるが、当療養所の負担は軽減される。当療養所は移送により業務負担が非常に増大している。

患者の衣服リストは個人ファイルとは別にされたい。パスポート、運転免許証等の重要書類や他の貴重品と同様に別送されたい。

所長(13)

殺人計画が開始された当初、患者には自分たちに何が起こっているのか分からなかったので、移送は円滑に進んだ。殺人施設は通常の医療施設内で機能した。例えば、ハルトハイムではレノー博士とロナウアー博士の二人の医者がいた。ロナウアーは厳格で専門職的な冷たさを持っているとされたが、レノーは親身で人気があった。レノーは新しい患者を出迎え、病室を訪れては具合を尋ねたりした(戦後、ロナウアーは自殺する。レノーは病気を理由に裁判を免除された)。看護スタッフは男女七名ずつ総計一四名で、愛想がよく面倒見がよかった。

計画を通じて種々多様な殺人方法が用いられた。毒ガスが当然ながら「慈悲深い」方法として好まれた。幼い子供や弱った高齢者には死が訪れるまで食べ物が控えられた。食事以外の看護ケアは続けられた。モルヒネやスコポラミン等の薬物を致死量注射する方法がとられたこともある。計画終了時までに六カ所の安楽死施設全部にガス室が設けられた。しかし、同時には最高でも四カ所のガス室しか稼働していなかった。

ニュルンベルク裁判でブラントは殺人の方法が多様だったのを理由にして、計画が中央集権で行われたのではなかったと訴えた。参加した医者は各自が最も有効と判断する方法で、自分で殺人の決断を下したのだと強く主張した。安楽死計画の意図や初期の実施面には何らの罪もなく、仮に罪があるとすればそれは自由意志で参加していた医者に帰せられるのがふさわしい。計画の企画者の責任ではないとした。

計画の当初の規定は「控え目な」計画を想定していた。慎重な鑑定の手続きがあるはずだった。現実には無差別の皆殺しだった。医者が進んで殺人計画に参加した心理的理由は複雑である。ただここで言えるのは計画の構造に、参加を容易にする要素があった点である。責任がはっきりする段階がなかった。患者が死の決定を受けるというはっきりした段階がなかった。どの時点でも「この医者が患者の死に責任がある」と言えなかった。

要請に従って、各地の医者は登録用紙に記入した。鑑定委員会のメンバーは個々の患者について各自の意見を表明した。委員の相当の合意がなければ、それ以上何も起こらない。上級鑑定医師は委員会の決定に従うか、さもなければ異議を表明した。医学的見解の表明だった。それ以上のなにものでもない。どの医者も患者に会ったことはない。移送担当の職員は患者の移送にだけ関係あるのであり、どこから患者が来ようが、なぜ移送されるのかは他人事だった。施設の職員は単に自分の仕事をしているだけだった。ガス室の操作を行っていた医者ですら、患者の死には責任がなかった。誰が死ぬかを決めたのは自分ではなかった。その患者について何も知らなかった。上司が決定した手続きに則り、政府の政策に従っただけである。政府の政策は著名な医者の勧めに基づいている。

責任は薄められた。ある参加者は「私に責任はありません。他の人たちの責任です」と語っている。

罪悪感はあった。一九四一年に出たフランクフルトの地方裁判所から法務省宛ての手紙は、計画が秘密ではなくなってしまったと苦情を述べ、「夜になると（殺人）専門家はベルリンからのゲシュタポと肩を並べ、……ハダマーの飲み屋で我を忘れるほど酔いしれるので、他の客はかかわり合いにならないようにしている」と言われていると記している。フランツ・シュタングルはオーストリア人でハルトハイムで警備員として勤務したが、初めは「耐えられるとは思わなかった。自分の前に勤務していた警官は腹痛を訴え、任を解かれたと聞かされていた。私も食べられなかった。食べられないんです」。しかし時が経ち、食べられるようになり、後には強制収容所にも勤める。しかし戦後、記者に回想として「ドイツ人が憎い。あんなことをさせられた。一九三八年に自殺するべきだった」と語る。(14)

死体の処理は大規模な物理的問題だった。ドイツは全面的な戦時体制にあり、死体を国中で移動させて混乱を引き起こすのは現実的ではなかった。この理由と公衆衛生面での配慮を合わせ、ボウラーは各主要施設での即時火葬を力説した。数カ所では焼却炉が建設されたが、移動式の焼却炉という独創的な仕掛けに頼った施設もあった。計画が公式には終了後、これらの焼却炉はポーランドに送られ、ホロコーストに用いられた。カウフボイレンの精神病院の所長は自前の焼却炉を建てたが、政府の殺人施設にならったものだった。(15)どの焼却炉もコークスや石油を燃料とした。

機械化が進んだ施設ではベルトコンベヤーが死体をガス室から焼却炉へ運んだ。そういう施設での作業は容易だった。ガス室からガスが抜かれた後で出入口が開かれた。四十五分間たって毒ガスが部屋から確実に抜けた後で、職員が入室した。担当の医者が障害者全員の死を証明し、死体はベルトに載せられ、焼却炉にくべられた。ベルトコンベヤーがない場合には手押し車に載せられ焼却炉行きである。フランクフルト地方裁判所からの手紙には「死体はベルトコンベヤーに載せられて焼却炉入りした。数キロ先からでも焼却炉からの煙は見えた」とある。

死者の灰は焼却炉からかき集められ、骨壺に納められ、遺族に送られた。骨壺の底には番号が刻み込んであった。しかし、一人の犠牲者の遺骨と他の犠牲者の遺骨を区別しようとは誰もしなかった。骨壺を受け取った遺族は手紙の文面からも当然自分の家族の遺骨と思いこんでいたが、実はそうではなかった。

殺人施設がパイオニアだったのは大量殺人技術面だけではなかった。新患者の受付手続きの一環として、歯の検査があった。金の入れ歯や充填物がないかどうか口の中を見るのである。患者の胸にスタンプでコードナンバーが押された。患者がガス殺された後で、特別の訓練を受けた者が金歯をむしりとった。ハダマーではローエディングという男だった。金歯はベルリンに送られ、溶かされた後で帝国銀行の鋳型に入れられた。T四計画中央会計局が監督していた[16]。

一九三〇年代のドイツでは、現代の米国と同様に医療はカネがかかった。患者のために誰かが負担しなければならなかった。保険会社、家族、福祉制度のいずれかである。「安楽死」、「最終的医学処置」は安くなかった。特別の装置、治療、専門家はどれもカネをくった。可能な限り犠牲者の家族に請求書が回された。

米国医療部隊少佐だったレオ・アレクサンダー博士は、一九四五年八月に殺人計画に関する報告書をまとめている。報告によれば「特別料金が殺人には課されていた。これは一九四一年二月二十五日付けの公共患者輸送会社からエグルフィング・ハールの治療・保護施設への手紙により示されている。ポーランド（以前のルブリン）統治地域へ移送されたすべてのユダヤ人患者の経費を支払う親族の氏名、住所を施設は移送会社へ通知しなければならないという内容だった。同様にこれまで親族が負担していた一日当たりの入院費も知らせるよう求められた。その数字に従って親族に請求書を送るのである[17]」。

安楽死計画は企画者にしてみれば医学実験研究の機会として生み出したものではなかった。しかし、いったん始まると、多数の精神病者と身体障害者が同時に死亡するのは比類のない「患者材料」の提供として医者の目には映ったのである。

科学者は当局に犠牲者の死体から研究目的で標本を提供するよう求めた。当局は科学の名のもとで同僚の医者と喜んで協力した。死体はいずれにしても焼却炉行きだったのである。

ミュンヘン　一九四二年十一月二十四日

グンツブルク筆頭医師　M・ライニッシュ博士宛て

四二年十一月十三日付けの手紙について

四二年十一月十三日付けの貴書簡は、適当なてんかん者を複数、貴殿の研究のために送るよう求められた。本件について上級鑑定医であるファルトハウザー医師とプファンミュラー医師と話す機会があったところ、両医者とも喜んで適当な患者を提供する意志を明らかにした。種々の理由により、カウフボイレンの施設の患者が優先的に選ばれるべきである。当施設に適当な材料がない場合には、エグルフィング・ハールからグンツブルクへの患者移送を研究目的で承認する。ファルトハウザー医師と連絡を取るよう求める。

ハイル　ヒトラー
ガウム(18)

ロバート・ジェイ・リフトンは著書『ナチ医師』の中で、「F医師」とのインタビューを取り上げている。「F医師」は下級医師として、障害児が殺された施設で勤務していた。インタビューの中で、この医者は同計画の欺瞞は「悪魔的」だったとし、「医者は患者を助け、病人を治すように教育されている。病人を殺すための教育は受けていない」と語調を強める。しかし、F医師はただちに殺人計画を非難するのではない。ナチス時代もそれ以降も、殺人から得た脳標本を使って研究を広範に行っていたが、リフトンに「その人の何が問題だったのか知りたいものです。何が起こっていて、なぜ病気なのか。この子はなぜ知的障害なのか。それはなぜマヒしているのか。高度に科学的な関心があったのです。これは指摘しなければなりません(19)」と語っている。マヒ者をなぜ「それ」と呼んでいるのか読者は不思議に思われるにちがいない。

国際的に有名なカイザー・ヴィルヘルム研究所（現在のマックス・プランク研究所）に勤務して

いた神経病理学者のユリウス・ハーラーフォルデン教授は、大人、子供合わせて六百以上の犠牲者の脳を実験用に受け取っていた。ハーラーフォルデンは脳疾患の業績で有名で、遺伝病のハーラーフォルデン＝シュパッツ病は彼の名前にちなんでいる。教授は殺人施設に特別の指示を与えてあった。脳の選別、頭蓋骨からの取り出し方、保存法、送付方法に関してである。脳は顕微鏡で研究された。脳組織標本は百五十や二百をひとまとめにして公共患者輸送会社が届けた。[20]

戦後、教授は自分の行動を次のように説明した。「何が起こっているのか小耳にはさんだんで、出かけて行って『お願いだから、ほら。殺すときにせめて脳だけは取り出してほしい。〈材料〉が使えるようにね』。すると『何個ぐらいなら使えるんですかね』と尋ねられたんで、『そりゃ多ければ多いほどいいよ』とできるだけたくさんもらえるように答えた。一個当たりの値段を伝え、容器を提供し、脳の取扱い方や準備の仕方を教えたりした。家具屋で買った荷物配達車に載せて届けてくれたものだ」。

戦後、この問題で教授を安楽死計画の加担者、関係者として連座させるかどうかという議論が一部で持ち上がった。この議論は米国の精神医学の教授が倫理的問題はないと書いて決着した。この教授はハーラーフォルデンがしたのは「単に機会を利用したに過ぎない」と述べている。[21]

脳組織の入手源が「汚れていた」かどうかという問題は医学界の学究的関心事にはとどまらない。現在までの医学の進歩と現在の社会政策はハーラーフォルデンが利用した類の「機会」を医者に多く提示している。

子宮の中の段階で、すべての形態の遺伝的異常を発見するのが可能になっている。異常な胎児は発見されると中絶される場合が多い。同時に医学はいわゆる胎児材料の利用分野を拡大してきた。例えば胎児組織は神経細胞の再生に特別の、恐らく比類のない役割を果たす。神経細胞の再生分野の研究は対マヒを含む中枢神経外傷者やパーキンソン氏病の者にとって非常に重要である。

今日では中絶により科学者は胎児材料を入手できる。一九三〇年代に、奇形の子供の殺人がハーラーフォルデンに脳組織を提供したのと同じである。問題はすでに次の段階に移りつつある。中絶して胎児材料を売るためだけに妊娠する女性がいると報じられている。ハーラーフォルデンなら買うだろうか。

安楽死計画は膨大な手紙、文書を生み出した。家族、友人は当然ながら居場所を突き止めるのに必死だった。これも当然ながらT四側は患者の居場所は秘密であると言い張った。数万の悲痛な手紙が当局に届いた。

ここに取り上げるのはアメリカ人の手紙である。米独の開戦前に書かれ、ヴュルツブルクのヴァルネック施設の治療部門宛てである。

一九四〇年十一月一日

拝啓

母のゲルトルード・ゾンダーはヴァルネックにはもういないと承知しました。

唯一の子供として、また母の費用を負担してきた米国市民として、母の現在の居場所をご連絡頂くようお願いいたします。

折り返し航空便で、ご返事頂ければ幸いに存じます。必要経費は私の凍結口座に御請求下さい。

敬具

ハンス・ゾンダー
トプシー気付
一一二―〇一　クィーンズ通り
フォレストヒルズ、ニューヨーク、米国(22)

もう一通紹介する。心配している様子は典型的である。

メインツ　一九四〇年十二月一日

治療療護施設御中
エグルフィング・ハール

私のいとこであるオズワルド・ファイスが貴施設にいるかどうか伺いたくお便りを差し上げました。しばらく前にアンスバッハの治療看護施設からエグルフィングに移るという連絡を本人から受け取りました。その後本人に三回、返送用に切手を貼った封筒を同封して手紙を出したのですが、何の便りもありません。小包も返送されてきてしまいました。

ファイスの健康の具合や貴施設にまだいるのか否かについて、至急ご連絡を頂くようお願いします。ファイスにクリスマスのお祝いを準備しようと思っておりますので。

敬具[23]

問い合わせ元が、病院だろうが、州の機関だろうが、返事は基本的に同じ文面の手紙だった。何の情報もなく、何のフォローアップもない。他の政府機関からの問い合わせにすら何の情報も提供しない。エグルフィングからの手紙を例に取ってみよう。米国のアレクサンダー博士は悪名高いプファンミュラーのファイルを検討したが、「どこから問い合わせが来ても煮えきらない返事しかしなかった。フルツの地方裁判所、地方検事、ランダウの市長であるI・D・プファルツ、ベルリンの政府保険会社、ヴュルツブルクの郡福祉協会、ニュルンベルクの市長、ミュンヘンの地方裁判所、そしてシュトゥットガルトの保護裁判所を通じて行われた内務省自体からの問い合わせ全てに対して同じだった[24]」。

返事はこんな形だった。

ヨハンナ・サラ・モリッツ様

ルーベル・マリン、一九四〇年十二月一日付けの貴信について

受け入れ施設は当方にも不明なので、貴信は所管機関に送付致しました。

J[25]

愛する者を捜し求めても、正体不明な「受け入れ施設」とやらで手がかりは失われてしまう。そして問い合わせは名もない「所管機関」に送られる。手紙には署名もなく、名も告げない役人のイニシャルしかない。モリッツは他の何千人、何万人と同じく宙ぶらりんだった。時には例外もあった。担当者たちにも血も涙もなかったわけではない。子を思う母親からの悲しい手紙に心動かされることもあった。

ダッハウ　一九四〇年十二月十四日

尊敬する所長殿

時節柄ご多忙と存じます。心重い母親として個人的にお便りを差し上げるのをお許し下さい。十二月二日に娘のアニー・ヴィルト（八号室）が移送されたとの通知を貴施設から受け取りました。部屋を明け渡す必要があったためで、受け入れ機関から知らせがあるとのことでした。ところが、今日現在に至るまで何の知らせもありません。

娘が今どこにいるのか一刻も早くご連絡を頂くようお願い申し上げます。

また、この機会に、尊敬申し上げる所長様、またながわずらいの娘の面倒を見て下さった他の先生方に心より感謝いたします。寝たきりになってまもなく一年ですが、この季節に動かなければならないと聞いた私どもの心配もご理解頂けるものと思います。休みに入ったら、娘に会いに行くのを本当に心待ちにしています。
至急ご返事を頂けるようお願いいたします。

エリーゼ・シュトローマイアー
ダッハウ
ヘルマンシュトラーセ　一〇番地

なお、電話でしたらブルクマイアーのT―三六四でつながります。

この心動かす訴えにプファンミュラー博士はただちに返事を出した。この時に限っては決まりきった文面の手紙ではなかった。

一九四〇年十二月十六日

シュトローマイアー様

一九四〇年十二月十四日付けのお便りですが、娘さんがどの受け入れ機関にいらっしゃるのかお伝えできないのを残念に思います。私どもにも連絡が来ておりません。しかしながら、娘さんの容態については受け入れ機関からまもなく連絡がそちらに行くのは間違いないと信じております。患者の移送は、帝国防衛委員会からの監督下で、避難民用にスペースを準備するために当施設が移転を計画されている関係で行われました。患者の移送に当施設は何の権限も持っておりません。[26]

残念ながら、このような礼儀正しさは何も変えはしなかった。シュトローマイアーの娘のアニー・ヴィルトはエグルフィング・ハールで同僚の患者と共に死んだ。

このカフカ的な状態はそれほど長くは続かなかった。施設からいわゆる受け入れ施設に患者が移送されてまもなく、別の手紙が家族に届く。これは病院の便箋に担当医の署名付きである。悲しみをこめて患者の死を伝える。死因を説明し、哀悼の意を表し、患者の苦しみが終わりを告げたことを家族に気付かせる。遺品の適切な処分が取り上げられる。文面はどの手紙でも同じである。決まりきった文面の手紙に医者の署名があり、遺族に送られる。典型的なものを紹介しよう。これはグラーフェネックの所長から出された。

一九四〇年八月六日

シュ……B……様

シュ……様

誠に残念ながらご連絡申し上げます。娘さんのシュ……Fは国家防衛委員の措置により当施設に移りましたが、一九四〇年八月五日突然に脳腫瘍で亡くなられました。重度の精神的問題により患者の生は苦しみに満ちたものでした。患者の死はしたがって幸ある解放と受け止められるのがよろしいでしょう。現在、当施設は伝染病の恐れがあり、警察より至急に遺体を火葬するよう命じられました。遺骨を入れた骨壺をどの墓地に送るように警察に手配すればいいのか、当方までご連絡下さい。お問い合わせはすべて書面にて当施設までお送り下さい。伝染病予防として当施設への訪問は警察により禁じられております。

コラー博士(27)

もう一通ブランデンブルクからの手紙である。文面はほとんど同じである。

ブランデンブルク＝オン＝ハベル
一九四〇年二月二十日

親愛なる………博士殿

当施設に移られた御子息が、残念ながらへんとう腺膿瘍により二月十七日に亡くなりました。私どもの医学的努力は実を結びませんでしたが、痛みを感じることなく安息に亡くなりました。重病で不治の病でしたから死は救いだったにちがいありません。

当地は伝染病の危険が現在あり、警察の要請により遺体はただちに火葬しなければなりませんでした。遺骨を納めた骨壺をどちらか特別の墓地に埋葬を希望されるかどうか、速やかにご連絡下さい。ご希望がある場合には墓地名、正確な住所をご連絡頂ければ、こちらで骨壺は指定の墓地にお送りします。特にご希望がない場合、また一カ月以内にご連絡がない場合は、当方が無料で埋葬いたします。遺品は衛生上の問題から焼却させて頂きました。

死亡証明書を二部同封します。当局への届け出用ですので大切にお取り扱い下さい。

ハイル　ヒトラー

マイヤー博士(28)

ブラックは手紙が個人向けに書かれ、遺族を慰め、疑いを招かないように気を配っていた。「親愛なる同志シュレーゲルベルガー博士」宛てで「親展」、「極秘」とスタンプされている自筆の手紙で「遺族への死の通知」に関して、ブラックは「地域、また家族の誰宛てかにより、少しずつ異なるべきである。頻繁に変えることにより、ありふれた文面になることを避ける必要がある。決まりきった様式の手紙は遺族の神経を逆なでするだけである」(29)としている。

医者たちは患者にふさわしい死因をさがすのに心を砕いた。患者のカルテが参考にされた。患者の肺が弱ければ、肺炎が選ばれた。虫垂炎・盲腸をしていれば虫垂裂傷だった。死因は重要事項だった。死亡証明書に記載されたのである。死亡証明書は地方と国に提出する公的書類だった。

ある医者はニュルンベルク裁判で、自分が診ている患者すべての死因が一酸化炭素による窒息では「まとも」ではないと証言した。本当の死因を死亡証明書に記すのは「専門家らしくない」だろう。だから医者たちは嘘をつき、自分が殺した患者にもっともらしい死因をでっちあげ、自分の行動は適切だと思い込もうとした。

戦後の裁判で、ハダマーの主任医は殺人計画の合法性を強調した。これに対し、だとしたらなぜ偽りの死亡証明書を作成したのか、という反問があった。「何も記入しないで、恐怖感を与えたくなかったし、『我々が殺した』と死亡証明書に記すこともできなかった」という答えだった。

手引書がおそらくT四医師委員会の手によって作成された。偽りの死亡証明書を作成する医者のためにである。この手引書は死因と病歴のつじつまが合い、医学的にも矛盾がないようにするのに役立った。例えば敗血症を精神病者の死因にする場合、患者はハレモノができてよく引っかかいていたという説明がふさわしく、「四日間ほど初期的な症状があり、その後五日間は本格的に敗血症の症状が出たとするととても都合がよい」。「清潔極まりない患者には用いないよう」という警告が医者には与えられた。「汚れやすい若くて元気な患者に好ましい」というアドバイスまである。もし敗血症が若者の死因に用いられる場合は「七〜八日間の時間が必要である。若者の場合には比較的、抵抗力が強い点に留意すべし」[30]。


遺族以外との通信も当然ながらあった。これは政府の業務であり、役所につきものの書類が大量にあった。計画実施時には手紙、指示、報告書、領収書がすべて複写され、ファイルされた。ベルリンのT四本部にもコピーが送られた。これはすべて適正な事務手続きに従って行われた。計画が信頼に足るものであるためには、医療関係者の眼から見て、すべての手続きが完璧に正しく行われねばならなかった。
次の手紙はベルリンで一九四一年五月十二日にババリア州カウフボイレンのスヴァビア地方病院協会の事務局長宛てに出された。

事務局長殿

帝国防衛委員の命によりイルゼーの貴施設から他の施設へ精神病者を移送しなければなりません。全部で一四〇人の予定で、六月四日に七〇人、六月六日には七〇人移送します。移送リスト番号八、九、一〇、一一を三枚ずつお送りします。リストの余白は欠員用です（退所者、死亡者等）。

患者の識別には絹のばんそう膏が最も便利で、インクで氏名を記入し肩甲骨の間に貼りつけるものとします。氏名は衣服にも記入して下さい。

病院の報告書と病歴は移送のために準備し、移送班長のコッパーにお引き渡し頂くものとします。患者の所持品、金銭、貴重品も同様とします。

所持品リスト用紙と経費支払い者情報カードを同封します。正確に記入し、移送時にお渡し下さい。所持品リストに記載されている金銭と貴重品は、別紙の特別リストにも二枚複写でご記入下さい。

移送班長のコッパーが移送の前日にお伺いし、詳細についてお話しさせて頂きます。

なお、患者には食物を支給するようお願いします（バター付きパン二、三枚とコーヒー数缶）。

ハイル　ヒトラー

（署名判読不能）

公共患者輸送会社[31]

精神病者の移送の確認（移送患者のリスト添付）、一九四〇年八月三十日

確認

州内務省（公衆衛生部）の一九四〇年一月八日付けの決定に従い、また帝国療養療護施設協会の命に基づき、一般患者移送会社の代表責任者として、添付のリストの患者の帝国施設への移送を実施した。

（署名判読不能）

エグルフィング　一九四〇年八月三十日[32]

公共患者輸送会社代表

ニーデルンハルト移送メモ

引渡しリストは以下のとおり。

一、患者一四九名並びに服、下着、金銭、所持品

二、個人記録ファイル（病歴）一四九名分
三、各患者の所持金額。レシート発行済み
四、氏名リスト

エグルフィング・ハール　三〇―八―四〇
ロッテ・ツェル婦長(33)

貴参照番号：　二〇八〇　一九四〇年十一月十三日付けの貴信
本参照番号：　Ⅱ―B―七―二（必ず参照）

「患者の移送」

一九四〇年十一月八日に貴施設からグラーフェネック、ベルンブルク、ゾンネンシュタイン、ハルトハイムに移送された女性患者は昨年十一月に全員死亡したことを光栄にも報告させて頂きます。

（署名判読不能）

同封物添付(34)

中央がコントロールした政府の安楽死計画は一九三九年秋から一九四一年夏まで続いた。終わる頃には計画の存在は誰もが知っていた。教会は強硬に反対を唱えた。殺人計画反対のデモも行われていた。すでにドイツ軍はロシア戦線に深く入り込んでいて、ヒトラーは国内での社会不安を望まなかった。ヒトラーは何の儀式も何の議論も行わずに、ブラントとの会話で安楽死計画の中止を命じた。

しかし、身体障害者と精神障害者の殺人計画は終わらなかった。ドイツ全土の医者は「生きるに値しない生命」しか持たない患者に「最終的医学援助」を執行し続けた。殺人は続き、基準や決定機関が鑑定委員会や鑑定医の手から離れ、現場の医者に移っただけだった。知的障害や奇形の子供が殺された「子供計画」は相変わらず続いた。占領米軍の記録によれば、終戦までどころか、終戦後も一定期間続いたのである。ドイツの都市部への爆撃が増えたのに対応し、ブラントは入院患者を地方に疎開させた。疎開先で患者たちは医者の手にかかった。ドイツの東部防御線となったダンツィヒ、ポメラニア、西プロシャ、ポーランドで、精神病者は地元の親衛隊や警察により射殺された。[35] 一四f一三作戦は強制収容所内外の病人や障害者をいわれもなく殺した。いわゆる「野生化した安楽死」は、組織的でなかったが、さらに広範囲にわたる無差別殺人をもたらした。

デュルナーが語っているように「予定外の個人、集団が殺された。福祉制度の世話になっている患者、非社会的態度の人間、親の言うことに従わない子供、ユダヤ人の健康な子供、混血の健康な子供、政治犯、養護施設の老人、同性愛者、東方労働者（健康者、病人共に）が対象となった[36]」。

ナチス時代に何人の障害をもつドイツ人が殺されたのか、正確な数字をあげるのはむずかしい。計画終了後の自発的な殺人に関しては信頼に足る数字がないからである。中央がコントロールした公式のT四計画については以下の数字が残っている。

施設	一九四〇年	一九四一年	総計
A（グラーフェネック）	九、八三九	—	九、八三九
B（ブランデンブルク）	九、七七二	—	九、七七二
Be（ベルンブルク）	—	八、六〇一	八、六〇一
C（ハルトハイム）	九、六七〇	八、五九九	一八、二六九
D（ゾンネンシュタイン）	五、九四三	七、七七七	一三、七二〇
E（ハダマー）	—	一〇、〇七二	一〇、〇七二
	三五、二二四	三五、〇四九	七〇、二七三

（出典：Ernst Klee, *"Euthanasie" im NS-Staat, Die "Vernichtung lebensunwerten Lebens,"* 1983）

裁判の文書には一二万という数字が公立施設入所者で殺された総数であるとするものもある。アリとロスによれば、この数字は控え目で、子供計画やランダムに行われた安楽死、二万人が命を失った「ブラント作戦」を含んでいない[37]。レオ・アレクサンダー博士はニュルンベルク戦争犯罪弁護団事務局に勤め、裁判のために安楽死計画について大がかりな調査を行っている。博士は犠牲者数を二七万五千人と推定した[38]。精神科医のフレドリック・ヴェルトハムは病院の記録を調べてみた。その結果、例えばブランデンブルク地方には一九三八年に一万六二九五人の精神病患者がベルリンから来ていた。一九四五年に残っていたのは二三七九人だった。ベルリン＝ブーフという施設では二五〇〇人のうち五〇〇人が生き延びた。ババリアのカウフボイレンでは開戦時に二〇〇〇人いたが、終戦時には二〇〇人だけが残った。患者数が激減し、閉鎖した病院も多かった。一九三九年にドイツ全土で約三〇万人の精神病患者がいた。一九四六年には四万人になっていた。一五パーセントの精神病患者だけが第三帝国の安楽死計画の手から逃れ、生きながらえたと推定されている。(39) だからといって残りの患者全員が安楽死計画で国家の手にかかったというつもりはない。戦争によるドイツの損失は甚大だった。

四五〇〇万以上のドイツ人が命を落とした。そのうち一〇〇〇万人が非戦闘員だった。多くの患者の命も戦火で失われたにちがいない。しかし、安楽死計画が多くの病棟を空にし、病院を閉鎖に追い込んだのも疑いない。安楽死計画はドイツのほとんどすべての重度障害者と慢性的精神障害者の命を奪ったのである。

第四章　子供計画

目的は奇形児（障害新生児）を手に入れ、生後は可能な限りすぐに片づけることだった。[1]

（カール・ブラント）

T四計画は子供や幼児を対象とはしなかった。しかし第三帝国下でドイツ医学を支配していた優生学者と人種衛生学者の邪悪な視線から逃れられたわけではなかった。誕生時に欠陥のある子供や、知的障害と見なされた子供は子供計画の対象範囲に含まれた。

欧米社会は子供に対して相反する感情を深く抱いている。子供は家庭の中心であり、両親に一体感をもたらし、人生に生きがいを与えてくれる。子供を育て、守ることに誰からも異論はない。子供は将来への希望である。誰も彼もが子供好きである。可愛く幸せそうな子供が朝ごはんを食べている姿は好感を呼び、何百億円かけて広告が利用する。

そのとおりである。しかし、社会の子供への対応には裏面がある。米国で児童虐待は風土病とも呼ぶべき状態である。子供を放置するのはよくある話である。これは貧困層だけではない。子供への性的虐待は成人への強姦に比べて刑罰はたいてい軽い。赤ん坊殺しの犯人はめったに無期懲役や死刑にならない。米国の乳幼児死亡率は日本やスウェーデンの二倍も高い。米国社会は幼児の面倒を十分にみていないのである。

長年にわたる医学の実態を見れば、子供への相反する感情をくっきりと浮き彫りにしているのが分かる。確かに医学は数えきれない子供の命を救い、子供の生命の質を向上させてきた。そうは言っても、医者が患者を無配慮に、時にはいわれなく、傷つけてきたのも事実である。ジン、モルヒネ、アヘンチンキを、むずかったり、さしこみを起こした赤ん坊に定期的に処方していた過去がある。こういった薬物の常用は患者である幼児に良かったはずがない。十九世紀以降、奇形の子供は激痛を伴う奇妙極まりない整形学的器具の数々に縛り付けられてきた。こういった器具は頭痛等の痛みを引き起こしたが、往々にして何の効果もなかった。精神科医は自分の目前にある証拠を無視し、小さい子供がウツ状態に陥ることはありえないとしてきた。そのため、長年にわたってウツの子供は治療を受けられなかった。外科医は手術でも同じような対応をしてきた。小は割礼から大は心臓手術に至るまで、幼い子供には麻酔をかけなかったのである。麻酔が使える状態だったにもかかわらずである。外科医は仲間内で、患者の神経は未だに未発達で痛みを感じることはないと話していた。しかし、すべての指標は逆を示していた(2)。患者の呼吸は浅くなり、脈拍は早くなり、足は必死に宙を蹴り、叫び声が上がった。

こういった現実から結論を下すのはむずかしい。子供への残酷さは形を変えて世界中にあり、一つの職業や国の専売特許ではない。世界共通である。幼児は大人よりも一段劣っていると見なされる。無力で、弱者で、権利を侵害されやすい。大人は自分の威厳と権利を主張できる。害を与えることもできるし、賃金闘争すらも行える。つまり危険である。しかし、子供はこういったことは何もできない。おあつらえの犠牲者である。子供を犠牲者にするのはたやすいことを理解し、子供が犠牲者になっている現実を頭にいれると、どのようにドイツの子供計画を評価すればいいのか分かる。ドイツの経験は教訓的である。拷問を科学、殺人を医学にそれぞれかこつけるのはやさしい。しかし、拷問は拷問であり、殺人は殺人である。

ドイツ人は車を飛ばす。アウトバーンでは普通、時速一六〇キロ以上で飛ばせる。幹線方式の道路は小都市のどまん中を通り、古い家並みの前を過ぎる。見知らぬ者からみると、ドイツの村のふだんの交通はモンテカルロのグランプリである。

少なくとも一九六〇年代を通じて交通戦争は悲惨だった。一九六五年の研究では路上の一〇〇〇台につき、年間に一四人が死亡していた。米国では一〇〇〇台につき年間に五・二人が死亡していた。(3)地方都市のドイツの子供は玄関前で遊んでいた。時には路上で遊ぶことすらもあった。その結果、死亡者の中で子供の割合は異常に高かった。しかし、誰も関心を払わない時期が続いた。

ドイツの著名な社会学者ラルフ・ダーレンドルフの観察によると、ドイツ社会では他の欧米社会に比べて、社会の活動の中心とされる市民像、つまり「正常な役割」は健康な成人男性だけに属するという傾向が強い。五分の四の市民が除外されることになる。女性、老人、子供、病人、障害者、外国人は「正常」ではない。この傾向はタフさにつながる。それはハイウェイやどこでも目につく男性優位的な資質でもある。(4)

ラルフ・ダーレンドルフによれば、ドイツ社会には常にある種の酷薄さがつきまとっている。この傾向は強者への尊敬、弱者への軽蔑を強め、様々な形で表れる。例えば、ドイツの歯科医はつい最近まで歯に穴を削る際に鎮痛剤を使用するのは無理だと主張していた。患者の痛みにより神経がどれだけ出ているのか知る必要があるというのである。ドイツでは「へまをしでかしたり、誰かの足を誤って踏んだときに」丁寧に扱われないと、ダーレンドルフは非常に控え目に述べている。(5)

酷薄さは子供の扱いにも反映されている。ヘディ・ノイマイスターはドイツ社会での子供の地位について記し、あるパン屋の店先で自分の順番がくるのを待っている子供について、次のように書いている。女性客は子供ににっこりとして、母親のように子供をさすりながら、子供を押しのけ、子供の順番を無視する。(6)路面電車やバスで子供が乗り降りの際に他の乗客にほとんどつぶされそうになるのも観察している。最もぞっとするのは「このパン屋で起こったことは他の数百という店でも毎日起こっているだろう。……ひかれて死んだ子供や老人を見つめるドイツ人の眼の無関心さにも見られる」(7)のである。

昔からの諺の一つに「ドイツ人は食器棚を子供のように、子供を食器棚のように扱う」というのがある。つまり、食器棚には愛情を注ぎこむが、子供にはそうではないというのだ。二十世紀の今日では、言い換える必要があるかもしれない。ドイツ人のクルマの扱い方はまるで他国の人間が子

供を扱うようだ。(8)

子供への残酷さは世界共通である。幼児殺しと呼ばれる望まれない子供の殺害は時期や方法は異なるが、すべての社会で行われてきている。ドイツの専売特許ではない。

米国では近年に障害新生児が医者の指示で飢え死にさせられる事件が数件マスコミに取り上げられている。人目につかないケースならいくらでもある。

最も有名なのがベビー・ドゥ事件である。このベビーはダウン症候群で食道閉鎖症を起こしていた。ダウン症候群は染色体異常で知的障害をもたらす。軽度の知的障害をもつか重度の知的障害をもつかは新生児の時点では不明である。明らかだったのは、食道手術を早急に行わない限り食べられず、生き延びられないことだった。手術はたいしたものではなく、八五〜九〇パーセントの成功率だったが、ベビー・ドゥは不運だった。医者と両親は手術をしないと決定した。里親になりたいという申し出が正式にあったが、裁判所は両親の側に立ち、赤ん坊は餓死した。その時の医師は法廷で「まったくの馬鹿としか言いようのない子供がいる。こういった子供は心の動きも、感じていることも全く伝えられない」と語った。(9)

あまり知られていないのがエール大学ニューヘイブン病院のレイモンド・ダフとA・G・M・キャンベルである。この二人の医者は一九七〇年代に『ニューイングランド医学ジャーナル』、『小児科』、『医療倫理』等の医学誌に活発に執筆した。テーマは障害児に関する自分たちの実績で、二分脊椎症・奇形・ダウン症候群といった境界線上のケースと重度障害児について取り上げた。「処理選択肢の一つとしての死」と二人は公言した。いわゆる「選択的治療停止」を実践したのである。その基準は子供の愛する能力、愛される能力、両親の子供への関心、施設入所の可能性だった。三〇カ月で「選択的治療停止」により四七人の患者の死を実践した。「もし我々が提案する葛藤の解決策が違法ならば、法こそ変えられねばならないと信じる」(10)。

一九七七年から八二年にかけてオクラホマ大学のテュルサ健康サービスセンターは新たな実験を行った。「新たな」というのは実施者の観点からであり、実際には新たな試みではなかった。リチャード・グロス、アラン・コックス、マイケル・ポレイの医者三名は「脊髄髄膜瘤に関する早期管理及び意思決定」という実験の報告をアメリカ小児科学会誌である『小児科』一九八三年十月号で行っている。実験の対象者は二分脊椎症の新生児である。この状態で生まれた患者は脊髄の矯正手術と、脳から脊髄液を流すシャントの据え付けが必要である。

この外科的技術は大したものではないが、これなしでは死亡してしまう。二分脊椎症者は成長にしたがって、一層の健康問題を経験しがちである。成長後も歩くのに補装具が必要になり、知的発達が遅れてしまう者もいる。しかし、これは新生児の時点では決めつけられない。

テュルサの医者はアンソニー・ショーという小児外科医が発明した数的公式を利用し、自分の病院内の二分脊椎症の新生児のうち誰が救命手術を受け、誰が受けないのか、振り分ける決定をした。ショー博士はカリフォルニア州デュアンテのシティ・オブ・ホープ全米医療センターに勤務し、カリフォルニア大学ロスアンゼルス校医学部の外科臨床教授である。全米小児外科協会倫理委員会の委員長でもある。
公式は　QL＝NE×（H＋S）
QL―生きた場合に子供が持つだろう生命の質
NE―子供の知的・身体的な天与の資質
H―両親の結婚の情緒的安定度・両親の教育レベル・両親の財産に基づいて、子供が家庭、家族から得られるだろう支援
S―子供が地域社会から得られる社会サービスの質

医者、看護婦、作業療法士、物理療法士、ソーシャルワーカー、心理学者からなるチームが各新生児とその家族の記録を評価し、各項に数値を当てはめた。QLの数値が高い新生児は「積極的能動治療」を勧められた。それ以外の新生児は違った。

両親には公式も評価手順も伝えられなかった。医者から手術を勧める、勧めないと言われただけだった。これは医学的判断に基づくアドバイスであると保証された。生命の質の見積りに関しては何も伝えられなかった。

報告者の視点からは、実験は大成功だった。「積極的能動治療」を受けた三六人の患者は存命で元気にしている。両親が情報を与えられないままに同意した二四人の患者は治療を停止され、死亡した。この論文は「我々の経験において『治療停止の生存者』は考慮に値する問題ではなかった」と述べている。予定どおりに死亡したのだ。保健教育福祉省での勤務経験を持ち、公民権分野で活

動中のマーティン・ジェリー弁護士は、テュルサの事件について「殺人の陰謀である[11]」と語っている。

そこまで言うのは酷であろう。テュルサの医者が善意だったのは確実だ。しかし、その行動の結果は、子供計画に参加したドイツの医者が得た結果と同じだった。


子供計画はドイツの小児科医に奇形や知的障害の新生児を殺すのを許可した。T四計画とは無縁だが、子供計画はT四計画と並行して、同じように展開した。T四計画と同じく、こじんまりと非公式に始まった。後に大がかりな事業となり、医者による中央委員会がベルリンで結成され、犠牲者の選定を行った。中央のコントロールがなくなった時点で、各地の小児科医が実権を握り大規模殺人と化した。自分の意志で誰からも監督を受けず、誰にも報告せずに小児科医は活動した。

ブラントはニュルンベルクで、ドイツの障害児計画は「遺伝病に苦しむ子供の誕生を防止するための」一九三三年の断種法の当然の延長線上にあると証言した。同様の法律が米国を含む多くの国で施行されていると正確に指摘した[12]。この法律はただちに欠陥のある新生児殺しを許容するものではなかったが、本人と家族に汚名を着せたのはまちがいなかった。ブラントは核心をついていた。断種法の成立を受けて、政府は欠陥のある子供に反対するキャンペーンを開始した。

一九二〇年の研究で、影響力を持ったのが、ビンディングとホッヘの『無価値の生命を抹殺する許可』だが、両著者は脳損傷や知的障害といった「人間バラスト」の場合には、殺人は他の殺人と異なり、「許されるべき、有益な行為である」[13]と力説している。賛否両論が巻き起こったが、奇形の新生児殺害はナチス以前のドイツでおおかた受け入れられていた。その証拠の一つに一九二〇年の世論調査で「精神的に障害のある子供の両親、保護監督者の七三パーセントがそういった子供を殺すことに賛成である」[14]という結果が出ている。

アミールが語っているようにナチスドイツには殺人の空気が漂っていた。非公式に何の許可もなく、医者は一九三三年以来自分たちで活動を始めていた。生きる能力がないと見なされた新生児は医者の判断だけで殺された。アリとロスは「自発的殺人」と名づけたが、罰せられることはなかった。一九三〇年代当時に存在した犯罪行為を取り締まる仕組みは、「取るに足らない」とか「証拠不足」という名目で機能しなかった。[15]

中央がコントロールした政府の計画が始まる前に、殺人がどの程度行われていたのかは不明である。ここで取り上げる証拠は逸話的である。ミュンヘン郊外のエグルフィング・ハール病院で、プファンミュラー博士が幼い患者を餓死させていたことが現在知られている。ルードウィッヒ・レーナーという心理学者がニュルンベルク裁判に提出した証言録取書が明らかにしている。[16]レーナーは一九三九年九月に同病院のツアーに参加した心理学者、ソーシャルワーカーの一人である。供述の内容は次のとおりである。

プファンミュラーが語ったのはおおよそ以下のとおりである。「これらの生物（子供を意味していた）は国家社会主義者としての私にとって、健康な民族体への重荷にしか過ぎない。私たちは毒や注射で殺す（もっと婉曲的な言い回しをしたかもしれない）ことはない。そんなことをしたら、外国のマスコミや、スイスの面々（国際赤十字）が大騒ぎする新材料を提供するだけだ。うちの方法はもっと簡単で自然だ。ご覧頂きたい」。こう言うと、看護婦に助けられて、子供を小さなベッドから起こした。その子をまるで死んだウサギのように示し、ひねくれた笑いを浮かべ、よく分かっているという表情で「これはあと二、三日かかるだろう」と口にした。このでっぷりとした男は薄笑いを浮かべ、その肉厚の手にはやせ細った子が泣いていた。他の子たちも飢えていた。この場面は今でも私の脳裏にまざまざと焼きついている。この人殺しは説明を進めた。急に食事を止めるのではなく、徐々に減らす方法をとっていると語った。女性もツアーに参加していたが、怒りを必死に抑えながら、注射による速やかな死が少なくともまだ慈悲があるのではないかと質問した。これに対して、プファンミュラーは外国の報道を考慮すれば、自分のやり方のほうが現実的であると自賛した。プファンミュラーが自分の方法を説明した際にとった何ら隠すことはないという態度は、斜に構えているか、あるいは、ぎごちなさを隠すためなのか、そのどちらかであるとしか私には理解できなかった。精神病の子供だけでなく、ユダヤ人の子供も殺されるという事実をプファンミュラーは隠そうともしなかった。

クナウアー事件とその事件への社会の肯定的反響に向けて舞台はすでに十分過ぎるほど整っていた。[17] クナウナーという姓の父親は奇形の自分の娘を殺す許可をヒトラーに求めた。ヒトラーからブラントへの指示は限定的で明確なものだった（少なくともブラントが慎重にニュルンベルクで説明した際には、明確だったとされた)。ブラントは裁判で質問を受けた。「ヒトラーは被告に何を命じたのか」。

ブラントの答えは「ヒトラーの命令は私がその子を世話している医者と話し、父親の言葉が本当かどうか確かめることだった。もし本当ならば、医者に対して、ヒトラーの名のもとに、安楽死を実行**できる**と伝えることだった」(強調はギャラファー)。

「重要だったのは両親が後になって安楽死の結果、罪を負ってはならないということ、自分たちが子供の死に責任があると感じてはならないことだった」

次に決定的に重要な言葉が来る。「さらに、この処置により医者に対して法的な問題が起こった場合には、その法的手続きはヒトラーの命により握りつぶされると伝えるよう命じられた[18]」。

子供殺人計画がクナウアー事件の後に進められるにしたがって、訴追からの免責は通常の社会契約から医者を解き放した。その結果は恐るべきものだった。

クナウアー事件以前からベルリンには委員会が設けられ、民族衛生向上を目的として、断種計画に安楽死を加える検討が行われていた。この委員会は後に「帝国重度遺伝病科学研究委員会」と正式に呼ばれ、委員は、カール・ブラント、精神科医ハンス・ハインツェ、小児科医ヴェルナー・カーテル、エルンスト・ヴェンツラー、ヘルムート・ウンゲルだった。ウンゲルは眼科医で、安楽死をロマンチックに描いた小説を書いていた。委員会は内務省に置かれ、ビジネスライクに活動し、総統官房と数回会合を開いた。一九三九年の八月十八日に大臣の署名のもとに三歳以下の欠陥や奇形のあるすべての新生児の報告を義務づける通達が出された。医者、助産婦、病院は「深刻な遺伝病」が疑われる場合には報告することが義務づけられた。[19]手足・頭・脊柱の奇形、マヒ、小人症、盲、ろう、知的障害・ダウン症候群、他の脳の異常が対象となった。[20]助産婦には報告ごとに二マルクが支払われた。報告を怠ると一五〇マルクの罰金もしくは四週間の投獄だった。[21]

報告の目的は通達の中に含まれている。「永続的な障害をもつのを避けるために、かかる子供の治療にはすべての医学の手段を講じることが検討されている。この目的のために帝国委員会は既設の施設内に特別の部局を設けるか、また新たな特別施設を建設する」。[22]

この説明は率直で法にかなう。現代医学の進歩を新生児の障害を治療するために利用する。これ以上に適切で望ましいことはない。しかし、委員会が考えていたのは別だった。

ニュルンベルクで証言したブラントは委員会の意図についてははっきりと説明している。「……子供が家族に引き起こす厄介さや他の理由から、(安楽死が)望ましい子供については成長を止めるのが求められた。目的は奇形児を手に入れ、生後可能な限りすぐに片づけることだった」。[23]

この秘密命令には、この後五年間に数回手が加えられ、より多くの情報が求められた。報告には委員会が準備した登録用紙が用いられるよう義務づけられた。登録用紙は慎重に検討された詳細な医学的情報を新生児ごとに記すよう求めていた。容態、両親の人種・宗教・地位、特に遺伝状態とアルコールやタバコの濫用に関する情報も求められた。新生児の生命の質に関する見通しも評価された。

集められた情報はテュルサの実験の場合と似ているが、第三帝国時代のドイツの医者の決定手続きのほうが優れていた。いわゆる「誤った」診断から新生児患者を保護していたのである。

記入された各登録用紙はヴェンツラー、カーテル、ハインツェの三医師からなる委員会に提出された。すべてのケースが三人全員により審査された。ファイルの表紙には治療を示す「＋」と治療しないことを示す「－」が記された。ファイルは、お互いに他の医者の審査結果を見ることができるよう回覧された。三人とも合意した場合にのみ奇形新生児の殺害を許可する証明書が発行された。

この作業は戦争中も引き続いて行われた。政府の安楽死計画が中止された時点でも中止されなかった。ヒトラードイツが敗北してやっと終了したのである。

委員会は作業に真剣に取り組んだ。科学的にである。計画に参加したエグルフィング・ハール精神病院の院長だったプファンミュラーは、一九四〇年十一月二十六日に開かれた「帝国委員会のために活動する医師」の特別委員会に呼ばれた。プファンミュラーはその時にメモをとった。プファンミュラーは米国占領軍から逃れる際にそのメモや他の書類を焼却するよう手配したが、幸運にも多くの書類が残り、子供計画がどのように機能したのか、再構成することができる。

ベルリンの会議で医者は以下を伝えられた。

一、すべての事例で遺伝状態が調査されなければならない。

二、処理に関する指示は、生産的生活への永続的不適さがどの程度なのかにより決定される。

三、すべてのケースはそれぞれ検討される。例えば両目が見えない、両耳が聞こえないだけでは処理の対象とするのに不十分である。脊髄髄膜瘤の場合では、マヒが伴うかどうかも調査する必要がある。奇形の場合は最重度で広範囲に奇形がある場合にだけ処理されるべきである。ダウン症の場合は最重度の場合にだけ対象となる。
四、すべてのケースで妊娠を中絶しようという試みがあったのかどうかという経過、また妊娠中に母親が重度の精神的外傷を負ったかについて尋ねる必要がある。
五、診察は詳細に至るまで徹底的に行うものとする。遺伝史を含む病歴に加えて、脳撮影法、動脈撮影法、X線写真も実施するものとする。ダウン症の場合には、ダウン症体型はダウン症白痴とは区別するものとする。
六、これまでの白痴症児への研究によれば白痴症は遺伝ではなく、新生児期の損傷による。白痴症は出産期以前、出産中、そして稀に出産後に発する。
七、遺伝変成による問題・疾病はすべてのケースで明らかにせねばならない(24)。

ドイツの計画のほうが、テュルサやエール大学ニューヘイブンの実験よりも確かに効率的だったが、非人道的であるとはいえない。テュルサでは新生児の患者が抗生物質、矯正手術を拒否され徐々に殺された。死の苦痛を和らげる鎮痛剤も与えられなかった。ベビー・ドゥは単に餓死させられた。

この積極的でない殺人方法は積極的な方法に比べて道徳的に優れているとする意見もある。担当医師の手は汚れない。しかし、違いは明白ではない。腕をこまねいて傍観し何もしないのは確実に何かをしているのである。違いは言葉だけで、現実には同じである。

殺人方法は病院ごとに異なった。悪名高いプファンミュラーの場合は巧妙な殺人計画を立て、職員に計画を秘密にしようとしたが無駄だった。子供病棟の職員会議を開いた。これから使用する新薬品は患者を治療するためのものである。しかし、この薬品はまだ実験段階で危険である。患者のうち何名かは死亡することが予期される。プファンミュラーは幼い患者への有害な注射を始めた。毒を水増しして薄め、定期的に注射し、だんだんと毒の程度を強め、最後には死に至らせる。これは時間がかかり、苦痛の大きい死だった。プファンミュラーの計画は失敗した。一部ではなくすべての患者が死にかけていることに職員が気づくのに、たいして時間はかからなかった。

帝国委員会の医者が決定すると、選ばれた乳幼児は殺人施設に移送された。二八の公式施設があり、既存の病院の病棟の一部が利用された。イトシュタイン、ブランデンブルク＝ゲルデン、エグルフィング・ハールといった病院が含まれ、中には有名な病院もあった。どこでも小児部と呼ばれた。ここで乳幼児が殺されたのである。

ドイツの医者が幼い患者の殺害に利用したのは大量のモルヒネ＝ハイドロクロラール、ルミナールといった薬品、ウィーンで特別に調合され「モディスコップ」と呼ばれた毒薬である。これは積極的な殺人だったが、短時間で苦しみは最小限だった。

ドイツの計画全体で約五千の乳幼児に殺しの許可が出され、実際に殺された。しかし、これは氷山の一角に過ぎない。

プファンミュラーの貴重なファイルは米国のレオ・アレクサンダーによって破壊から救われ、児童部門での殺人機関の活動ぶりの一端を伝えてくれる。

エグルフィング・ハール病院のプファンミュラーの後任がリフトンに語ったプファンミュラー像

は「温和でゆううつそうなタイプ」で、ふだんは「蝿も殺さない」[25]というものである。背が低く、ずんぐりとして、まん丸な黒縁の眼鏡をかけていた。本心からのナチスで「無価値の生命」の除去を統治体の浄化、民族体の純化の一環と見ていた。有能な官僚であり、同時にタカリ屋の一種でもあった。

プファンミュラーが子供計画を公式に初めて知ったのは一九四〇年夏にミュンヘンで開かれたババリア州内の療養所所長会議だった。出席した所長はベルリンの帝国委員会のヴェンツラー博士から説明を受けた。

プファンミュラーはヴェンツラーへの手紙でエグルフィング・ハール病院の計画への参加を表明している。条件は、ウィーンへの大名旅行の費用をベルリンが負担することだった。「この活動のために、うちの病院の一部を提供すると決断する前に、実際にこの計画に最初に参加した施設を見学し、現場の感触を得てみたい。ウィーンのシュタインホーフ（精神障害者の州立施設）に設置されたとおっしゃった施設である」。

ヴェンツラーと会うのはウィーンに行ってからで、しかも患者数に関する調査が行われてから、とプファンミュラーは言っていた。

ミュンヘンでの次回の議論は当施設との経済的取り決めについての合意を目的とすべきである。ベッド数、職員数、食糧の配給、その他の経済的問題である。これが解決しない限り、そちらの組織との経済面での処理方法のおおまかな見積りも出すことができない。

一カ月後にベルリンのヴェンツラーは返事を出している。シュタインホーフ、ブランデンブルク＝ゲルデンに次いで三番目の特別施設としてエグルフィング・ハールが選ばれる可能性が高い。

六週間以上たった一九四〇年九月二十一日に、プファンミュラーはヘルベルト・ユング医師を新部局長として指名したとベルリンに連絡している。ユングは良きナチス党員であり、政治的にも信頼でき、「子供について前向きの仕事がついに始まるので嬉しく思う」と最後に書いている。

ヴェンツラーの後任のフォン・ヘーゲナーもエグルフィング・ハールで計画が進んでいるのを喜んだ。一九四〇年十月十一日の手紙でそう述べている。その手紙には貴重なガソリン三〇リットルの券が同封してあった。理由は「新医師の任命があり、ミュンヘンへの出張も多くなる」からだった。

フォン・ヘーゲナーは十一月二日の手紙で施設の入所基準に関心を示し、十一月三日のフォローアップの手紙には三〇リットルのガソリンの券が同封され、「帝国委員会に関する出張に利用されるものとする」とあった。

十一月三十日までにプファンミュラーはフォン・ヘーゲナー宛てに最初の報告書を提出している。十一月までに一一人の子供が収容され、五人がすでに「死亡」した。

プファンミュラーは十二月にベルリンに出かけ、それまでのいきさつをよく呑み込んで、今度はフォン・ヘーゲナー個人宛てに手紙を出した。賞賛に満ちた手紙で、貴下と職務を共にするのはまことに光栄で、特にガソリンの特別券は計画にとっていかに有用であるかを述べていた。プファンミュラーの見えすいたお世辞に対して、フォン・ヘーゲナーはさらにガソリン一〇〇リットルの特別券を送った。(26)

フォン・ヘーゲナーも抜け目がなかった。プファンミュラーは熱心で手際のよい計画の担い手だった。記録が示すところでは貴重な人材だった。一九四〇年〜一九四二年にエグルフィング・ハールに迎えられた二七五児のうち、二一三児が「許可」を得た後に殺されている。(27) プファンミュラーはガソリン券に見合うだけの仕事をしていたのである。

親はたいてい問題ではなかった。プファンミュラーはロタール・フプシュという子供の母親との会話を記録したメモを机の上に置いていた。時々それを見ては自分を勇気づけ、納得させていたのである。そのメモで母親は「こういった人間をどうして注射して眠らせてしまわないのでしょう。前線で健康な人間が殺されているというのに、こういった人間の面倒を丁寧にみるなんて意味がないわ。そういった手筈を整えてくれる所があれば、私は行きますよ。子供が死んでいれば心安らかに死ねるけど、このままじゃ誰がこの子の面倒を見てくれるのか心が痛みます」(28)。

エグルフィング・ハール病院こそ、この母親が探し求めた場所だった。

ニュルンベルクの被告が繰り返したのは、幼い患者が殺される前に両親の承認が得られていたという点だった。そのとおりだったケースも確かにある。しかし、全体として両親が言われたのは、子供は先進治療の対象に選ばれ、予後は不明ということだけだった。異議を唱える親はほとんどいなかった。異議を唱えた場合には、子供はたいてい助かった。親の意に反して幼児を入院させておく力は病院側になかった。医学的アドバイスに反して両親が赤ん坊を家に連れて帰ったケースをプファンミュラーは伝えている。このことはプファンミュラーをかなり立腹させた。「それ（赤ん坊）は両親が見通しもなく要求するので、返されてしまった。強制的に入院させておく法的手段はない」(29)。

プファンミュラーは特定の場面にのみ生じる奇妙な感受性を持っていた。両親が最後に赤ん坊に一日会えるよう必ず別れの面会を手配した。殺人の許可を得ると両親を「病気の」子供を訪れるよう招くのが習慣だった。その訪問の直後に殺すつもりであるとは伝えなかった。そういった情報は極秘事項でもらすわけにいかなかった(30)。

概して子供計画関係の文書は安楽死計画のそれと似たりよったりだった。親は子供の所在について手紙を書き、役所のたらい回しにあう。そして親に通知される子供の死因は様々だった。肺炎、術後の不調、伝染病である。「伝染病の可能性があるので法にしたがい、火葬する必要がありました」。

事務手続きの混乱と道徳への冷笑的態度を示す典型的な例をあげよう。オーストリアのガルノイキルヒェン療護施設にいる子供の親に手紙が届いた。手紙はゾンネンシュタインの病院からで、戦争中なので万一に備えて、子供は当病院に移ったと伝える。両親は子供に会うことが許されるが、前もって許可を得る必要がある。父親はただちに電報を打った。「明日、娘に会えるでしょうか」。折り返し、「無理。委細は手紙を待て」という電報が届いた。数日後、娘がてんかんの発作で亡くなったとする例の手紙がやってきた。伝染病規制条例二二一条により、死体は火葬された。クレーが語るには、娘はとっくの昔に死んでいたのである。[31]
親には子供の死の日付までの食事、宿泊、医療諸費の支払いが義務づけられた。ユダヤ人の家庭の場合は子供の死後も経費を払わされていた例がある。死後六カ月も通知がなく、何も知らない両親は月々の支払いをしていたケースすらもある。[32]
これは特異なケースだが、八歳のダウン症候群のエルヴィンという子供が両親と一緒に病院にやってきた。若いユダヤ人の夫婦でゲシュタポの命で明朝四時には東方に移送される予定だった。安全のためにエルヴィンを病院に預けたのである。母親は涙を浮かべ、看護婦に「息子をお任せします。看護婦さんに預けたら大船に乗った気持ちです」と語った。[33]
殺されたのはエルヴィンだけではなかった。はじめは幼い子供だけが対象だったが、まもなく年齢制限は三歳から五歳に上げられ、最後には十代までが対象となった。誰を殺すかの選択が看護婦や雑役夫に任された例さえあった。対象となった非社会的条件は失禁、にきび、浅黒い肌などであり、看護婦を困らせただけで殺された場合もある。
このようにしてエグルフィング・ハール病院や他の病院で許可された子供が殺された。許可された子供以外でも多くが殺された。一九四二年、ババリア州当局は施設にいるが、計画の対象外となっている子供にも治療を停止し、飢餓レベルにまで食糧の配給を減らした。州政府の命令で、施設にいるババリア中の子供は食糧と医療を止められ死を迎えた。[34]
ドイツ中で子供が政策として医者と看護婦によって組織的に餓死させられた。時には冬に暖房を止められ、外気にさらされ死んだ。きちんと清潔にして死なせる病院もあったが、放置して死なせる病院もあった。幼児病棟で青物野菜だけが与えられ、幼児が下痢でガリガリになって自分の排せつ物にまみれて死んでいったのが目撃されている。

ハノーバーのヴェルプケという小さな村に、ブルンスヴィークのフォルクスワーゲン工場で強制的に働かされていたポーランド人女性用の保育所があった。当然、幼児はドイツ人ではなかったが、奇形でもなく知的障害でもなかった。保育所に入った時点では病気でもなかった。ただの赤ん坊だった。一九四四年の五月から十二月までヴェルプケでは九六人の幼児が死亡した。一四人だけが生き残り、もう一人はあわてた母親に引き取られていた。

保育所の窓は人通りの多い通りに面していた。村人は中で何が起こっているのか見ることができたが、何もしなかった。犬が血まみれの赤ん坊の頭蓋骨で遊んでいた。何も起こらなかった。村の医者が週に二度保育所に足を運んでいた。死亡証明書に署名しただけだった。村長以下の役人が定期的に視察していた。彼らは何もしなかった。

戦後の裁判で、検察官を務めた英ライン軍本部の法律担当スタッフのG・I・D・ドレーパー少佐は冒頭陳述でこう述べている。「検察が本件で立件しようとするのは、以下のとおりである。これらの子供を生かそうとする意図は全くなかった。不適切な食事、早すぎる母子別離、夏に窓を閉め切ったトタン屋根の部屋でストーブをたいた耐えられない暑さ、ベッド・服・治療の配慮の欠如、床ずれ、死亡証明書に署名するときだけの医療的配慮、教育を受けた看護婦の不足、不衛生な水、哺乳瓶の衛生面の配慮不足、酸っぱくなった牛乳、嘔吐か下痢で身体を通り過ぎてしまう消化できない貧しい食事、これらすべてが意図的な怠慢だった。子供の死が意図され、そのとおりに子供は死んだ」[35]。

戦争末期にドイツは生き地獄と化した。死体安置所だった。

ヒトラーの生命観は「永遠の闘争」だった。「強者は自分の意思を押し付けることができる。それが自然の法則だ」。ジャングルの法則である。十年間でヒトラーはドイツをジャングル国家に変えた。

野生の霊長類を研究している科学者の報告に、「攻撃レベルが上昇した」[36]ある環境下では、猿が幼い仲間に敵意を抱き、赤ん坊を殺し食べるという恐るべき現象がある。同じようにヒトラーの市民は破壊の衝動にかられ、自分たちの子供に敵意を示し、殺したのである。

第五章　アプスベルクのT四計画

……想像を絶するほど混乱した光景
（米国ニュルンベルク裁判記録　一九四六年〜一九四七年）

アプスベルクはドイツ中南部のなだらかな丘陵地帯にある小さな村である。谷底にあるラングラウから、道はボートやヨットが楽しめる小さな湖の脇を通り、丘を上がる。どちらを見てもおだやかな田園風景が広がり、快適である。アプスベルクを通る道にはババリア風の旧家が立ち並んでいる。急傾斜の屋根、小さなバルコニー、窓という窓に一杯の花、どの玄関前にも植木鉢があり、アプスベルクは並外れて快適な街である。

ここは数世紀にわたり、ささやかではあるが、農業の中心地となってきた。村のまん中にはマーケットのある広場があり、素晴らしい大木が並んでいる。脇には聖ゲオルグに捧げられた石造りの桶があり、馬や犬の水飲み場になっている。広場の一方は小教区の教会が陣取り、もう一方にはオッティリエンハイム修道院がある。過去一世紀間、この修道院は知的障害者と身体障害者用の施設として修道女が管理してきていた。入所者は近隣からが多く、地元の農民や職人でカトリック教徒が多かった。

教会はドームがタマネギ形をした典型的なババリア風のローマ・カトリックのチャペルである。鐘楼には時計がある。鐘楼の頂には色あせた風見鶏がついている。前庭のこじんまりとした花壇の、まん中には大理石のオベリスクが立っている。これは普仏戦争、第一次世界大戦、第二次世界大戦それぞれで戦死した村の出身者に捧げられたものである。教会の扉上の要石には一五〇〇年と記されている。

教会の内部は、石造りの床、曇りのない窓ガラス、暗く木目の入った天井、素朴な木の内装と仕上げで、質素そのものである。中央通路脇にある長イスは年季が入っており、祭壇は簡素で、バロック様式だが派手ではない飾り壁が美しい。祭壇の両側に、ゼラニウム、マリーゴールド、菊など地元の花の花束が並んでいる。花の配置は行き届いていて、十分に手入れがされている。住民はこの教会を大切にし、よく利用している。扉のそばの石壁には二つの大戦で亡くなった村人の名前を記したプレートがはめ込まれている。小さな村にしては多くの人が亡くなっている。

道をはさんで反対側にある修道院には塀で囲んだ花畑と野菜畑があり、これはゲートが開いていると見通せる。修道院自体は切妻造りで丸屋根があふれている。十七世紀に建てられたこの建物は石目塗りしっくいで、柔らかな灰色に塗られている。ふちどりは目に鮮やかな、しかし心地よい桃色である。多くの窓辺やバルコニーに赤いゼラニウムの鉢が見られる。玄関のそばも同じである。日当たりがよく、明るい場所である。

広場から修道院へは丸石が敷き詰められた車道がある。入口には大きな、しかし繊細さを失っていない十字架像がある。キリストは長く伸ばされ、金箔である。反対側には黒ずんだ木製の十字架がある。車道の木製のゲートは開いている。

中庭には、あまり高くない台座の上に聖母とキリストの簡素な石像があり、その台座の下では噴水の水が浅い池にほとばしっている。空気は澄み、新鮮できれいである。時々、噴水の音にここの居住者の叫び声や笑い声が交じる。障害者と修道女がここに住んでいる。

アプスベルクの問題は一九四〇年の秋に始まった。ある日、灰色の大型バスが村の狭い通りをやってきた。マーケットのある広場を通り、馬用の桶の脇を通り過ぎ、修道院への門を通って中庭に入った。バスが通った後で修道院の門は閉められた。

バスは注目を集めた。アプスベルクは街道からはずれ、第二次世界大戦のまっさなかでも、この村ではトラクターより大きい乗り物にはめったに出くわさなかったのである。

村人が見守っていると半時間後にバスは修道院から引き揚げ、去って行った。地元の役人の報告では修道院の障害入所者二八人がそのバスに乗っていた。地元の警察は八人と報告している。しかし両者の報告は、その後に何が起こったかについては一致している。警官の報告を引用すれば、移送された障害者のうち一人をのぞいて全員が「まもなくインフルエンザと低血圧で死亡したと言われる。アプスベルクのオッティリエンハイムには一人だけが戻った」。

死の知らせはアプスベルクに大きな不安を引き起こした。犠牲者のうち何人の家族が村に住んでいたかは不明である。しかしそれは問題ではない。村人は障害者を個人的に知っていた。修道院は村の一部であり、障害者も同じだった。近所を自由に歩き回っている障害者がいた。畑で仕事をしたり、庭の手入れをする障害者もいた。村人の家事を手伝うこともあった。午後になると笑ったり、時には歌ったりしながら、村の店に甘いものを買いに行ったり、パン屋で菓子パンを買ったりした。修道女と障害者は村の祭りには必ず顔を出し、クリスマスとイースターには教会にも出かけた。

オッティリエンハイム修道院の障害者の死は他人事ではなかった。「かわいそうな人を殺して、戦争に金をつぎこまなきゃならんのじゃ、国も長いことはないな」とある住民は語っている。

村は農村地帯で、信仰心は篤かった。ナチスに人気が出ることはなかった。この事件について人心の動揺があったのは驚くに値しない。地元の警官は懸命に上司に報告している。「アプスベルクの住民はカトリック、プロテスタント共に良きキリスト教徒であり、住民同士で文句をつけることはあるものの……政府の命には従い、極端に走ることはない」。

こういった状態が数カ月続いた。そして一九四一年の二月半ばのある日、見知らぬ一団が村にやって来た。地元のナチスの代表であるキルホフによれば、「よそ者はオッティリエンハイムを徹底的に調査し、部屋の大きさ等のメモを取った」。この動きはうわさを呼んだ。キルホフの報告では「アプスベルクの住民にはオッティリエンハイム修道院が疎開させられてしまい、他の目的に使用されるのではないかという不安が生じた」。

以上のことから、二月二十一日の金曜日に起こったことはたやすく理解できる。

修道院長のグーゲンベルクは七五人以上の修道院入所者が移送されることを知っていた。当局からの連絡を受けていたのである。バスは二月二十一日に到着し、七五人全員を移送するために二便が運行される。これは国家機密であり、障害者の家族や友人に対して口止めされていた。彼女は口外しなかった。村の司祭やシスターにも伝えなかった。

院長は具合が悪くなった。知ってしまった恐ろしい秘密のせいもあったかもしれない。自分が預かっている人たちに何が起ころうとしているのか伝えられなかった。しかし伝えねばならなかった。移送の前夜、意を決し地元のヨーゼフ・ツォットマン司祭に打ち明けた。司祭から翌朝みんなに伝えるように頼んだのである。

グーゲンベルクもツォットマンも、前夜となったこの晩はよく眠れなかっただろう。

翌朝早く、夜明け前である。二月の寒さの中、村はまだ眠りについている。修道女は障害入所者を起こした。服を着て、その上にコートやマフラーを羽織った。

夜が明ける中、入所者と修道女はマーケット広場を横切って教会に向かった。特別な礼拝のためである。ツォットマン司祭が扉の所で待っていた。祭壇の上のローソクが教会を照らしている。ミサが行われた。全員の告白、聖体拝領、赦罪が行われた。祭壇に自分の足で向かえる者は向かった。自力で向かえない者は祭壇の前の欄干まで修道女が半ば引っ張るようにして連れていった。

この行為はおおげさなものではなかったが、悲しいことに司祭と修道女が入所者に行える最大限の行為だった。関係した者すべての勇気と信仰の証だった。

地元のナチス指導者であるキルホフは、党役員への報告書の中で、この場面をまるで信じられないという筆ぶりで描いている。「かわいそうな犠牲者——アプスベルクの宗教関係者の見方ですが

——がカトリック教会に連れて行かれ告白と赦罪を行ったとすら言われている（強調は原本の報告書から）。精神的な能力に全く欠ける者もいるので、道徳的告白で罪を赦罪するなんていうのはまったく馬鹿げた試みである」。

ミサの後で修道院長は修道院ホールで入所者全員の集まりを開いた。ツォットマン司祭が立ち上がり、当局が七五人を他の施設に移送しようとしていると伝えた。これが何を意味するのかは誰もが分かった。

十時ちょうどに大型バスが轟音を響かせて丘を越え村にやってきた。修道院の車道を通って中庭に入った。ゲートは閉じられた。村の誰もがバスの存在を知っていた。

一時間後にゲートが開かれ、バスは人を満載して現れた。ガイゼルスベルクに向かった。マーケット広場には誰もいなかった。

バスは午後三時に戻ってきた。異なる報告があるが、今度は修道院のゲート前のマーケット広場に停まったようである。広場には人がいて、ちょうど放課後になったばかりで子供たちがバスの後を追って集まってきた。

集まった少人数の人間が静かに見守る中を、バスから移送要員が降りて修道院の中に入って行った。移送要員は四人だった。エアランゲンからの医学教授が一人と三人の「看護者」だった。事態が進むにつれて、村人がだんだんと広場に集まりだした。原報告によれば最後にはほとんどすべての村人が集まった。

キルホフによれば、移送の対象となった修道院の入所者はこの時点で、「完全に気が立っていた」。

これが健常の市民だったら、命をかけて闘っているとナチスも認めただろう。しかし、「痴愚や知的障害で他のてんかんの病気もある」から、まるで動物のように「気が立っていた」としている。入所者は修道院を去ってバスに乗るのを拒否した。力ずくで一人ひとり乗り込まされた。あらがい、叫び続ける中をである。「想像できる限り最も目立つ形で連れ去られた」とキルホフは批判的にコメントしている。

アプスベルクの障害者が必死に闘った姿を現場で目撃した証言はない。しかし、他の施設の同様の場面に関する報告がある。アプスベルクでこの日の午後に起こったことを知る一助になる。

ウルスベルクのシスターは語る。「修道女に必死にしがみつく患者もいました。ひどいものでした。何が起こっているのか患者は分かったのです。特にひどかったのは少女です。本能的に何か悪いことが起こっていると分かったんでしょう。泣き叫びました。助手も医者も泣きました。心がつぶれる思いでした(1)」。

以下はシュテッテンの福音派施設からである。

……K・Wは十八歳の精神障害の少女でしたが、バスに連れて行かれると分かると、逃げだそうとしました。移送関係者二人が力ずくで引っ張りました。少女は手当たり次第にしがみつこうとしましたが、無駄でした。叫び声はホールに反響して、中庭中に聞こえました。「ゾフィーさん、ここにいたいの。私ここにいたいの……」。二人のごろつきが彼女をバスに乗せてしまってからも、まだ聞こえるんです。「ゾフィーさん、ゾフィーさん、助けて」と。

Ｌ・Ｍは叫びました。二人の助手と二人の「シスター」がバスに乗せようとしたときです。恐怖からものすごい力で抵抗したので、四人がかりでも、このまもなく五十歳の女性を抑えるのは大変でした。

茫然自失で叫ぶことでしか恐怖を表せない人もいました。目を見開き、蒼白になって恐怖で震えていました。Ｅ・Ｓは腕を頭上に上げて「死にたくない」と叫びました。[2]

「看護者」がバスに乗りこませようと引きずると、エメンディンゲンのある女性は「人殺しが来た」と金切り声をあげた。[3]

ライヒェナウでは、引きずられて行く女性患者に雑役夫が「さようなら、またお会いしましょう」と声をかけると、「もう会うことはないわ。ヒトラーの法律のせいで、私に何が起こるかは知っているわ[4]」。

ヴィンスベルクでは、一人が「自分の血で支払ってもらうことになるよ」と叫んだ。「私たちは死んでいく。そのとおり。でも悪魔がヒトラーをやっつける」と場所は不明だが、呪いをかける者もいた。[5]

こういった光景がアプスベルクの住民に与えた影響ははっきりしていた。つぶやきが話となり、話が叫びとなった。こづきあいが起こり、入所者がバスを避けようとするのを助けようとする動きがあった。地元のナチス党指導者のショックに満ちた表現では「想像を絶するほど混乱した光景」があった。ナチスは罵倒された。脅しの言葉もあった。危険で国家を裏切るような言葉が叫ばれた。

悲しみの言葉が聞かれ、何人もが泣きだした。

当然ながら、何も変わりはしなかった。障害者は移送要員に力ずくでバスに乗せられた。女性の要員も男性と同じほど手荒かった。

ドアが閉まり、バスが動きだした。悲しむ村人を残してバスは広場を通って通りの向こうに行ってしまう。広場、玄関前、家の窓に村人は立ち、手を振り、涙を流した。友人が修道院から死に向けて移送されて行く。

驚くべき事態の報告はベルリンに直ちに届いた。二月二十一日にこの事件は起こったが、二十四日までには地元のナチス役員のゲルシュトナーは上司に報告書を書いている。ナチスのキルホフも同様である。同じ日に、谷を下った所にあるラングラウを本拠とする地元の警官であるプフィスターは、事件の報告書を早急に提出するよう命じられている。プフィスターは直ちに報告書をまとめた。この報告を利用しつつも党員の報告を重視した内容で、署長のゼルマーはニュルンベルクの親衛隊治安サービス（ＳＤ）に報告した。ゼルマーはベルリンの総統官房づきのＴ四計画本部で主任医師を務めるハンス・ヘーフェルマン博士に報告書の写しを送っている。ヘーフェルマンはすでにアプスベルクの事件を耳にしていて、ゼルマーと電話で話をしていた。

キルホフ、ゲルシュトナー、プフィスターの地元三人の報告には重要な点で食い違いがある。プフィスターはローマ・カトリック教徒であり、事件をなるべく取るに足らないものとし、可能な限り村人を守ろうとした。地元のナチス指導者のキルホフはこう報告している。キルホフや他の党役員は「プフィスターは我々の目からみて正真正銘のカトリックであり、本件で信仰を同じくする者へ適正な措置を取らない可能性がある」のを恐れる。キルホフ自身も同じナチスのゲルシュトナーから必ずしも信頼されていなかった。キルホフの報告を上層部に回したゲルシュトナーは「党員キルホフの報告は重要ではない。真実ではなく、第三者の記述をまとめているに過ぎない」と警告している。

キルホフの報告に反して、バスは広場で停まらず中庭に直進したとゲルシュトナーは強く訴えた。ゲルシュトナーは以下のように主張した。バスが同じ日に二度、移送を計画したのは心理学的なミスだった。修道院の職員はバスが戻って来るのを知っていた。村人が同じことを知るのに時間はかからなかった。結果としてバスが戻って来るのを待つ群衆が広場に集まった。事件に参加した党員は一人もいなかったとゲルシュトナーは主張した。事件から一週間後の三月一日にゲルシュトナーは党集会を開いた。「入所者の移送に当たり、党員が叫んだり、いかなる形でも不適切な行動を取ったことを確認することはできなかった。いずれにしても火のないところに煙が立ったというのが真相である」。地元住民を守ろうとしたのはプフィスターだけではなかったようである。反政府的行動に参加したり、単にその現場に居たことだけでナチス党員に何が起こっただろうか想像するのはやさしい。地元の党機関は自分たちの仲間に罪を着せるつもりはなかった。

すべての交信が現存しているわけではないので、ナチス政府の首脳がアプスベルクという小さな村での出来事の報告を受けたかどうかは不明である。修道院や村に対して報復的措置が取られたかどうかも分からない。しかし、支配層は市民の不満の徴候には非常に敏感だった。ベルリンの首脳部で事件の報告が回覧されていたとしても意外ではない。

殺人施設の近くで同様の抗議事件があり、この場合はヒムラーのデスクにまで届いた。ヒムラーの反応は社会の反応に敏感で興味深い。

極秘

一九四〇年十二月十九日

ヴィクトール・ブラック　職員長
帝国指導者ボウラー事務所　ベルリンW八

ブラック殿

グラーフェネック施設のためにアルプで動揺が高まっていると聞いている。住民は親衛隊の灰色の乗り物を見ては、常に煙を吐き出す焼却炉で何が起こっているのか理解しているつもりになる。そこで何が起こっているかは秘密のはずであるが、現実にはもはや秘密ではない。最悪の感情が生まれている。私見では方法は一つしかない。同地での施設の利用を停止し、遺伝病や精神病に関する映画を同地域で上映するという気のきいた方法で情報を提供するのである。

この難問がどのように解決されたか報告を求める。

ハイル　ヒトラー[6]

H (einrich). H (immler)

第六章　T四計画のつまずき

そこで起こっていることは秘密であるが、現実にはもはや秘密ではない。
（ニュルンベルク戦争犯罪裁判米国記録、M八八七　テープ一七、文書番号〇一八）

アプスベルクの事件はT四計画が経験した多くのつまずきの一つにしか過ぎない。官僚主義、混乱、抗議が引き起こした問題はヒトラーの国家社会主義国家の全般的状態をかなり正確に反映していた。

効率的で精巧な機械ですら故障する。メルセデスベンツのように効率よく機能する官僚機構をナチスは夢みた。完璧を目指したが失敗に終わり、現実には完璧とはかけ離れた状態だった。ヘーネは親衛隊について書いた『髑髏の結社SSの歴史』[1]の中で「第三帝国は全体主義国家ではなかった。全体主義国家のものまねにしか過ぎなかった」と述べている。官僚機構を配下に治めるためにヒトラーは既存の官僚機構を破壊し、「混乱した私的帝国・私兵・私的諜報機関」[2]に代えた。ヘーネによれば、事実上「権威なき無政府状態」だった。この混乱はナチスの行政官に「永遠のフラストレーション」状態をもたらしたとするハンナ・アーレントの言葉をヘーネは引用している。

憎しみの的となったゲシュタポについて、ヘーネは「親衛隊は奇怪で無意味な存在で、論理のかけらすら持たない」[3]と評している。

これがドイツの医療システムに起こったことを説明してくれるかもしれない。T四計画の官僚機構は既存の事務機構に屋上屋を架したものだった。それは国レベル、州レベル、市町村レベル、宗教レベル、そして個人レベルすべてにわたった。T四計画は数万の長期入院施設の患者をドイツ全土であっちからこっちへと移送していた。担当医に連絡することも、地元の病院事務局と足並みを揃えることもなかった。内務省の療護施設部の枠外で二次的に機能していた。担当医が何も知らされないまま患者が殺されることもあった。家族に何も知らさないまま医者が患者を殺した。これはすべて正式の法と先例に反し、自治体や地方レベルの司法は承認どころか連絡も受けなかった。結果として、司法の妬み、官僚機構同士の争い、記録の混乱によって事態は深刻に混迷した。問題は直ちに生まれた。お決まりの事務面の混乱だった。以下のような報告がされている。

次のような事例が生じてはならなかった。
一、不注意で、ある家族は骨壺を二つ受け取った。
二、盲腸炎を死因とする通知が届いたが、一〇年前に盲腸炎は済んでいた。
三、脊髄の病気を死因とする通知が届いた。親類が八日前に訪問したときには身体は健康そのものだった。
四、ある家族は死亡通知を受け取ったが、患者は現在も入院中で身体は健康である。[4]

当局はこのような誤りに腹を立てたが、全体としては理解を示した。あるナチス党役員は一九四〇年十二月六日の同僚宛ての極秘メモで次のように述べている。

「精神病院の入所者を委員会が訪れる……患者を観察する……苦しみから解放されるべきか決定が下される。

死体は火葬され遺骨は親族に任される。通知のささやかな誤りが起こるのは自然な成り行きである。これは将来においても避けられない。委員会自体としてはすべての誤りを避けたいが……我々国家社会主義者は**当事者にとって非常に深刻極まりないこの行動**（強調はギャラファー）を歓迎することができると信じる。したがっていかなるうわさや不満にも従わないようお願いする。

ハイル　ヒトラー

ゼルマー(5)

地方職員事務所長」

ゼルマーの手紙にあるように、遺族への死の通知はうわさや不満を一部に引き起こした。地元の施設から移送された知的障害の子供の両親たちが手紙を受け取る。手紙にはどこそこで、何日に、これこれの死因によりお子さんは亡くなりましたとある。同じ村の知的障害の子供の両親が比べてみると受け取った手紙は同じである。どの子供も同じ場所で、しばしば同じ日に死んでいる。はじめはとまどうが、次には怒りが襲ってくる。自分たちの子供は殺されたのだ。

当然ながらブラックはこういった誤りが起こらないよう必死だった。「遺族への死亡通知は……地域ごと、死者との関係ごとで少しずつ異なるべきである。同じ文面になるのを避けるために頻繁に変える必要がある。決まりきった文面は逆効果である」(6)。

ブラックは正しかった。いらだちをもたらしたのである。手紙が出されると苦情が始まった。ナチス国家は独裁国家で市民が不平不満を述べるのは危険だった。しかし、市民は激しく怒り、怒りを隠そうとしなかった。当局への苦情、マスコミへの投稿、訴訟といった形で現れた。

党の幹部も憂慮した。ナチス支配には民主的な要素はなかったが、非常に全体主義的な国家でも世論には関心を払う。積極的であれ、受動的であれ国民多数の支持が得られない国家には安定はなく、長い目でみれば存続もありえない。そしてナチスは存続を求めていた。ナチス政権は安定した政権で国民の大方の同意のもとに支配していた。党の幹部は世論の動向に目を開いていて、最新の世論調査技術と世論分析を利用していた。世論を意識し、世論に対応していた。時代の先を行く洗練した手法で世論を操作しようとしたのである。

安楽死が論争の種になるのをヒトラーは承知していた。戦争と全面的な戦争遂行努力の陰でのみ、安楽死計画は可能であるとヒトラーは述べていた。教会の反応を恐れていたのである。ナチス幹部は安楽死計画への社会的反応を見守っていた。

その例としてヒトラーの右腕だったマルティン・ボルマンがフランコニアのナチス役員にあてた

メモがあげられる。同じ文面の手紙がもたらした苦情に関してである。ボルマンはナチス党員が殺人計画への批判に対抗し、同計画を進める当局を支持するために、ありとあらゆる手段を取ることを求めた。

遺族への死亡通知はそれぞれ文面が異なる。これについては昨日も確認した。しかし近所に住む遺族同士が似たような手紙を受け取ることはありえる。

キリスト教の代表者が委員会の施策に反対するのは予期するところである。同様に党の全役員が委員会の業務を支持するのは当然であり必要でもある。(7)

党は計画を恥ずべきものとも、弁護できない内容とも見ていなかった。ナチス役員は計画を覆い隠す秘密性は、無知蒙昧からくる反抗に対して必要な戦術にしか過ぎないと見ていた。計画の道徳性への懸念から必要なのだとは見なされなかった。

忠誠心に何の問題もない党員が苦情を述べた場合には、党本部で計画についての趣旨説明が行われた。次に取り上げるのはゾンネンシュタインの殺人施設が受け取った手紙である。

十二　マリア・ケール

州立精神病院御中
エルベ／ピルナ近郊／ゾンネンシュタイン

ニュルンベルク　一九四〇年十一月二十七日
シュヴェプマン街　四四番地

(印) クライスライター通知済み

一九四〇年十一月二十九日　受領五〇六

一九四〇年十一月二十二日の貴信を受け取り、妹のクリスティーナ・オルトマンの死を知ったことを確認いたします。

義弟のハンス・リンデンマンの妻オッティーリエ・リンデンマン（旧姓オルトマン）は私の妹ですが、同じく貴地で亡くなりました。まもなく義弟から骨壺と遺品の発送についてそちらへの連絡があります。

妹の身の回りの物は国家社会主義福祉協会（NSV）に寄付いたします。

二人の妹が突然二日間で亡くなってしまったということはありえないように思われます。二人の病気は全く違いましたし、二人は九歳離れていました。

ご理解頂かねばならないのは妹が二人とも日を同じくして亡くなったとの報に接した場合に、ある結論を導かざるを得ないことです。これが偶然であるとは世界中の誰の言葉でも私には信じられません。帝国の法が不治の病の人々の安楽死を許可しているということを、自分で確認することが心の安らぎを取り戻すための唯一の方法です。安楽死は病人自身にとってもその親族にとっても明らかに祝福であり、帝国とその国民にとって救済です。

こういった病人の安楽死を許可する命令をお送り頂ければまことに幸いです。

私自身と私の家族は第三帝国を断固として支持しており、そのような布告に反対することはありません。悲惨さを何年も見せつけられてきていますし、妹たちが早く苦しみから解放されることだけを願ったことは数え切れないほどあります。しかし、私の密かな願いがわずか二日間で実現するべきだったとは思えません。(8)

当局はこの手紙に心打たれた。シューマン博士なる人物がこの手紙をT四計画の筆頭医であるハイデ教授に回し、この女性を呼び出し、計画を説明する許可を求めたのである。

ハイデ教授殿

妹二人が当施設で亡くなった家族からの手紙を同封します。

本件で、手紙の主を話し合いのために呼び出すべきか、それとも通常のように、用心のため、二人は自然死だったと説明すべきかご指示を頂きたい。

ホーフェルマン博士にこの手紙の写しを送ってあります。博士はこのような手紙に関心があります。(ここからは手書きで)また、博士は家族への手紙の中で妥当な暗示を与える点については考慮されているようです。

ハイル　ヒトラー
州立精神病院
ゾンネンシュタイン＝サクソニー
シューマン博士

一九××（判読不能）年十二月五日
B〇四二〇〇三(9)

地元の党組織にその女性に説明してもよいという許可が出た。その女性と義弟がニュルンベルクの党本部に一九四一年の一月九日に呼ばれ、姉妹二人の死をもたらした計画について十分な説明を受けた。このミーティングの党の記録は以下のとおりである。

地方職員事務所長が不在なので、党員セイラと、セイラの指示により、私がケール氏と義弟を迎え、手紙での問い合わせに関し非常に慎重に答えた。

二人は説明にすぐに納得し、処置を理解したと力説した。まるで感謝しているようだった。責任ある当局から、法的根拠があるという説明を求めていただけである。

ニュルンベルク　一九四一年一月九日
カルミンスキー（?・）二九七／二〇(10)

ケールに起こった状況を避けるために、兄弟や姉妹を殺人施設に同時期に送り込むのを禁じる厳しい規則が制定された。つまり殺人に期間を置くのである。一人をまず殺して、一カ月か二カ月したらもう一人を殺す[11]。

障害者の殺人に反対しなかったのはケール家だけではなかった。ブラントの証言では、多くの家族は身体や精神に障害のある身内が「苦しみから幸せにも解放された」のを知ると喜んだ。家族の良心にとって重荷でなくなったからである。ニュルンベルクの法廷でブラントは語っている。「一九四〇年と一九四一年、我々が安楽死計画を実行した時期に、我々の業務に完全な理解と合意を示す手紙を数多く受け取った[12]」。

一九二〇年の世論調査もこの議論をある程度支持している。これは重度の障害児の親もしくは保護者二〇〇名を調査した。一六二名が回答を寄せ、医者に障害者の生命を絶つ許可が与えられるべきであるという提案に四七名が反対、一一九名が賛成だった[13]。

この結果は、ヒトラーがなぜ、家族が犠牲者の死の責任を追及されることがない形で計画を進めるよう強く主張したかを教えてくれる。責任から解放されるという条件があれば、この計画を支持する者が多かったのである。ナチス党員のゲルシュトナーの言葉では、同計画は「分別ある人間なら誰もが歓迎する」はずだった[14]。

当然ながら、ナチス支持者全員がこう感じたわけではなかった。計画の存在が知られるにしたがって、直接に関係がなかったり、個人的に影響を受けなくとも良心的な人は心配を始めた。ナチスであろうがなかろうが――実際、多くのドイツ人はナチスシンパだった――国を愛し、神を恐れた人たちだった。何の罪もないドイツ人が障害者というだけで殺されているとは信じられなかった。危険を冒し、殺人に反対する手紙を書いた人たちがいた。

これから取り上げるフォン・レーヴィスなる女性からの手紙には、良心的な人たちの苦悩がはっきりと描かれている。貴族で総統支持者のレーヴィスは自分の城からブーフ宛てに手紙を出した。夫はナチス党最高裁判所の筆頭裁判官という高官で長年のナチス党員としてヒトラーの側近である。レーヴィスの意図は自分の手紙がナチス指導者の注意を呼び、T四計画の恐るべき影響が総統自身に知らされることだった。自分の意見を当局に表明するというその勇気は賞賛に値する。強制収容所行きも十分ありえたのである。

障害者をむやみやたらに殺すのは「すべての道理と正義」に反していると手紙は訴えた。この政策が国家政策となったことに絶望している。政府と総統への民衆の信頼が失われる危機にあると警告した。

この手紙全体を通じて、ヒトラーの第三帝国がその邪悪で逃れられない道を歩むにしたがって、ドイツの良心的な人たちが苦境に追い込まれていることを微妙に感じとれる。ヒトラーを政権に就くのを可能にしたのは自分たちであるが、今となっては逃げ道がないことに気づかざるを得なかったのである。

マウレン　一九四〇年十一月二十五日

ブーフ様

一番簡単なのは多分この手紙を奥様に差し上げて御主人に転送してもらうか、御帰宅になったら手渡して頂くかどちらかでしょう。お任せします。ドリスからの手紙では、まだ御主人はポーランドにいらっしゃるそうですね。

今日手紙を差し上げているのは個人的な問題ではありません。私たちみんなに関係があり、そしてこれまでに経験した問題の中でも最も厳しいようです。「大ドイツ」が直面する困難と危険を乗り越えるのに成功するのは間違いないという私の確信が揺らいだことはこれまでありません。総統への信頼をもとに、いかなる場合でも闘い抜いてまいりました。しかし、正真正銘の党員で人種政策事務局に勤める若い同僚が昨日私に伝えたように、私たちの眼前に浮かび上がってきている得体の知れない代物には足元が揺らぐ思いです。

不治の狂人を始末している措置についてはまぎれもなくご存じでしょう。しかし、その方法、広がり、ましてや人々の心に引き起こす恐怖については十分ご存じではないかもしれません。ここヴュルテンベルクの場合、悲劇はアルプの向こうのグラーフェネックで起こっています。その結果、グラーフェネックはとても不吉な名前になってしまいました。はじめは本能的にうわさに首を横に振ったり、大げさだと思ったものです。十月半ばのシュトゥットガルトのガウ校であった会合で「情報通」の人物から、対象になっているのは厳密にいって白痴だけであり、「安楽死」は徹底的に検査された場合にだけ適用されていると聞きました。しかし今ではこの話を誰かに信じさせるのは無理です。絶対確実な証拠が数え切れないぐらいあります。二割ぐらいは割り引くにしても話半分というわけにはいきません。恐ろしく、危険なのは事実自体ではありません。断種法に基づく形で、もし新しい法律が作成され、ある種の病人を専門家による徹底的な診察を受けさせるようになり、何一つ思い出せず人間らしい感情のかけらもない患者を対象とするのであれば、当初の憤慨の後で感情は収まるにちがいないでしょう。国民も納得するでしょう。断種法の場合よりも時間は短くて済むかもしれません。数年たてば「なぜこんな慈悲深い法律が昔からなかったのか」、と尋ねるようにすらなるかもしれません。しかし、現時点での扱い方では、どの角度からみてもどんな影響があるのか想像がつきません。同じ人間の生と死を決定する権利を人間がどこまでわが物にすることができるのか意見は異なるでしょう。しかし、確かなのはこの権利は法律によって確立されなければならないことです。この権利は最大限に良心的に実行されねばなりません。そうでなければ危険極まりない激情と犯罪に道を開くことになります。一例ですが、困った家族を狂人扱いして精神病院に収容するのは昔はよくあったことです。

国民には法律を知る権利があると思います。断種法を知ったようにです。今度の場合で最も恐ろしいのは、強い不安を惹起する「公然の秘密」です。この秘密をいつまでも守れるはずがありません。秘密を明かした者は死刑になるといううわさがあってもです。家族がかかったという不思議な「疫病」を信じろというのも同様に無理な話です。これこそ繰り返されてはならない過ちです。こんな手口の担当者は自分たちがどれだけ信頼を破壊してしまったのかに考えが及ばないのでしょうか。誰もが直ちに問いかけるべきです。何が信じられるのかと。この道は私たちをどこに導いていくのでしょうか。境界線はどこに引くべきなのでしょうか。何の希望もない白痴や精神異常者だけが影響を受けるのではなく、精神的に不治の者は全員が対象になるようです。精神には何の影響もないてんかん者もです。人生に何らかの形でまだ参加している人も対象になっています。ある程度の仕事がこなせる人、家族と手紙のやりとりをしている人、親衛隊の灰色のバスが乗りつけると自分がどこに連れて行かれるのか分かる人です。アルプの農民はバスがどこに行くのか知っていて焼却炉からの煙を昼夜見ています。精神病でもう治らない人の中にも非常に高い知性を持つ人がたくさんいるのは知られています。精神異常はあくまで一部にしか過ぎない人や、完全に明晰な精神の期間があり、精神活動のエネルギーが高い人です。断種するだけでは足りないのでしょうか。危険が迫っている人のことを考えると背筋が凍りつかないでしょうか。

この手紙を書いていても身の毛がよだち、心が圧倒されてしまいます。まるで悪夢を見ているようで、目を覚まさなければならない気持ちです。しかし、こんな大きな運動の先頭に女性が立つなんて考えるだけでもぞっとします。カトリック教会の格好の絵の材料になります。

国民は総統が知らない、総統は知ることができないという希望的観測をしています。もし知ることになれば、反対してくれるという願いです。つまり、総統はどれだけの範囲でどんな形で行われているのか全く知らないに違いないという気持ちです。でもこれもあまり長くはもたないでしょう。そして総統への信頼も粉々になってしまうでしょう。本当に素朴な人々の間にあるこの信頼に出会うたびに心を動かされます。「もちろん総統は存じていらっしゃらない」という言葉です。無比の武器であるこの信頼を保たなければなりません。しかし、人の目をくらましたり、逃げ口上でごまかしたり、質問されると自分自身でも信じていない言い訳で相手の口をつぐませたりといったことで信頼を保つことはできません。国民の健全な抵抗感を馬鹿にしたり、沈黙させようとするならば、そのつけは高いものになるでしょう。この抵抗感は正義の感情で、これなしでは民族は方向性を失ってしまいます。怒りの感情が高まって、暴力となって現れたり、もっとたちが悪く、私たちを内部から破壊し始めることがあってはなりません。手遅れになる前に総統の耳に入れなければなりません。総統の耳にドイツ人の声が届く方法があるにちがいありません。

この件について申し上げたいことはまだ山のようにありますが、もう一番大切な点は書いたと思います。この危機を理解し、必要な勇気を持つすべての人が団結すれば、この迷路から抜け出せるという願いを失いたくありません。奥様とご家族の皆様がご健康でいられるよう、前線の御子息から良い知らせを受け取られているよう心から願っております。また諸般の事情にもかかわらず、戦時中のクリスマスを皆様が楽しみにされていることを願っております。うちには娘と孫が二人おります。たぶん娘は戦争の間はここにいることになりそうです。といっても私たちが城にいられる間ですが。残念ですが、婦人労働サービス局に貸す決定を今年の春にしなければなりませんでした。そうでもしなければ農場が財政的にもたないからです。まもなく庭に小さな家が建てられるようにと思っています。そこではメイド一人でやっていけます。問題はその小さな家ができるまでどこに住むかです。週末にはイギリス生まれの義理の娘が孫と一緒に来ます。ケムニッツにアパートが見つからないのです。ですから、城を明け渡す前にもう一度十分利用することができそうです。
御主人に本当によろしくお伝え下さい。

ハイル　ヒトラー
エルゼ・フォン・レーヴィス

筆頭裁判官ブーフの妻は手紙の主の願いどおりに行動した。ナチス法廷の最高峰に立つ自分の夫に手紙を渡したのである。ヒトラーとは一九二〇年代以来行動を共にし、多くを経験してきた。クリスタルナハト（水晶の夜）での反ユダヤ人暴動の調査の先頭に立ってもいる。そういう背景があるにもかかわらず、この手紙の内容にヴァルター・ブーフは驚き悩まされた。ゲシュタポのボスであるハインリッヒ・ヒムラーにこの手紙を回している。添え状でブーフはエルゼ・フォン・レーヴィスの怒りを説明しようとしている。

国家社会主義ドイツ労働者党筆頭弁護士
ミュンヘン　一九四〇年十二月七日

親衛隊全国指導者並びにドイツ警察長官
全国指導者ハインリッヒ・ヒムラー殿
ベルリンSW一一　プリンツ・アルブレヒト街八番地

親展
極秘
書留

拝啓

昔からの知人であるマウレンのエルゼ・フォン・レーヴィスからの手紙を同封する。心痛を訴える手紙であり、その声は、申し上げさせて頂くならば、天にまで響きわたる。友人として言わせてもらうなら、人生で三人の別格の御婦人に出会ってきた。この三人は婦人というより天から降りてきた北欧の女神であり、私は厚誼に浴する幸運に恵まれてきた。その一人はカリン・ゲーリングであり、他の二人はグレーテ・フォン・デュオッホとエルゼ・フォン・デュオッホ（現在のエルゼ・フォン・レーヴィス）である。二人の父親はバーデン州の法務相を務め、私の父の友人でもある。両親、姉妹、兄弟と家族がそろうとみな一メートル八〇センチから九〇センチで、まわりの者はかすんでしまう。これだけ素晴らしい北欧的容姿をかつて目にしたことがない。兄のアレックスは最近亡くなったが、死ぬ間際までカールスルーエのロバート・ヴァーグナーの右腕だった。

親衛隊全国指導者である貴殿に無限の信頼を持たない限り、また、フォン・レーヴィスに何も起こらないという保証がない限り、この手紙を送ることはなかった。しかし、私より少し年上のこの婦人は熱烈な運動の信奉者であり、ヴュルテンベルクのヴェープリンゲン地区のマウレン城の住まいから婦人運動の指導者として多くを達成してきている。手紙を書いてきたのは心痛からであり、自分の理解を超えるからという、それだけである。私も同じようにほとんど分からない。私は手紙にあるようなことは耳にしたことがない。報告にはなにか偽りがあるに違いない。さもなければこのような騒ぎが起こるはずがない。男には耐えられるが、婦人には手の届かないところにあるべきことがある。

民族の永遠の生命のために闘うために今日何かすべきことがあるなら、それが婦人にはぞっとすることなら、誰の目にも触れないように行うべきである。

私の願いはこの御婦人にこれ以上の不快さを味わわさないで計画を実行することである。この御婦人は私が完全に請け合うが、計画にはどこか偽りがあり、運動を傷つけるものがあるにちがいない。さもなければ良き魂がこれほど取り乱すはずがない。

敬具

ハイル　ヒトラー！

ヴァルター・ブーフ

同封物

ヒムラーの返信は打ち解けて個人的だった。ヒトラーのT四計画許可を認めたが、実施面の責任を医者に帰した。計画が国民に与える精神的悪影響、総統への信頼低下といったフォン・レーヴィスの憂慮には何も答えなかった。貴族の特権は第三帝国でも安泰で、ヒムラーの「フォン・レーヴィスはこの件に巻き込まれることはない」という言葉でも明らかである。

機密国家事項

Va/23　一九四〇年十二月十九日

Mei/C

国家社会主義ドイツ労働者党筆頭裁判官
党員ブーフ殿
ミュンヘン三三

拝啓

一九四〇年十二月七日の貴殿の書簡に感謝する。これはあくまで機密だが、問題の手続きは総統の許可のもとで医者の委員会が行っている。選定は人知の限り、良心的に正義に則って行われている。個人がバラバラにではなく、各委員が独立した決定をまず下す委員会が選定を行っている。

親衛隊がしているのは乗り物、自動車等の提供だけである。決定を下しているのは、自分の責任を意識している医学の専門家たる医者である。

一点だけは同感である。誰もが知るところになったという貴殿の話が真実とすれば、方法に問題がある。他方で方法には難しさがつきまとうのも明らかだ。担当局に直ちに連絡を取り、不十分な点に注意を喚起する。グラーフェネックは停止するよう助言する。

言うまでもないが、フォン・レーヴィスはこの件に巻き込まれることはない。

今度会ったときに口頭でさらに詳細を伝えよう。そうすれば、機会があればフォン・レーヴィスにそちらからもっと正確に説明できるだろう。

敬具

ハイル ヒトラー

ヒムラー(15)

#八六七

二十世紀には数限りない計画的殺人があり、もはや我々の感覚はマヒしている。殺人が個人の問題とされたときだけ、つまり犠牲者に名前があり、個々のケースが明らかな場合にのみ、不正を感じることが可能で怒りも湧く。

これからいくつか任意の具体例をあげてみる。

コッホという十八歳の若者がいた。年老いた母親と一緒に家の農場の仕事をしていた。コッホは優しい男として知られ、小さな村の中でとても人気者だった。てんかんを持っていた。「遺伝病子孫予防法」の規定で断種のために病院に送られた。コッホがいないと農場が困ると、母親は入院中の息子に早く治るようにと手紙を出している。愛情をこめて、お菓子も送った。不幸にもコッホは安楽死の一網打尽にあい、断種の後で殺された。母親は絶望し、村人は怒りと当惑を覚えた(16)。

別の例では、殺人に対して公開の場で激しい批判を行ったパウル・ゲルハルト・ブラウネ牧師が法務大臣に送った抗議の報告の中で取り上げている六人の少女がある。「私がよく知っている例では、六人の少女が殺人施設行き移送の対象となった。六人ともメイドとして働けることになり、退院間近だった[17]」。

患者が全くの巡り合わせで殺されたり、逆に偶然助かった例がある。ヨーゼフ・ヨルダンス博士が語る一例である。

私は配置転換になりました。……一九四二年の三月末でした。殺人に反対しているのが知られたからです。私がいなくなった後で私の患者だったある成人男子、ジプシーですが、注射で殺されました。この男性は殺されるために他の施設に移送される者のリストに載りましたが、私が四回も助けました。でも、私がいなくなるとすぐに殺されました。これはヴィースレッヒにまだいた妻の話です。彼は知的障害じゃなかった。かご作りの名人で病院は金儲けをしていたくらいです。精神病者を殺す安楽死計画の対象にされて殺されてしまった[18]。

オットーなる男性はこのジプシーよりも運が良かった。それでも危機一髪だった。

オットー・Mは精神分裂病でゲオルゲンタール物品に勤めていました。リストに載せられゲオルゲンタールからの次のバスに乗る運命でした。…… オットーは状態も良く、他の人間と同じようで、まるで正常のように見えました。ミュラー医師に会ってオットーの件を再考できないか、残せないかときいてみたんです。返事は「そんなことをしてもどうにもならない。もうやらない。かまってられない。駄目、駄目だ」。これでは心が落ち着きません。繰り返し何ができるか考えてみました。そんなことをしているうちに移送バスに移送長ザイプが乗って到着しました。その時、電話がなりました。

女性でした。オットーのことを尋ねています。もうハダマーに送られてしまったのでしょうか。お願いだから、行かせないでください。オットーの面倒は私がみます。かかる費用は出します。すぐに送られてしまうと耳にしたものですから。一九一四年の戦争にも行ったんですよ。これを聞いて私は直ちに、第一次世界大戦従軍者はハダマー行きを免れるというのを思い出しました。移送長ザイプはもう出発するところでした。家族が迎えに来ること、従軍経験者であることを伝え、残すように訴えました。ザイプは「従軍経験者なら、連れて行けない。ここに残すしかないな」と言ったのです。急いでメンネッケ博士に電話しました。オットーの件をたまたま覚えてくれていました。メンネッケ博士は自分が責任を取ると言ってくれたのです。オットーは振舞いのいい人間だから残して助けよう。この頃にはもうミュラーはザイプと一緒に老人ホームにいて、バスは発車寸前でした。私が大声をあげると誰かが患者はもう車内だと教えてくれました。大声をあげながらバスめがけて走りました。間に合ってオットーを引き戻しました。オットーがバスに乗り込もうとしたところを出してくれたのです。オットーは今も生きています。[19]

オットーは幸運だった。ケラーの場合はそれほど幸運に恵まれなかった。ケラーはヴィースレッヒ・クリニックの患者だった。軽度の分裂気質だったとカルテにはある。病院職員の話では才能ある画家であり、温和で人に危害を与えることなどなかった。しかしケラーにとって不運だったのは同じクリニックに同じ名前の別のケラーがいたことである。こちらのほうはそうおとなしくはなく、非常に気が立っていて、「最終的医学援助」のリストに載っていた。移送のバスが到着したときに、気の荒いほうのケラーが最後の報酬に向けて連行された。これは問題なかったが、一緒に温和なほうのケラーのカルテがミスで持ち出された。結果として温和なほうのケラーの家族が死亡通知を受け取り、まもなく骨壺に入った「ケラー」の遺骨が届けられた。恐るべき過ちに気づいたとき、役人はすべての良き官僚がとる行動に出た。[20]もう一人のケラーも殺したのである。すでに記録上は死亡していたのであり、殺人は実行に移された。

E・Bという患者ももう一歩で助かるところまでいったが、そこまでだった。カルテによればE・Bは物静かな知的障害の女性で、頼りになり、働き者だった。掃除婦として働き、仕事を休むこともなかった。それにもかかわらずリストに載せられた。バスが着いたときも命令にまるで何のためらいや不安もないように従った。落ち着いた歩調で一人で歩き、病院のドアから出て停車中のバスに向かう。バスの所に着いても歩き続け、乗らずにバスの裏に回ってしまう。誰も気づかない。建物の周りをぐるっとして裏口から病院に入る。バスが行ってしまった後で、雑役夫たちは仕事に戻っている彼女を見つけた。手の甲から移送番号を消そうと洗っているまっ最中である。しかし、E・Bの自由は短命だった。十五分後にバスは戻り、乗せ損ねた患者を乗せた。[21]

ロイター博士という人物も同じような話を戦後の裁判でしている。若い貧農が「最終治療」を受ける集団の一人として殺人施設に到着した。たまたま男は看護士たちの昔からの知り合いだった。ちょうど「シャワー」のために服を脱ぐところだったので、他の患者の前で、男にシャワーを浴びないよう説得しようとした。そんなに汚れていない。シャワーは後でも入れる。いや、いつも働いている所にはシャワーがないので、今日入れるのはとても嬉しい。こう言って男は死を迎えた。(22)

二十四歳の娘、マリア・マーデルのために母親は介入しようとした。一九四一年四月のことであり、州立病院の患者が殺されているという話が広まっていた。母親は娘が殺されること自体よりも遺体の火葬のほうに文句を言うという一風変わった態度だった。以下は当時作成されたマリア・マーデルに関するメモである。

患者マリア・マーデル（一九一七年九月十六日生まれ）の母親であるアンナ・マーデル（生地はライン、ミュンヘン、アナリエン街九五―二）が本日、院長と会い、以下を明らかにした。

「娘のマリア・マーデルを自分の手元に置くために早急に退院させて下さい。むずかしい問題がたくさんありますが、それでも家に連れて帰ろうと思います。その訳は病院から移された患者はすぐ死んでしまい、しかも遺体は火葬にされると聞いたからです。遺骨だけが家族に送られて来る。娘が火葬にされるというのは耐えられません。私の考え方に反します。娘を帰宅させたいのです。いずれにしても万一の場合、娘の遺体は私のものにしたいのです。墓地できちんとしたやり方で埋葬します。御助言のとおり、娘を連れて帰られるように嘆願書を出します」

患者はすでに一九四一年四月二十五日に移送予定なので、院長は母親に患者を直ちに引き渡すのは断った。中間施設のニーデルンハルト治療・ケア施設の施設長の判断に任せ、できれば母親からの要請に基づいて患者を返すようにした。母親はもし娘のマリアが火葬されたらすぐ自殺すると脅している。

エグルフィング　一九四一年四月二十三日

エグルフィング・ハール地区療養施設幹部
オーバーバイエルン[23]

マーデルの母親の訴えはほんの短期間しか効かなかった。殺人病院への移送は少しの間延期された。しかし、四月二十九日の移送リストの最後に鉛筆でマリア・マーデルの名前は加えられた。マリアは死亡し、火葬にされた。母親が自殺の脅しを実行したかどうかは不明である。

ドイツの歴史学者でありT四計画をテーマに重要な研究を行っているゲッツ・アリは、T四計画はドイツ市民、特に庶民層には概して人気があったと考えている[24]。一九二〇年に永続的障害者の親を対象に行われた世論調査で「慈悲」殺はすでに幅広い支持を得ていた。二〇年後にT四計画が実施されると親からの手紙が病院や殺人機関に舞い込んだ。自分の子供を殺してくれという内容であ

る。実際に何通のそういった手紙があったのか確認する方法はない。しかし、病院の院長を印象づけるだけの数はあった。

計画の存在自身と、やっかいものの慢性病者を始末する同計画の意図は社会のかなりの部分には抵抗なく受け入れられた。しかし、別のかなりの部分には全く受け入れがたかった。

アプスベルクの抵抗は数多くあった反対の意思表示の一つである。こういった意思表示がどれぐらいあったのかも不明である。しかし確かに意思表示はあった。例えば一九四〇年のヴュルテンベルクの事件がある。

ドイツで最も古い歴史を持つ施設であるプフィングストヴァイデ・バイ・テットナングからグラーフェネックに灰色の大型バスで一三人のてんかん患者が移送された。まもなく家族は死亡通知を受け取った。これまで元気だった一三人が同時に、風邪、肺炎、脳溢血のどれかで死んだのである。

家族は怒り、勇敢にも内務省に抗議した。犠牲者は入所者のアルファベット順のリストから選ばれたのが明白だった。「最終治療」に選ばれた犠牲者の名前はたまたま「A」と「H」から始まっていたのである。家族はアドルフ・ヒトラーのイニシャルと同じという偶然を重くみたという。(25) 安楽死とヒトラー両方への反対の意思表示だったのである。

アプスベルク事件から一カ月もしないうちに、同じような事件がブルックベルクというあまり遠くない村で起こった。地元の党役員がやはり上司に報告している。「ブルックベルク施設から数名の入所者が移送されるという知らせはブルックベルクの人間を非常に不安にした。火に油を注いだのは、村人の意見では『正気』である移送対象の人間が村の一軒一軒に『さようなら』を言って回ったのである」[26]。何が起こりつつあるのかを村人に知らせる役割を果たしたこの訪問が障害者自身の発案であると、党役員には信じがたかった。「『誰かの命令で行われた』別れの訪問であるにちがいないと思わざるを得ないが、信頼すべき筋の情報では別れを告げるのは義務だと感じた入所者の自分たちの意志で行われたという。お互いにまねをしたものと思われる」。

しかしこれは障害者自身の発案であり、うまくいった。村人に知らせるだけでなく、警戒心を呼び起こしたのである。入所者に何が待ち受けているのかを気づかないこのナチス党役員は、村人の不安を静める許可を求めた。党員の次回の会議で、本件の真実を説明し、「とりわけ、入所者が始末されるとか毒殺されるというわさをたたきつぶしたい」と述べている。

ヴォルフというもう一人の党役員にこの要請は向けられ、ヴォルフはゼルマーなる人物に報告している。この人物はアプスベルクの件にも関係している。ヴォルフからゼルマーへは「しかし、これまでと同様に本件に関しては何も語らないほうがいいというのが私見であり、もし意見が異なる場合にはご連絡を頂きたい。……状況を見るに、ある程度の問題は起こり続けると見られる……」と伝えている。

この報告の下の余白にゼルマーの書き込みがある。「党員ヴォルフに三月三日に電話連絡済み。公式の説明はなし。P・T（地元党役員）へも連絡がある」これで一件落着だった[27]。

アプスベルクとブルックベルクの村人、ヴュルテンベルクの抗議者は友人を失うので怒りを覚えた。長期滞在施設の医療職員も怒りを覚えた。入所者は患者だけでなく友人でもあったからである。

こういった反応の典型例が看護婦アマリエ・ヴィドマンの話である。戦後間もない一九四五年八月五日に米国のレオ・アレクサンダーに語っている。この看護婦は患者を心配するあまり自分の一命を落としかけている。以下はヴィドマンから話を聞いた直後にアレクサンダーが記録したメモからである。

ヴィースレッヒから殺人機関への最初の患者移送は一九四〇年の二月十九日だったとヴィドマンは語った。ヴィドマンに親しみを覚え、愛着を示した患者も多く移送された。患者の悲しい運命が気にかかり、殺人機関への移送後から昼夜を問わず休めなくなった。頭からいつも離れなくなった。本当に起こったことを自分の目で確かめれば少しは気も休まるだろうと感じ、グラーフェネックに自分で出かける決心をした。休暇を取り、誰にも何をするつもりか伝えずに一九四〇年七月二十二日にグラーフェネックに出かけた。マールバッハa．d、ラウター・バイ・ムンツィンゲンというグラーフェネックの最寄り駅に着いて、グラーフェネックへの道筋を尋ねると、人々は奇妙な眼つきで見つめる。まるでどこかがおかしいとでもいうかのようだった。やっとグラーフェネックに着くと「伝染病の危険により立ち入り厳禁」という標識がある。緑色の制服を着て武器で重装備した男たちがいる。あたりを取り締まっているにちがいない。突然、不安な気持ちに襲われて何が何だか分からなくなった。空き地があったので駆け出して、そこで激しく泣き出した。腰を下ろしてしばらく泣き崩れていた。ふと気づくと自分がいるのは種馬飼育場だった。農夫が近づいてきて、何かしてあげられることはあるかときいてくれた。グラーフェネックの施設に入って、中を見たい。「あそこには行くな。何を言ってもいかん」。少しすると親衛隊の男が一人やってきた。猟犬を従えた他の親衛隊員も一緒だった。建物の中に連れて行かれた。幹部と思われる男の前に連行され、何を求めているのかと尋ねられた。自分の前の患者に会いたかった。今はどうしているのか確かめたかったと答えた。患者はここがとても気に入っていて、けっして離れたくないのだ、という男の言葉が返ってきた。語調鋭く素性や前歴を尋問する。いろいろな集団と関わりがあるのか、あるならどんな集団か。そこで、その男はモッケル博士に電話した。本当にモッケル博士のおかげで命拾いをした。博士が自分の味方をしてくれなかったら殺されていただろうとヴィドマンは付け加えた。「『ヴィドマン看護婦がそちらにうかがったのは、自分が担当していた患者との関係を深く受け止めているからです』と博士は伝えてくれたんです」[28]。

T四計画の医療職員の家族だけがこの計画の対象外だった。それ以外の医療関係者の家族は完全に対象となった。愛する家族が同僚の医者の手で「最終治療」により死んでいった医者がいる。一例を見よう。シュトゥットガルトのある医者にヘレネという娘がいた。重度のてんかんでリーベナウ病院に入院していた。一九四〇年の夏、ヘレネは検閲の目を盗んで父親に手紙を届けた。リーベナウからグラーフェネックに患者が移送され、そこで殺されている。私の名前もそのリストに載っていると思う。どうしていいのか分からないほど怖い。お父さん、お兄さん、助けて。家族の心痛は並み大抵ではなかった。父親は心臓病なので、兄がシュトゥットガルトの保健局に出かけた。公衆衛生担当の医者に照会された。妹の心配を伝え、安心するようにとの言葉を期待した。妹の生命が危険に瀕しているなんてありませんよね。しかし医者からははっきりとした答えはなかった。

家族の心痛はさらに強まった。父親は心臓の具合どころではなく、リーベナウの担当者のもとに直接駆けつけた。何度か会ったが、ヘレネは大丈夫という返事がいつも返ってきた。お父さんに前もって連絡がない限り、娘さんには何の変化も起こりません。つまり、移送はないということである。父親はベルリンのT四計画本部にも手紙を出し、娘の無事を求めた。約束する返事がきた。懸命の努力の最中にヘレネからの手紙がまた届いた。遺書である。

愛する父上

残念ながら何も変わりませんでした。今生から永遠の天国へ旅立つことを今日お父様に御報告しなければなりません。長年の望みどおりに、救い主の御心のままに殉教者として逝くのを思い起こして下さい。父上、私の全人生を通じて父上や兄弟姉妹から常に頂いてきた赦しを再度乞うことなく、生に別れを告げるのは私の望むところではありません。神よ、お願いです、私の病気と他の犠牲者を償いとしてお受け取り下さいませ。父上、父上を心の底から愛しく思う子を受けとめて下さい。私は天国にまいることを繰り返し繰り返し考えております。天国では神とすでに亡くなった者たちとお互いに会えるでしょう。父上、勇気と神への信頼を胸にし、導きを頂戴していないために私どもにはすぐには理解できないかもしれない神が、私どもに賜る良き行いをけっして疑うことなく、私はまいります。私どもはまもなく報われます。神の命です。どうか兄弟姉妹にも私の生をお伝え下さい。

これ以上苦しみたくありません。それどころか、もう一度幸せになりたいのです。小さな写真をお送りします。私を思い出すのにお使い下さい。父上の子供は救い主の御許に進みます。神が父上を真の愛で抱擁し続けます。私がいつまでも父上のお側に立ち、待っているという約束を最後に差し上げます。

父上の子、ヘレネ

……どうか私の平安をお祈り下さい。父上、天国で再会するまで。(29)

手紙が届いてまもなく、ヘレネが移送されていたブランデンブルクの施設から通知が届いた。ヘレネは不幸な事故により不慮に亡くなられました。伝染病の危険のため遺体は荼毘《だび》に付されました。遺骨は……

計画に拍車がかかり、より多くの人間が知るようになるにしたがって、抗議は強まり出した。組織的な叫びは一度もなかった。どの地域にT四計画のどんな特定の影響があるかで、反対の動きはいつもまとまりがなく散発的だった。影響があまりなかった地域もあれば、病棟が丸ごと空になった地域や療護施設が閉鎖された地域があり、多くの家族が愛する者を失った地域もあった。

ドイツでは死亡日を含む家族の死亡広告を新聞に出すのが伝統である。地元紙の場合には特定の病院や施設の人の死亡広告で欄が埋まってしまうこともあった。全員が同じ日に死んでいる。この広告自体が計画の存在の証拠となり、当局からは抗議の一種と見なされた。死亡広告を禁止するという解決策が取られた。

他の抗議はこれほど取り締まりやすくはなかった。生き延びようとする障害者の闘いと家族や友人の救出の努力をここまで描いてきたが、今度は医者に目を向け、医者が殺人に抵抗したり、協力した動機を理解してみよう。これは重要なテーマである。同様に大切なのは、弁護士や裁判官がどのように障害をもつドイツ市民の権利を守ろうとしたのか、しなかったのかを理解することである。中央がコントロールした殺人計画を終わらせるのに最も重要な役割を果たしたのはドイツの教会だった。特にローマ・カトリックの勇気あふれるメンバーが公開の場で意見を表明したのはナチス指導者に衝撃を与えた。教会の指導者はパワーを持ち、そのパワーをT四計画に対して行使したのだった。

第七章　T四計画と医者

隠しだてせず、しかも大げさでなく申し上げましょう。人間の命、他人の命を自分の意のままにできたナチス時代に医者はそれはもう大喜びでした。

〔ユージーン・イオネスコ（『ル・モンド』紙、一九七四年）〕

第三帝国期のドイツの医者の行動を動かしたのは何であったのかをある程度でも理解するためには、ナチスの殺人政策に対する医者の抵抗、もしくは抵抗の欠如がどのようであったのかを吟味する必要がある。

ナチス時代には大盤振舞いだった経済的報酬に目を向けることが必要であり、近代生物学の絶対的必要性に基づくと見なされた政策が医者にとってどれほど魅力的だったのかも見極めねばならない。医者の行動を説明するための枠組みを状況面からも組み立てるのにもこういった点は役に立つ。さらに心理的な要素もあり、その点も見過ごされてはならない。

抵抗（レジスタンス）

医学界の安楽死計画への抵抗を評するのは生やさしいものではない。断固として首を縦に振らず、参加しなかった医者がいた。政府の手続きの枠の中で抗議した医者がいたし、枠の外で抗議した医者もいた。抗議を組織的に行おうとした動きすらもあった。しかし概してこういった異議申し立ては数えるばかりで、稀だった。

これまで見てきたように、一九四〇年代のナチスドイツで白衣を着ていた医者は、国中で慢性的な精神病患者が数多く殺されているのを知らずにはいられなかった。主な病院の病棟全部が空っぽになり、療護施設や精神病院が空になり、閉鎖された。ヒムラーによれば殺人は「もはや公然の秘密」だった。

ドイツには一万五千人の医者がいたが、その半分近くはナチス党員だった。これほどナチス党員の割合の高い職業は他になかった。[1] 積極的に政府の安楽死計画に参加したのは三五〇人程度の医者に過ぎなかったかもしれない。[2] もっともこの数字は氷山の一角に過ぎないと、アレクサンダー・ミチャーリッヒ博士がロバート・ジェイ・リフトンに語っている。

T四計画の幹部だったディートリッヒ・アレルスは直接に計画を知っていた人間が二万人はいたと語った。[3] 医者の多くがナチス政権の人種差別政策を支持し、共産主義者、社会民主主義者、ユダヤ人の追放では政府が定めたレベル以上に熱心に実施した。[4] 医者は当時の優生学信仰に身を委ねていたが、ほんの一部を除いて、ドイツの医者が思想もしくは公共政策としての「無用なただ飯食らい」の虐殺にどれだけ本気だったかは疑わしい。しかし、著名な医学教授や精神科教授、高名な医者が参加に同意した事実、医学界の指導者のみならず相当数の医者も詳細な説明を得ていた事実から以下のように結論づけられる。ドイツの医学界は上も下も計画に対して語るに足る反対を行わなかったし、邪魔だてもしなかった。精神病患者の殺害に抗議する手紙、嘆願書が多くあったなかで、ゴットフリード・エヴァルト教授からの手紙を尊敬すべき唯一の例外として、精神科医からの抗議はなかったとミュラー＝ヒルは報告している⑸。

ナチスドイツの生活は特に戦争が始まってからは多くの人にストレスをもたらした。国民は罠にかかったのである。脱出は不可能だった。抗議すれば強制収容所行き、政府のスパイはうじゃうじゃいる。テロは政府の政策で、殺しはありふれていた。こういった状況で、意識して、もしくは無意識で「内面亡命」や「内なる移民」を多くの人間が選択した。こういった状況下で人間は内にこもり、感覚をマヒさせ、仕事を行う。下を向き、口は閉ざしたままで、うずくまってひたすら耐えるだけである。こういった状態は囚人、強制収容所入所者、飢えに苦しむエチオピア人に見られる。ドイツの医者の多くはこのようにして戦争を乗り切ったのである。

世話している患者が姿を消しても、たいしたことはない。一九四二年以降、ヒポクラテスの誓いに背き、秘密を守る原則を破り、患者の私的な生活や健康状態の様々な側面を国家に報告するよう命じられても、たいしたことはない。同僚の医者が免許を生かして、厄介な患者や不治の患者を自分勝手に殺しても、それもたいしたことはない。

こういった内面亡命の例が終戦直後のヴィルヘルム・モッケル博士のインタビューの中にも見ら

れる。モッケルはハイデルベルク近くの州立病院であるバーディシュ・ハイル＝プフレーゲアンシュタルトの院長だった。モッケル自身によれば、モッケルは患者の殺害には強く反対だったが、何の行動にも出なかった。「グラーフェネック（殺人施設の一つ）で連中が何をしてるかなんて耳にしたいと思ったことは一度もなかった。聞くたびに吐き気がしたものだ」。そこでモッケルは何をしたのか。「しばらくするともう我慢できなくなった。（グラーフェネック向けの患者の）移送がある晩は、病院を正午には抜け出して翌日までは戻らなかった(6)」。

ご立派とはとうてい言えないが、これも生き残るには必要な技術だったし、実際に役に立った。ドイツの一般の医者は可能な限り患者に尽くした。法に従い、規則を守り、トラブルを起こさなかった。

ブラントはニュルンベルクで強力な弁論を展開した。殺人を強要された医者は一人もいなかった。各医者は自分の自由意志で参加したと力説した。「この計画に関係した医者が、自分自身の判断で必要と見なさなかったケースで安楽死を施すよう義務づけられたことは決してなかったとご理解頂きたい(7)」。

これは間違いなく言い過ぎである。殺人は政府の政策だったのであり、ナチス第三帝国下で政府の政策に異議を唱えるのは重罪だった。それにもかかわらず、密かに殺人計画に反対したり、公然と参加を拒否し生き抜いた医者も少なからず存在した。

こういった勇士たちを紹介する。

ポーリッシュ教授とパンゼ教授はボンで秘密の会合を開き、計画を妨害する戦略を立てた。保健面の行政官だったヴァルター・クロイツ教授が両教授と協力し、ハノーバーとミュンスターの政府関係者もこの活動には気づいていた。ハノーバーとラインラントの指導者も全面的ではないが協力したとさえ伝えられている。この作戦を密かに知った医者は安楽死登録用紙の記入の仕方を教わった。多くの患者は勤労可能で戦争遂行努力において重要と判断された。したがって対象外である。重度の精神病患者は老衰と誤記された。老衰は対象ではなかった。見込みがないケースは医学部用の「研究資料」として記入された。これも対象外である。この計略は功を奏し、命を救ったのである(8)。

戦後、デュッセルドルフの法廷はポーリッシュとパンゼの努力は効果があったのに気づいた。二人の「効果的な対策は相当の成功を収めた」のである。クロイツ教授は、死を迎えるはずだった四千人以上の患者のうち「少なくとも三千人」の生命を救ったというのが裁判所の見方である。クロイツの「まぎれもない反対の意志と、その意志に基づく行動が、同じくまぎれもない成功に結びついた(9)」。

拒否を貫いた医者もいた。Schn 博士とだけしか確認されていないある医者は自分の患者を移送バスから実際に降ろした。別の Schi 博士は断固として自分の患者の引き渡しを拒んだ。ある氏名不詳の医者は「私を殺さないかぎり、患者には指一本触れさせない」と語り、やはり拒んだ(10)。H・ヤスパーソンなる精神科医は殺人計画に強く反対し、実を結ばなかったが、医学部の精神科の幹部を集団抗議に参加させようと努力したとクレーは記録にとどめている(11)。

これ以外にも無名の医者や看護婦の勇気ある行為があった。親族に連絡があり、施設から本人を連れて帰るようにと言われた。施設によっては患者が退院させられた。移送バスが来る日には森の中に隠された患者もいた。

戦後、ある患者が回想して語っている。看護婦が逃げるように言ってくれた。「森を抜けて走り回った。どこへ行くあてもなかったから。……看護婦さんが迎えにきてくれたとき、みんなはまた走りだした。……納屋に隠れたことも何度かあった。……安全な場所はなかった。車が来ると婦長さんがみんなに『立ってしっかり歩いて隠れるのよ。もし誰かが来ても立ち止まらないでね』とみんなに伝えていた(12)」。

素晴らしい勇気ある例がある。ゲッティンゲンの神経疾患大学病院の院長だったゴットフリード・エヴァルト教授である。医者、精神病医向けにハイデが準備したベルリンでのT四計画説明会にエヴァルトは呼び出された。そこでエヴァルトは殺人計画への反対を強く訴えた。ハイデによって退出を求められた際に、計画の機密性について念を押されているほどである。

ゲッティンゲンに戻ってエヴァルトは説得力ある長文の覚書をしたためた。精神障害者殺し反対の主張を展開した。主張はナチス用語で繰り広げられた。エヴァルトはナチス支持者だったのである。それにもかかわらず強烈な主張だった。医者は「運命に干渉」しようとしてはならない。子供への母親の愛情は**「尊敬を必要とする」**（強調はエヴァルト自身）。

さらに一層強調して**「この法の対象となる患者全員が治る見込みがないなんて、我々に本当に分かっているのか」**と問いかけた。エヴァルトの結論は「病気を理由に病人を抹殺するのが毎日の仕事なんて職業を選ぶことはできない。患者の家族が信頼して助けを求めて私のもとにきたのだから」[13]。

　エヴァルトは覚書きの写しをハイデ、コンティ、自分の大学の学部長、ハノーバーの行政首脳、そして大胆にもベルリンで心理療法士をしていて、ヘルマン・ゲーリングの甥であるマティアス・ゲーリングに送った。エヴァルトはマティアスに、覚書きをおじであるヘルマン・ゲーリングに直接送るように頼んだ。ヒトラーの右腕である帝国陸軍元帥である。エヴァルトは妻に、自分が強制収容所送りのはめになるかもしれないと覚悟させていた[14]。

　エヴァルト教授は国家社会主義を熱烈に支持していた。一九三〇年代に入党しようとしたが、断られていた。第一次世界大戦に兵士として参戦し、片腕を失っていたためである。障害者だから党員にはなれなかった。兵役に就けない。外交官になれない。カトリックでもプロテスタントでも聖職者になれない。ローズ奨学金も申し込めない。みんな同じ理由からである。

　興味深いのは殺人に反対した数少ないもう一人の医者も障害者だったことである。クーン博士なる人物は切断で片足をなくしていた[15]。専門的な職業に就き、二人ともドイツ社会の中で特権的立場にいた。それでもなお二人とも障害者が受ける差別を体験していた。だからこそ同じ障害者に行われようとしていることの残酷さと不正を見抜けたのである。

　エヴァルト教授の覚書きからは何も生まれなかった。何も変わらなかった。しかし重要なのは覚書きが同教授のキャリアにマイナスとならなかったことである。ゲッティンゲンで変わらずに仕事を続けた。意志に反して安楽死計画に参加させられることはなかった。ポストから追われることはなかったし、懲戒の対象にもならなかった。強制収容所送りにもならなかった。実はこれが普通だったのである。抗議が医学の文脈で行われ、一般社会を対象としない限り処罰も報復もなかった。いずれにしてもそういった例は稀だった。

以下の手紙は単に関わりあいを避けるのが可能だったのを示している。F・ホルツェル博士にエグルフィング・ハールから子供を殺す仕事への誘いがきた。熟考の末ホルツェルは自分は軟弱なのでこの仕事には向かないと決心した。自分の軟弱さを謝ったが、子供を対象に仕事をするのがとても気に入っているので、子供を殺すのはできないと判断した。病院の院長はその手紙にイニシャルを記入して受領を認めファイルしただけだった。仕事は別の人間に回された。

一九四〇年八月二十八日
シュヴァラゼー（キッツヴューヘル近郊）

所長殿

休暇の前半は大雨に降られましたが、そのおかげでじっくりと考える時間が得られました。心を決める時間を頂いたのに本当に感謝いたします。新しい措置は充分に納得できる内容なので、個人的感情を忘れられるかもしれないとも思いました。しかし国の措置を心から受け入れるのと、自分自身で実行し結果を見るのは全く別です。裁判官と死刑執行者の違いを思い出しました。精神的洞察と善意は持ち合わせておりますが、私の気質はこの仕事に向かないということから目をそむけることはできません。この計画に微力ながら尽くしたいという思いはありますが、血も凍りつくような審議の後で、科学的で客観的な原則に基づいて組織的に実行するというのは不快です。患者に対する医学的感情に基づかない点が問題です。児童ホームの仕事に私が愛着を持った理由は科学的関心ではありません。実りがないことも多いが、医者として患者を救いたい、少なくとも多くのケースの力になりたいという抑えられない気持ちなのです。

非常に興味深い解剖学的な珍しさよりも心理的評価と治療や教育的影響のほうをいつも大切にしてきました。専門的意見を客観的に出すのは十分にできると思いますが、子供たちの保護者としての精神的な絆を感じています。この心と心の結び付きは国家社会主義体制下の医者として必ずしも弱みではないのですが、新しい仕事とこれまで自分がしてきたこととを結び付けるのには邪魔になります。

本件の児童ホームでの仕事を誰か他の人間にさせることになるのであれば、私にとっても損失です。それでもなお、後で失望させるよりは、はじめからこの仕事に私が軟弱すぎるのをはっきりさせておいたほうが賢明でしょう。

声をかけて頂いたのが特別の信頼の証であるのは承知しておりますが、率直に気持ちを申し上げるのが信頼にお応えする最善の道と存じます。

ハイル ヒトラー

F・ホルツェル

誰も彼もが計画には反対だったという主張が戦後になると数多くなされた。ミュラー・ヒルが論じているが、自分が関係した虐待行為は「被虐待者を救うという口実で上手に組み立てられていた」と「誰もが発見した」[16]。一九二九年以来アンスバッハで看護士をしていたエルンスト・ガンツァーは、「……医者全員と病院職員全員が反対し、この行為を非難していた」と力説した[17]。この発言は額面どおりに受け取るわけにはいかないが、多くの職員が心を悩ませていた点も見逃せない。殺人の専門家集団については酒浸り、ケンカ、殺人が報じられていた。法務省へのある報告では「殺人施設で雇用されている職員は他の地方から来ており、地元住民とは無縁である。かかる職員は飲み屋で深酒をして夕方を過ごしている」[18]とある。

「裸の王様」では、男の子が真実をうっかり口にするまで皆が幻想を抱いている。この話は一人で真実を口にすることの危険も示している。

一九四〇年六月四日にグラーフェネック安楽死施設ではこの種のことが起こったのかもしれない。明らかなのは婦長が病院で主任医師のバウムハルトに射殺されたことである。

何が起こったかについてはいくつかの解釈があるが、いずれにしても死がもたらされたのは異常に暴力的な状況下だった。医者が業務中に銃を持ち、病気の「伝染を防ぐ」ために、至近距離で患者を射殺する日常だったのである。これは異常な話である。

一九四〇年の夏、ベルリンの新聞に以下の案内が掲載された。T四計画が発表したのである。

> 一九四〇年六月四日、業務遂行中に
> 我々の非常に有能で忠実な同僚であり

グラーフェネック州立療養所の婦長である
党員アン・Hは不慮に亡くなった。
積極的な国家社会主義者として責任ある立場で
困難な任務を果たした功績は多大だった。
療養所財団

葬儀は一九四〇年六月十四日金曜日午後二時
ウェストファリアのミンデン新墓地で行われる。

アン看護婦は一九四〇年五月末にベルリンで数日の休暇を過ごした。家族や以前勤めていたベルリン＝ブーフ病院の同僚を訪れている。看護婦の友人たちはグラーフェネックでのアンの新しい仕事について知りたがった。自分たちの患者がグラーフェネックに移送され、決して戻らなかったからである。何が起こっているの。しつこく尋ねられるとアンは目に見えて心が乱れたようだった。取り乱して「もう耐えられないわ。人道的じゃない。秘密を守る誓いをしているから話せない。でも精神的にもう限界」とだけ答えている。

翌週にはグラーフェネックの主任医師によって射殺されている。反対を口にしたのだろうか。精神的にまいったのだろうか。誰にも分からない。

犯罪の現場には誰も居合わせなかったようだ。目撃者もいなかった。典型的なのはグラーフェネックの同僚の看護婦の証言である。「後でしか見ませんでした。もう虫の息でした。それからでも二十分、三十分は持ちこたえました。私の事件の知識は他の人と話して得たものです」

ヴュルテンベルクの役人であるオットー・マウツェは戦後にこの事件を調査している。結論は『フェルキッシュ・ベオバッハター（国民の監視）』紙に掲載されたように看護婦が業務中に事故で亡くなっている。事故の真実について主任医師のバウムハルトを尋問した際に、バウムハルトからはのらりくらりとした答えしか返ってこなかった。私は半信半疑で聞いたが、バウムハルトが言ったのは、親衛隊が逃げだそうとした患者に発砲した時に、その看護婦が両者の間に入って死ぬはめになったということだった。その看護婦はもう手を引きたくなったから射殺されたという答えしかないと思う。抵抗は意味がなかったし、馬鹿げてすらいた時代だった」。

死亡通知の担当として施設に雇われていたある女性はまた別の話をしている。この女性は発砲したと思われる医者と婚約していた。

一九四〇年の夏、正確には六月四日でした。震盪で寝込んでいると移送の患者が着きました。看護婦の話ですと、ハンセン氏病で顔の半分が冒されている患者が一人いたのです。バウムハルト博士は拳銃で患者を直ちに射殺しました。看護婦に移るのを防ぐためです。バウムハルト博士は全員に動かないようにと伝えました。でもH看護婦はなぜか脇に動いたので弾丸に当たったのです。博士自身から聞きました。この事故では本当に苦しんでいました。自殺を望んでいたほどです。

この出来事は到着した患者にとって忘れられない衝撃だっただろう。この看護婦が生きた驚くべき時代のしるしは、証人がハンセン氏病患者への発砲を「事故」の無理もない理由と見なしていることである。この女性の発言では殺人、事故による殺人、自殺が短い文章に全部出てくる。アムノン・アミールが言っているように死が「ありふれていた」のである。

発砲事故が起こった時、偶然に地元の治安判事が病院に居合わせた。戦後になってからの発言を次に記す。

一九四〇年の五月か六月に婦長のアン・Hがバウムハルトに射殺された。落ち度はバウムハルトにあった。私はその時、事務所にいて、事件の場面に看護婦に急きょ呼ばれ、目撃者の証言を書き留めるはめになった。目撃者の証言とバウムハルト博士の尋問から次のことが明らかになった。ある精神病の患者が暴れ出し、看護婦や職員を脅かしていた。バウムハルトが拳銃を抜いて患者に発砲した。その弾丸が患者を貫通し、H看護婦の胸に当たった。患者から逃げようとしていて射線上に入ってしまったのだった。バウムハルトは後にH看護婦の過失致死の容疑で告発された。書類がウルムの検察官事務所に送付された。(19)

H看護婦は埋葬され、バウムハルトの件は一件落着となった。

誘因と義務

ドイツ医学の質の高さは有名である。一九〇一年から一九三九年の間にドイツの科学者はノーベル医学賞を八回受賞した。世界最多である。数多くの医学的治療の進歩と薬物療法の重要な発見はドイツの病院や研究所で働くドイツ人医師の手で行われた。

近代ドイツの医学部の優秀さは誰もが知るところだった。「その科学的実績と知的な高潔さは世界から羨ましがられたものだった。ベルリン、ハイデルベルク、マールブルク、フランクフルトの大学院は世界中の医者になろうとする者にとってメッカだった[20]」。

ドイツ社会で医者は重要な身分を占めていた。常に尊敬され、その言葉には誰もが従った。ヒトラー登場以前の時代、医者は時代と地位が求めるところを体現していた。多くはナショナリストで保守的だった。高名なE・フィッシャー博士の娘が父親についてこう語っている。「ナショナリストで保守的でした。でも誰もがそうでした。それは政治の問題じゃなかった[21]」。歴史家のマイケル・ケイターはドイツの当時の医者は「権威主義、軍賛美、反フェミニズム、そして最も重要なことに反ユダヤ主義の傾向があった[22]」としている。

この戦闘的な愛国主義はいわゆる九三声明にも見られる。第一次世界大戦のはじめ、ドイツ帝国陸軍が中立のベルギーを侵した際に出された宣言である。世界はドイツ軍の野蛮さに恐れをなしていた。例えばルーバンでは地元公務員は射殺される、市街は砲撃される、伝統ある大聖堂は破壊される、大学図書館は焼け落ちるというありさまだった。

ドイツ帝国の指導的立場にあった医者と科学者は声明の中でこう宣言している。「芸術品や文化的物品を保存するためにドイツが敗北することを断固、拒否する。ドイツの軍国主義抜きではドイツ文化は消滅させられてしまう。ドイツ軍とドイツ人は一心同体である。我らの名前と名誉をかけて保証するものである」。署名者の中には世界的に著名なプラニック、ローエントゲン、フォン・ヴァッサーマンもいた。[23]

医者になるのは難しかった。医学部への進学の基準は非常に高く、全く客観的だった。勉強についていくのは大変だった。医学生から独り立ちするまでは、研修と指導を受ける期間が一〇年もあった。資格を与える委員会は保健と教育関係の省庁の監督下にあり、公明正大で慎重に機能していた。ドイツで医者という職業につくには能力だけが問題だった。差別はなかった。証拠がある。一九三三年当時のドイツの五万人の医者のうち、一三パーセントがユダヤ人だった。ベルリンの医者の六〇パーセント、ウィーンの医者の六七パーセントがユダヤ人だった(この数字の出所はナチスであり疑う余地はあるかもしれない。それでもなお、反ユダヤ主義にもかかわらずナチスが政権を掌握する以前には、医者の世界は開放されていたことを如実に示している)。[24]

一八七一年に創立されたドイツ医師会は全国組織として、また国内各地の医師会の情報交換機関として機能していた。分野別の医師会もあったし、ハルトマン協会なる医者の事務、財政面を担当する組織もあった。ビスマルク時代の一八八一年以来、ドイツでは被雇用者全員を対象にした健康保険制度が義務となっていた。協会は医者側を代表して健康保険会社側との集団交渉に当たった。医者の収入の相当の部分が健康保険会社からの支払いだった。医療サービスへの対価は交渉によって決まった。しかし政府が義務づけたこの保健制度の基準は当然ながら政府と帝国議会が決定していた。医者は医学部の教授や研究所の公務員であり、政府から給料をもらっていた。この昔からの仕組みは政府に医者の収入に関する強大な発言権を与えていた。その結果、ドイツの医者は政策決定に深く関わり、自分たちの利益のために政府に圧力をかけてきた。その期間の長さ、その活動の広がりは他国にあまり例がないほどだった。

ドイツ社会体系での医者の地位の高さは医者の政策面での発言権とあいまって医者の影響力を大きくし、医者を効果的なロビイストに仕立てあげた。一九三三年のヒトラー政権誕生以前に、ドイツの医者は政治的に洗練された利益団体を築き上げていた。

ナチス革命は街頭だけで闘われたのではない。主導権を握る争いはドイツ社会の至る分野で起こった。学校で、教会で、職域で起こったのである。医学の分野ではドイツ医師会の権威が戦闘的な国家社会主義ドイツ医師連盟の挑戦を受けた。威嚇的な同連盟は社会主義医師連盟と闘争状態にあり、講演者をやじり倒し、会合をけちらし、由緒ある医学の伝統を公然と非難した。

同連盟の医者の振舞いは昔からの医者とは全く別だった。他国の医者が驚いたことに、バイクはないがまるで暴走族だった。一九三三年四月一日のいわゆる「ボイコット・デー」には同連盟の医者は明け方にユダヤ人の医者と社会主義的な医者の家やアパートに押し入ったのである。ねらわれた医者はベッドから引きずり出され、殴られた挙げ句にベルリンのレールター近くに放り込まれた。

丸裸にされ競技場をランニングさせられた。やじられ、拳銃を発射され、棒切れで追い立てられながらである。医者の多くはヘデマン街の刑務所の地下牢に投じられ、釈放されるまで拷問が続いた。

ナチスの医者は新医学を求めた。「『汝の隣人を愛せ』という誤った考えは取り消さねばならない。劣等者や反社会分子については特にそうである。国家の最上の義務は国民の中でも健康かつ遺伝的に健全な者にだけ生命と生活を与えることである。人種的に純粋で遺伝的に健全な民族を永遠に長らえさせるのが目的である。個人の生命が意味を持つのは究極の目的に照らした場合だけである。つまり、個人の意味と家族と民族国家との関係においてである[25]」。

こういった精神はドイツ医学の偉大な歴史や著名な人物への言及により、往々にして覆い隠されていた。フーフェラント、コレンスでありパラケルサスさえも言及されていた。ヒポクラテスの伝統には口先だけで尊敬を払っていた。しかしある程度利発な子供ならヒポクラテスの医学とヒトラー医学の違いを見分けただろう。

もしドイツ医学界がそれほど保守的で恵まれた地位にあったのならば、なぜドイツ医学界はドイツ医学の伝統とはこうまで異質な計画を受け入れたのだろうか。どのようにして、なぜこんな策略をのみこんだのか。こんなガラクタをなぜ。

必死だったのである。ワイマール共和国時代は医者には厳しい時代だった。厳しかったのは国民全部に共通だった。この時代は文字どおりの飢餓、目もくらむインフレーション、社会不安、経済崩壊の時代だった。一九二九年から一九三二年までドイツ経済は世界恐慌に翻弄された。この期間に国民総生産は四〇パーセント下落した。医学部は現場が吸収しきれない数の医者を送り出し続けた。その結果、医者の収入は急速に減少した。一九二七年の一三二〇〇マルクから一九三二年には九六〇〇マルクである。多くの医者は職に就けず、飢えた医者さえいたという(26)。

ヒトラーと国家社会主義国家の出現ですべてが変わった。

第三帝国では医者の権威と威信は以前にも増したのである。ナチス政権は世界中で医学国家に最も近づいた例である。政府が「医者の命令」に従って運営されていた。ナチズムが政治哲学や政治原理を持っていたとすれば、それはドイツの医者と生物学者が提示した社会ダーウィニズムの概念に基づいていた。国民の偉大な医者だったヒトラーが宣言したように、ヒトラー政権は「歴史主義を乗り越え、純粋な生物学的価値を認知する最後の一歩となる」はずだった。ある党役員が一九三四年に語ったように、国家社会主義は「応用生物学」となるはずだった。ナチズムは「応用人種科学」となるであろうとルドルフ・ヘスが語っている(27)。

ナチスは国民保健の向上を目的としていた。ゲルマン民族体の体力、バイタリティ、健康を改善し、「腐敗した」人種要素を取り除くのが目的だった。ナチスにとって「人種衛生」つまり人種優越性という考えの応用は公衆衛生の一部だった。人種を公衆衛生の一部と見なすことで、プロクターが指摘したように、当時の社会的な偏見が医療化されたのである。反ユダヤ主義、ジプシーや「反社会分子」への偏狭な意識、障害者への敵意といった偏見である(28)。

ナチスは公衆衛生分野の学校を新たに設立した。人種衛生研究所や公衆衛生診療所が創設され、公衆衛生関連分野に携わる人間はだいぶ増えた。組織的なキャンペーンが全国的に行われ、栄養のある食事、運動、新鮮な空気、適切な休養の効用を国民に啓発した。新鮮な野菜やまるごとの穀物、まがいものでない食べ物が宣伝され、タバコとアルコールの追放運動が始まった。政府は飲酒運転に高額の罰金を科し、飲酒量を調べるための血液検査も初めて大規模に導入された。ドイツは結核の早期発見のための広範なX線検査、学校での歯科検診、全国規模での学童、生徒を対象とした六歳、十歳、十四歳、十八歳の身体検査を制度化した。第三帝国は家庭医の「復活」と往診の再導入運動を推し進めた。忘れることができないのが、ナチスが義務づけた断種計画である。三〇万人から四〇万人の市民がこの取るに足らないといってすまされない外科手術を目的として入院させられた。

断種法つまり「遺伝病子孫予防法」で注目に値するのは、その実際の運用もさることながら、法の運用の組織である。当初の計画では一七〇〇の遺伝的健康裁判所と控訴審裁判所が予定され、年間一二〇〇万マルクの出費が見込まれていた。(29) 現実には断種計画は当初の目標規模には達しなかったが、それでも相当大がかりだった。

歴史上たぶん初めて、医者が「裁判官」として全国的規模の医療裁判所に迎えられたのである。各裁判所は一人の弁護士と二人の医者からなった。医者の一人は地元医でもう一人は遺伝学の専門家だった。進行は秘密だった。断種の対象に検討されている人には裁判が実際に開かれるまで何の知らせも届かなかった。提示された証拠物を調べる権利はなかったし、弁護士を法的代理人にするのは法廷から理由なく拒否されることもありえた。(30) 法廷の決定に対し控訴は可能だったが、圧倒的大多数の場合に控訴審裁判所は原審を支持した。裁判の記録は機密だった。

一九三五年の「結婚と健康」法は、遺伝子検診を通って、結婚するのに適しているという医者からの証明書を得てからでなければ、そのカップルの結婚届は受理されないと決定した。

この二つの法律はドイツの医者に異常なまでの権力を与えた。法を遵守している健康な市民の人生に関わる権力である。病気を治すという技を持つ存在としての医者が伝統的に手にしていた権力とは大幅に異なるものだった。個人の意志に反して断種手術を施すのは治療ではない。危害である。ヒポクラテスの誓いを裏切るものである。

様々な施策はドイツ国民にも恩恵をもたらしたが、最大の恩恵を得たのは医者だった。健康診断、X線、手術、こういった医療サービスは医者により行われ、医者は対価を当然得なければならなかった。新たな保健活動はナチス時代に平均的医者の収入をうなぎのぼりにした。一九三三年に医者の平均的課税所得は九二八〇マルクだったが、一九三八年には一四九四〇マルクに上がった。[31]

ナチス政府は医学部の定員を大幅に削減した。その結果、一九三五年には卒業して市場に参入してくる新人の医者は半分になった。[32]それに加えて政府はユダヤ人医師を職場から追い出すという見下げ果てた挙に出た。三〇年代末には政府高官は誇り高く「今日ドイツの血を引く者でユダヤ人に診てもらう者はいない」と宣言するに至った。[33]劇的に医者の飽和状態は解消されたのである。ワイマール時代に医者は収入もチャンスも目減りする憂き目を見ていたのである。

ナチス体制下でユダヤ人以外の医者への需要は急に増えた。医者の供給過多は終わり、昇進の機会も増えた。そして何より懐がだいぶ暖かくなった。

つまり医者に関しては新時代の到来だった。医者が求めた政策が国家の政策と化した。国をあげて健康指向になり、政権の大物自身が医者だった。医者は政権の指示により大学の要職に就き、医学研究者と医学教授が委員会、審議会の席を埋めた。先生、この問題についていかがお考えでしょうか。意見を述べるとそのとおりに実現された。当然ながら医者は成金となり、裕福になり続けた。これは不届きだと言えるかもしれない。しかし、ヒトラーとナチスを医者以上に熱狂的に支持した集団がいなかったのは意外ではない。

動機

医者はナチス運動に経済的利益があった。多くの医者はナチスの人種理論の賛同者だった。しかしそれだけではなぜドイツの医者が患者殺害計画に手を染めることになったかの説明にはならない。これまでに述べてきたように、この計画を組み立てたのは医者だった。ごく少数の例外を除いて殺人には医者があたった。強制されたのではなかった。自分から進んで行ったのである。ヒトラーの侍医であるカール・ブラントはヒトラーがこの殺人計画を任せた人物であるが、この点について繰り返し述べている。

各医師はこれらの処置の枠内で自らの行動に個人的に責任を負っていた。その行動の究極に安楽死があった。各医師は鑑定者として自分の判断に全責任を負っていた。それは調査者も同じである。観察施設の医者も安楽死施設の医者も共に自らの行動に全責任を負っていた。本計画に従事した医者が、自ら安楽死が必要と判断しなかった場合に安楽死を義務づけられたことはなかったと理解して頂きたい。それどころか、安楽死を行うという決定に同意しない場合には、安楽死を施すのを拒否するのが義務だったのである。[34]

この主張は他の証言者からも何度となく繰り返されている。安楽死の事務関係者だったハンス・ヘーフェルマンを戦争犯罪で裁こうという一九六四年の試みは結局実を結ばなかった。しかしその過程でヘーフェルマンは「安楽死計画に強制的に参加させられた医者は一人もいない。参加は自らの決断だった」と念を押している。[35]

ナチスの権威が助けになったのは確かだが、ナチスが押しつけたのではなかった。親衛隊とゲシュタポの全国指導者であり、強制収容所を監督する立場にあったヒムラーはブーフ判事への手紙で一線を引いている。「問題の場所（精神病院）で起こっていることは医者の委員会が実行している。……親衛隊が提供しているのは乗り物や自動車などだけである。決定を下すのは責任ある医学の専門家である」。[36]

政府は何が起こっているか百も承知だった。そしてこれまでは歯止めになってきた規制や処罰を取り除くために全力を費やした。しかし、医者はふだんと何一つ変わらない仕草で死の処方箋を書き、患者は死を迎えた。医者は医者としての職分で機能していたのである。レオ・アレクサンダーの言葉を借りれば、医者は「形式を踏まず、比較的内密に、便宜のために非公式の処刑者と化した」。[37]

ありふれた患者がありふれた医者に殺されたのは、他ならぬ病院や療養所だった。計画が進むにつれて毎月数千人が死を迎えるようになり特別の殺人施設が設けられた。こういった施設は病院の敷地内にあり、既存の病院の一部が転用されたこともあった。エグルフィング・ハール施設には慢性や長期の患者向けの小児科病棟があった。特別の小部屋で週に四、五人の子供が手にかけられた。看護婦は器具と薬品を手元に備えておくのが仕事で、「治療」時には医者を手伝ったが、日当たりのいい病室の雰囲気が明るくなるよう鉢植えのゼラニウムを窓際に置いていた。

このような行動の説明がつけられるだろうか。つけられようもない。それでもある側面の説明を進めるのは可能である。側面も全体像の確かな一部である。しかし、結局はなぜドイツの医者が患者を殺害したのかの部分像にしか過ぎない。

病的な殺人者も存在したのは疑いもない。ホロコーストと同じように罪もない人間を手にかけるのに加虐的な喜びを感じた手合いもいる。こういった狂犬が戦争になると平時のいましめを逃れ、野放しになるのはどの人種でも民族でもかわらない。これは戦争の通弊である。忌まわしいが意外ではない。

この類の連中は説明を必要としてはいない。肝心なのは患者殺しが医者、精神病専門家、教授、科学者、看護婦、技術者というドイツ医学界の所業であった点である。病的な殺人者ではなかったし、全員がナチスだったわけでもない。世評を確立し、その道で世界的に名を成した人物も多く含まれていた。

ここで関係者の一部を任意に取り上げる。

パウル・ニーチェ教授＝複数の州立病院の院長であり囚人心理学に関する複数の著書や論文がある。T四計画本部でも指折りの大物医であり、殺人の罪で起訴され、有罪判決を受け、ドレスデンで処刑。

ヘルマン・ヴォス教授＝戦前はライプツィヒ大学の解剖学教授。一九四一年にポズナニ大学で解剖学教授と解剖学研究所所長として勤務。戦後はイエナ大学に勤務。戦中は助手のR・ヘルリンガー博士がポズナニの秘密警察本部でギロチン台から入手した脾臓の研究を行った。研究結果は一九四七年、一九四八年、一九四九年、一九五〇年に発表された。この二人は一九四六年に重要な教科書をまとめている。一九五六年にヴォス教授は「国に貢献した傑出した科学者」という栄誉を得た。平和に向けての科学の発展に尽くした功績による。

ヴェルナー・カーテル教授＝小児科医であり、一九三八年から一九三九年にはライプツィヒ大学の児童診療所の責任者を務めた。ナチスの子供計画の重要な医学専門家。戦後には一九五四年から一九六〇年までキール大学の小児科教授。数多くの著書と論文がある。小児科看護婦向けの教科書と一九六二年に出版された『境界線上の生命』と題する幼児安楽死を訴える本も含まれる。

クラウス・エンドルヴァイト博士＝バーダー博士という偽名で一九四〇年から一九四一年の一四カ月に一三二七〇人の障害者が殺されたゾンネンシュタインで医者として勤務。一九五五年から一九五七年までと一九六二年から一九六五年までヒルデスハイム地区の医師登録委員会のメンバー。一九五六年から一九六四年までヒルデスハイム地区の医療保険連合の役員。

ユリウス・ハーラーフォルデン教授＝一九三八年にはカイザー・ヴィルヘルム研究所脳研究部部

長。一九四八年以後はマックス・プランク脳研究所の部長。ハーラーフォルデン＝シュパッツ病はハーラーフォルデン教授にちなんで名付けられた。教授は安楽死被害者の脳を六百以上も研究に用いた。

マックス・ド・クリニス博士＝ベルリン大学精神病理学教授、慈善病院精神病理学科学科長、身体と感情の関係についての重要な研究を含む著書や論文がある。一九四五年に自殺。

ヴェルナー・ヴィリンガー教授＝戦中はブレスラウ大学の精神病理学教授。T四計画専門家の一員。テュービンゲン大学とベーテル大学にも勤務経験。一九四六年から一九五六年までマールブルク大学教授。一九五〇年にはホワイトハウス児童・青少年会議に参加。裁判を逃れるために自殺。

カール・シュナイダー教授＝ハイデルベルク大学精神病理学教授。ハイデルベルク大学の人種政策部部長、ベーテル大学の医師部長、精神分裂病を中心として精神病に関する著書、論文がある。その評価は高い。彼の教科書『精神分裂病の心理学』は現在でも参考文献に取り上げられる。裁判を逃れるために自殺。

ヴェルナー・ハイデ博士＝ヴュルツブルク大学の精神病理学教授、診療所所長。T四計画の重要関係者。戦後は「ザワデ博士」として一二年間、開業していた。法廷にも専門家証人として何度も出廷。素性は知れ渡っていたが、医者仲間に庇護されていた。逮捕後も四年間、何度となく裁判は先送りにされた。独房で自殺[38]。

こういった人間は他にもいくらでもいた。ナチスが権力を握る前から地位を持っていたし、多くの場合はナチス失脚後も長年にわたってその地位を保っていた。幅広く用いられた教科書の書き手であり、その論文や研究は現在でも重要性を失っていない。関係した医者や看護婦は、歴史があり素晴らしい伝統のある人道的医学を学んでいたのである。治療に当たっては、ひたすらに患者の権利だけ——国家や自分の権利ではなく——を守り、患者を害することはないというヒポクラテスの誓いを立てた。ナチスの悪夢以前も以後も患者にはかいがいしく、優しく接したが、悪夢の時代には患者を殺していた。

医者と看護婦はナチス以前も以後もナチス時代も同じ人間だった。しかし患者への対応は激変した。なぜこの変化が起こったのか。

手がかりをいくつかあげたい。

「恐れ」

ナチス時代のドイツは恐怖に基づいて動いていた。あらゆる種類の恐怖である。自分の患者が連れて行かれガス室で殺される場面でも、空恐ろしさのあまり医者は抗議できなかった。抗議すればクビになる心配で気が気でなかった。抗議などしたら医者の名折れと見なされ、医者の世界からも追い出されるのではないかと懸念していた。自由を奪われるのではないか、「理解に欠ける人物として」強制収容所送りになるのではないか。殺されるのではないか。生きた心地がしなかった。こういった恐れはそれぞれ理由があり、現実的だった。

「村八分」

手を染めなかった医者はいなかった。反対した医者はほんの一握りだった。誰もが黒を白と言っている。黒が白じゃないのは分かっている。しかし、「そうじゃない」と言おうとする自分は何様だ。だんだん自分でも分からなくなる。色の違いも本当は自分には分からないんじゃないか。自分では白が分かっているつもりだが、本当は分かっていないのかもしれない。黒の定義を誤っているかもしれない。黙っていたほうが身のためか。さもないと笑われたり、無視されたり、そしてもっと恐ろしいことが待ちうけているんじゃないか。ドイツのように規律と秩序を重んじる社会では仲間から村八分にされるという脅しは有効な武器だ。特に医者のように社会的地位を重視する職業では村八分は強力な脅しだったし、それは現在でも変わらない。

「血」(血の結束)

これはヒトラーがチンギス・ハンから借用した手法であると言われている。親衛隊が最も明白な例であるが、この原理は一九三〇年代のドイツ中に適用された。この原理が医者の行動を説明する鍵であるとレオ・アレクサンダーは確信した(39)。この原理では、個人の道義心や利益に反するが、大義にはかなう犯罪を犯すことが忠誠心を試すのに用いられた。犯罪を繰り返すにしたがい、その個人は自分は大義のために並外れて尽くしているのだと思いこむようになる。運動との結び付きは強固になる。万一、運動から足を洗おうと思った際には、自分の価値観と自己利益にもすでに反してしまった事実に直面せざるを得ない。党と歩みを共にすれば自分は完璧である。党と離れてはゼロどころかマイナスである。自分を粉々にしてしまったのだから。これは強力な手法である。強制収容所で悪名高き親衛隊の一員として活動する場合でも、医療の分野でも同じように効く。

「度胸試し」

当時のドイツ医者仲間では一種の「度胸試し」ゲームがはやっていた。「村八分」と「血の結束」の恐怖に基づくゲームである。医者は国家に忠誠を示すだけでなく、同僚の目にできるだけたくましく映ろうと望んでいた。新社会建設の困難さを何度となく聞かされていた。痛みを伴ってでもなされなければならないことがある。犠牲も必要だ。苦しみを乗り越えて新秩序を獲得する。国家と人類の進歩へのこのような加虐・被虐的視点がナチス世界の中心にある。君は十分に強靭か。十分に男らしいか。優越民族をつくりあげるには卓越した男がいる。医者は自分たちの男性らしさを患者殺害で示した。関係するのを断った者は「軟弱」で頼りがいがないとされた。同僚から思われただけでない。時代環境から自分自身でもそう思い込んでいたのである。F・ホルツェル博士はエグルフィング・ハール施設の小児病棟を担当する誘いがきて断ったときに、その仕事には「軟弱」で「自分の気質がこの仕事には向いていない」と謝っている。(40)

医者と患者の心理的関係は一筋縄ではない。医者の手腕の一つには病気を治し、苦しみを軽減する自らの力をたのむことにある。魔術師が魔術をたのみ、祈祷師が祈祷をたのむのと同じである。医学は科学である。しかし技でもある。医者の力を医者と患者が信じなければならないというのは世迷い言ではない。慢性患者はこの信仰を脅かす。医者はありとあらゆる治療法を試みるが、病状は変わらず、快方に向かわない。患者は救いを求め続け、医者は無力と化す。この敵対的な共生関係は程度こそ異なれ、医者と慢性患者の間に存在する。例にはいとまがない。十九世紀末にまだよちよち歩きだった整形外科がマヒや奇形の患者にできることはあまりなかった。にもかかわらず、いや、そのフラストレーションのゆえにこそ、奇怪な補装具、ギプス、固定具が次々と生み出された。ぞっとするような拷問だった。治療できないどころか、逆に苦痛を与えていた。現代では精神科医が、慢性的に興奮状態の患者を助けることができず、普通のアイスピックで眼窩を通して前頭葉を突き刺してめったやたらとこねくり回すという外科的手段で、攻撃性をもたらす細胞を破壊しようとしたのである。この技術を開発した男はその功績でノーベル賞を受賞した。この手法はよく利用されたが、裏付けとなる医学的証明はなかった。外科的訓練を受けていない精神科医が頻繁に手を下した時期もあった。他の例もあるが、いずれにしろ慢性の患者が医者に突きつける問題を明らかにしている。

患者と医者との関係に通常は存在する医者への抑制をナチスがドイツ第三帝国で取り払ったのである。医者はヒポクラテスの誓いを立て、病人のためになることだけを考える、つまり普通に言われる「危害を与えない」ことを誓った。法的責任と法による殺人の禁止がヒポクラテスの誓いとあいまって、弱い立場にある患者の利益を医者から守ってきた。これまで見てきたように、ナチスは医者に殺人を命じたのではなかった。殺人への制裁を解除したのである。科学の名の下に。古来からのタブーは消えた。科学と新秩序に奉仕する医者は、敵意を行動に移すことが可能になった。自分の欲求不満源である患者を始末できるようになった。科学に奉仕するこの「特別の自由」には抗いがたかった。

この構図の中で医者も当然ながらプロというだけではすまない。不老不死ではない生身の人間である。民族への信仰から得られる心の支えや、既成宗教からのありきたりのお返し、約束から得られる信頼がどれだけあろうが、医者も人の子で、体の自由がきかなくなり、老いぼれて冥土に行くのは恐ろしい。身体障害者や精神が錯乱している人間はこういった恐怖を思い出させる生きた存在である。敵意が生じる。障害者への敵意の例は歴史に無数にある。方法も違うし、場所もいろいろだが、障害者はのけ者にされ、牢屋に入れられ、食べ物を与えられず、拷問にかけられ、ばかにされてきた。

医者は病気や障害に直面すると、普通の人間よりも恐怖心や敵対心に対して過敏で傷つきやすい。医者だけが病気や障害と生涯、闘い続けることを誓った職業集団である。人間を弱め、死に至らせるものすべてと闘争状態にある。この戦争が職業生活の核心である。他の人間は病気と死とそれなりの折り合いがつけられるかもしれない。しかし、医者を職業とした人間にとって、病気と死は敵であり続けねばならない。障害者は死と病気を体現し、医者個人にとって一番恐ろしい人間の象徴、隠喩となる。古代ギリシャでは悪い知らせを運んできたメッセンジャーは殺された。ドイツの医者が制約から解かれたときの所業に意外性はない。

大切なのは次の二点である。

第一に安楽死計画が秘密裏に実行された点である。なぜこうなったのかにはいくつもの理由が唱えられている。教会の反対を避けるため、国際赤十字からの非難やドイツの敵からの反宣伝を回避するため、犠牲者の家族を無用に刺激しないため、犠牲予定者を不安にさせないため。これらにはそれなりの理由があったが、最大の理由はより根本的だった。ポーランド内の結核患者に対して、安楽死計画という「特別治療」を及ぼすべきかで賛否両論が起こった際に、カール・ブロメ博士という人物は「もし、秘密が絶対に守られるという保証があればどんな良心の呵責も、いかなる類のであれ、乗り越えられる」と語っている。(41) 人目につくところでは決してしないことも秘密ならやってのけるのが人間である。タブーを破り、倫理感もなんのそのである。ヴィクトリア朝イギリスの児童売買春、米国南部のクー・クラックス・クラン(KKK)、大学の友愛会(フラタニティ)の入会儀式でのいじめ、これらすべてに共通不可欠の要素は当初の秘密の保証だった。母親は子供に、便をいじっちゃ駄目と言う。子供が言いつけを守るのは、親の目を盗んでいじられる時までである。ドイツの医者も同じだった。

第二に安楽死計画は科学の名目で行われた。医者と医学部の教授はお互いと自分自身にいつも言い聞かせていた。これは科学の進歩のためなのであり、医学の伝統をさらに充実させるためである。なにより、患者のためになる。関係者は「治療活動を革命的に変化させよう」とした。求めていたのは結果を生み出す「積極的治療」だった。同じ面々が三〇年代には「遺伝的生理学的実績調査」に熱狂的に加わった。科学的効率の追求が「不治のケース」によって妨害されているのを彼らは発見した。いわゆる「廃絶的人口政策」に自分たちの利益を見いだしたとしても驚くにあたらない。(42) 精神医学者たちは仲間うちで殺人を「精神病理学の一層の発展(43)」と呼び、数十万の障害者を安楽死施設へ移送するという極めて煩雑な業務を実施にさえ移した。

人類を弱体化してきた非科学的で馬鹿げた過去の感情から解き放たれてよかったとお互いを祝福しあった。ミュンヘン大学とバーゼル大学の精神科教授であるエルンスト・リュディン博士は同僚に「隣人への行き過ぎた同情と愛情という過去の遺物」に注意するよう訴えている。(44) 医者たちは新ドイツにふさわしい効率的で科学的な「積極的治療法」を求め、科学の名目で過去の教訓を放棄した。ブラントはニュルンベルクで確信に満ちて説明している。「ヒポクラテスが仮に今日、存命であれば、誓いの言葉を変えるだろう。現代における診断と予後の向上と現状での治療の限界に照らして、ヒポクラテスが組み立てた禁止(ブラントによれば「患者が求めた場合でも医者が患者に毒を盛る」ことを禁じている)はもはや有効ではない」。(45)

すべては科学であり、当然ながら科学の権威だった。彼らの行動に関する疑問の余地はない。彼らは科学者だったのであり、彼らが行ったのは科学だった。ドイツの代表的な科学者はその行動を支持していた。ハダマー施設の所長の例を見よう。この所長は一万人目の患者の殺害を記念してカクテルパーティーを開いた人物である。戦後に所長は「言うまでもなく迷いに迷っていましたが、高名な先生方、カール・シュナイダー教授、ハイデ教授、ニーチェ教授が参加されているのを知り安心しました」と証言している。(46)「責任はベルリンの教授にあるといつも聞かされていました」と語って責任を逃れようとした人物もいる。第三の証言者であるフリッツ・メンネッケ教授は「助けるに値する者」と「生きるに値しない者」を選別した観察施設の所長として勤務した。(47) どのように計画に関係するようになったかについてこう語っている。自分と他に一〇人か一二人ぐらいの医者が一九四〇年の二月にベルリンの会議に出席した。計画の説明があり、「鑑定医になる気があるかどうか尋ねられました。……他の医者はみな年輩の方でした。後で知ったのですが、高名な先生もいらっしゃいました。先生方は躊躇することなく、やりましょうと答えていました。そこで先輩にならって、私もやらせて頂きますと申し上げました」[48]。ブラントも同じ保証で自分を安心させていた。この保証が医師界の中をたらい回しにされた。「大学の正式の教授がこの計画には参画しているではないか。計画の当否を判断するのに彼ら以上の適任者がいるだろうか」[49]。

かくて計画は進められた。これは科学的な計画である。科学的な計画にちがいない。科学的な計画でないとしたら、いったい全体どんな計画なのか。

驕り高ぶった連中である。たとえ反対があろうが理論を同じ人間に対して実行に移す権威と地位——自分の地位が与えてくれる権利——があった。

人類の多様性への尊敬の念などなかった。それどころか、念頭にあったのは画一性だけだった。自己中心の社会像に基づいた画一性だった。自分たちを人類の進化の最高峰であると見なし、自分たちが線引きした許容範囲に含まれなかった人間を取り除いてドイツ社会を「完璧に」しようとした。

傲慢だった。完璧さを求めたのである。愚者の戯れであり、危険極まりない試みである。

レオ・アレクサンダーはニュルンベルク裁判のためにT四計画を調査した米国医師団の一員である。一九四九年に『ニュー・イングランド医学誌』に調査から学んだことを寄稿している。熟慮の論文である。「T四計画の教訓はドイツだけでなく、現代医学にもあてはまる」と記してある。アレクサンダーの言う「米国での状況」の文脈で教訓を論じている。この警告は当時重要だった。四〇年後の現在、一層重要性を増している。

医者はリハビリテーションの技術者に過ぎなくなってきている。この……態度は急性の病気と慢性の病気の間である種の区別を生じさせてきた。慢性の患者には汚名が着せられる。社会に役立つように完全にリハビリテーションされることはないと見込まれるからだ。ますます功利主義的になりつつある社会でこういった患者は不要なお荷物として決めつけられ見下されている。リハビリテーションが現在の知識の範囲内では不可能な人間に対するあからさまな軽蔑が広まっている。これは無意識の敵意による面が多いのだろう。効果的な治療法がない人は全能という新たな妄想への脅威だからである。

病院は完全にリハビリテーションできる患者の面倒だけをみたがる。完全なリハビリテーションが無理な患者は、少なくとも優れた先進的な病院での話だが、第二級の患者と見なされる。フルタイムであれ、パートタイムであれ、病院のスタッフは目に見えてはっきりと回復という結果をもたらしそうにない治療法を施すのに二の足を踏むようになる。……慢性病患者を最高の治療から徐々に切り離そうという態度から実際に患者を殺人施設に送り込むまでにはだいぶ距離があるが、それでも論理的には、一貫した行動である。(50)

第八章　T四計画と法律家

無秩序に耐えるぐらいなら不正を行うほうを選ぶ。

（ゲーテ）

年輩のドイツ人は今でも昔を懐かしんで、第三帝国時代には自転車に鍵をかけなくても盗まれる心配はなかったとか、長髪のヒッピーが街をうろつくこともなかった、そんな連中は牢屋に放り込まれていたとか話すことがある。(1)社会秩序はドイツに高くついたが、こんな話は現代のドイツ人が社会秩序に持っている尊敬の念の一面を示している。

ナチス時代の社会秩序の犠牲の目安はテロだった。テロが公共政策の道具として正式に位置づけられた。ドイツの法廷も法制も御多分にもれず、これを受け入れさせられた。テロの最初の対象となったのはポイケルトが「共同体の敵」と名づけた集団、つまり社会問題の原因と見なされた集団である。アルコール中毒者、ホームレス、障害者、泥棒、ジプシー、そして一番よく知られたユダヤ人である。社会規範からこれらの集団を切り離したのは、標準から外れた行動や、標準から外れている集団として分類されていること自体だった。これらの集団は体系的にテロの対象になった。

これらの集団が体現したり、原因となっていると見なされている社会問題の責任を問われ、迫害された。こういった政策で社会悪が減ることは無論なかったから、政府は不満を募らせ、迫害とテロリズムが増した。(2)

テロの利用は秘密ではなかった。人々に知られていたし、話題にも上り、概して認められていた。ナチス指導者はその利用を宣言し、教会指導者も異議を唱えなかった。フリードリッヒ・ディベリウスはブランデンブルクのプロテスタント教会の地区監督だったが、一九三三年の説教でヒトラーとヒンデンブルク大統領を前にして以下のように語っている。

国家の歴史において、新しい始まりには力の行使がいずれかの形で必ずついてまわる。国家は権力であり、……国家権力は内外いずれであれ効果的かつ強力に用いられるべきである……。もし国家が国家秩序の根幹を揺るがす勢力に対して、特に下劣で人をむしばむような言動によって結婚を破壊したり、信仰を侮辱にさらしたり、祖国のために命を捧げた者を中傷したりする者に対して、国家としての義務を果たす際は、神の御名において実行されよ。(3)

ジプシー、同性愛者、「職業的」犯罪者を牢屋に放り込むのは好評だった。ワイマール時代の混乱の後ではこれも驚くにあたらない。(4) 一九六〇年代の米国では中産階級が変化と種々の社会圧力に精神的に脅かされ、神を冒瀆する言葉を口にする連中や長髪族、トラブルメーカーといった社会規範から逸脱した集団、つまり共同体の敵に手錠をかけ、牢屋に放り込むことに対しては広範な支持があった。この場合、時間はかかったが憲法の権利宣言が結局は歯止めとなった。ドイツの法体系は歴史があり、尊敬を得ている。モーゼ、ユダヤ、ローマの法体系に基づいてドイツ人に公正で秩序ある社会を数世代にわたり保障してきた。米国の権利宣言にある個人の思想の自由、言論の自由、行動の自由の保障はドイツ法にはなかったが、人間と私有財産の神聖さは確かに規定されていた。第二帝国時代、元首である皇帝すらも法の支配下にあった。法を実施するだけでなく、法に従ったのだった。市民は誇りを持って帝国を法治国家と呼んでいた。

法治国家は保守的だったが、信頼に足るものだった。裁判官は威厳にあふれ、多大な尊敬を得ていた。法体系は政治的圧力からは大部分無縁で、国民から重んじられていた。ワイマール共和国時代に裁判官は恣意的な免職から保護され、その独立は法にのみ支配された。司法は政治的には極端に保守的だった。ドイツ社会が極右と極左からの暴力的攻撃にさらされていたヒトラー就任以前の混沌とした時期に、法廷は右翼と同一歩調をとっていると国民の目に映った。派手に取り上げられた事件について、法廷は左翼の暴力には厳しく対処し、右翼の暴力は大目に見ているようだった。

権力の座に着くとナチス革命はドイツ法制を医学と同様あっけなく瞬く間に堕落させてしまった。これはヒトラーの名人芸とも言うべき「飴とムチ」の組合せによる。(5) また、ドイツ法体系の脆弱な体質の反映でもあった。医者は仕事をするときには「現実」、例えば、ガン、折れた骨、ありふれた風邪を扱う。第三帝国では医学の悪用が起こったが、ほとんどの医者はほとんどの勤務時間を職業倫理にしたがい、患者の病気を治していた。法律家はちがう。現実から一歩離れ、抽象的なレベルで仕事をする。法廷は人工的であり、法も法の手続き、先例も同様である。ナチスが法体系に毒を盛ると、その毒は法体系で機能するすべての裁判官、すべての弁護士に回った。ナチス体制では法（もしくは法の欠如）自体がよこしまで、法を擁護することが邪悪だった。

ヒトラーが権力を握ったのは一九三三年一月三十日である。連立政権の合法的な指導者だった。劇的で疑惑に包まれた国会議事堂炎上事件が一九三三年の二月二十七日に起こり、その翌日にヒトラーはヒンデンブルク大統領に緊急大統領令を合法的に出させた。「国家と国民の保護のためにである。この緊急令はドイツでの個人の自由を実質的に廃止した。「個人の自由ならびに報道の自由を含む意見を表明する権利は制限される。集会・結社の自由は法の枠内でのみ許される」[6]。この緊急令は第三帝国が続く限り有効だった。

同年の三月には国会は授権法を可決し、ヒンデンブルク大統領の手で法となった。この法律はヒトラーとその内閣に国会の承認を得ないで立法権を与える権限と、「憲法にとらわれない」権限を与えたのである。

このようにしてヒトラーは、政権に就いて六〇日以内に合法的に憲法を超越する独裁的権力を手中にした。「ビスマルク、ヴィルヘルム二世、ワイマール共和国が試みようとすらもしなかったこと」だった[7]。

授権法は独裁者に権力を与えはしたが、法の制定もしくは法からの逸脱には様々な手続きを課した。例えば、法律は発効する前に誰でも見ることができる官報に掲載されなければならなかった。秘密法は無効とされた。これらの制約も国会が一九四二年四月二十六日に満場一致で制定した法律で失われる。この法律はすべてのドイツ市民の生と死に関する絶対的権力をヒトラーに委ねた。

この絶対的権力への歩みは、第二次世界大戦後の医療職員の戦争犯罪裁判で重要な意味を持った。ヒトラーが一九三九年に罪もない患者の殺人を許可したという点と、それが私的な用紙にタイプされた命令だったという点については裁判で検察側も被告も同意した。この秘密の命令の存在により、患者を殺した医者の行為は合法的だったのか。ヒトラーの決定は法の効力を持っていたのか。もし、持っていなかったとするならば、絶対的権力を付与した一九四二年の法律が法の効力に関する議論を無効にしてしまうのか。もしそうなら、「医者が殺したのは一九四二年四月二十六日の前か、後か」が重要になる。しかし、こういった議論は最後には崩れた。ニュルンベルクの裁判官が他の何よりも説得力があると判断したのは、慢性の病人の殺害は殺人であり、定義からみても、自然法や倫理法の観点からも、合法ではけっしてありえないということだった。

ナチスはテロを制度化した。既存の法廷システムに不満で、民衆裁判として知られる別体系を設立させた。市民を反逆罪で裁く権力があり、非公開で軍法会議スタイルだった。有罪の判決が出ると拷問、死、強制収容所が待っていた。民衆裁判は憎まれ、恐怖の的だった。

ナチスは前例と伝統的裁判の法体系を明白かつ露骨に軽蔑していた。一九三六年十月十一日、ドイツ法学アカデミーを前にゲシュタポの指導者ハインリッヒ・ヒムラーは「法の文言がこれはしてもよろしいと言おうが、駄目だと言おうが、私には何の違いもない」と豪語した。(8) ハンス・フランクも同じ場所で一九三九年十一月に「我々の法的原則は誇りである。一言で表すなら、国家に奉仕するものは正しく、国家を害するものは誤りである」と表明している。(9)

他の領域と同じように、ここでもナチスは自分たちにその権威があるのかを全く考慮せずに実行に移している。国のためになると自分たちなりに判断して決定した。存在する法を頻繁に無視し、したい放題だった。

ナチスは通常の法の執行は既存の法廷に任せ、自分たちは自分たちのやり方で進めた。結果は法的な大混乱だった。

ドイツの法学者のアルブレヒト・ヴァーグナーは「滅茶苦茶の大混乱」と呼んでいる。「見分けがつく合法性はなかった。あったのは見せかけの合法性と無法の不正だった」[10]。この状態は秩序を金科玉条とする保守的な法曹界には測り知れない不満感を生み出した。弁護士と裁判官はハンナ・アーレントが言う「永遠のフラストレーション」の状態にあったもう一つの集団である[11]。

ヒトラーの指令が戦後になって合法と見なされたか否かとは関係なく、医者への安楽死指示は熱心に実行され、法体系にありとあらゆる類の混乱が起こった。裁判所は背筋が凍りつくような状態に陥った。

目を見張るような事態が起き出した。裁判の被告が鑑定のために精神病院に送られ、行方不明になる。弁護士に何の手がかりもない。カール・シュティーベリッツの悲しいケースは典型的である。シュティーベリッツは一九三八年に入院を命じられた。二十八歳だった。再審の請求に基づいて、一九四〇年六月一日に裁判所は退院を命じた。しかし、シュティーベリッツはすでに殺されていた。

エルンスト・シュミーデルは労働者だったが、強制わいせつの罪により一九三七年に四十歳で有罪判決を受け、一年四カ月投獄された。五年間の公民権停止付きである。出所後、シュミーデルは去勢を命じられ、施設入所処分を受けた。シュミーデルは「完全に健全な精神」だったが、一九四

○年に安楽死計画の手で殺された。処分を下した裁判所はカヤの外だった[12]。法務省の内部メモが問題の一部を詳述している。「裁判所はその保護下にある者を守れない。検死は混乱している。裁判の手続き、つまり初審、再審、上告が進んでいる。本人は死亡しているにもかかわらずである。親族は法廷に訴え、医者を被告にして殺人容疑を訴えている[13]」。慢性病の市民をむやみやたらに殺すことが地域社会にもたらす影響が、フランクフルト・アム・マイン州控訴裁判所から法務大臣への公的文書に生々しく描かれている。

療養所や予後保養所の近隣住民並びに相当範囲の隣接地域の住民は、例えばラインラント一帯であるが、不治の病人の生命が絶たれるべきかどうか絶え間なく議論している。患者を病院から中継所や処理施設へ移送するバンは住民に知れ渡っている。バンが通るたびに子供が「またガス室行きだぞ」とはやし立てるという話である。毎日一時から三時にかけてブラインドを下ろした大型バスがヴァイルミュンスターからリンブルク経由でハダマー処理施設へ患者を乗せて行くそうである。話によれば、患者は到着次第、裸にされ、紙シャツを与えられ、まっすぐガス室行きである。そこで青酸と補助的催眠剤で毒殺される。死体はベルトコンベヤーで焼却炉に送られ、六体が一度に炉にくべられ、骨は六つの骨壺に詰められ、親族に送られる。焼却炉の黒い煙はハダマーの町から毎日見えるはずである。頭や他の器官が解剖検査のために切断されるというのもよく聞く話である。これらの施設で処理に当たる職員は他の地域から集められ、地元住民は関わりを避けている。職員は夕方を居酒屋でしたたかに飲んで過ごしている。こういった「外人」に関するうわさ話以外でも、その人生を通じて一生懸命働いてきた年輩者が、年で少しもうろくしただけで、他の者と一緒に処理されてはいまいかといった大きな不安が生まれている。老人ホームも片づけられるというわささえある。高齢でもうろくした者が処理の対象にならないことを保証する適切な法的手段が取られるべきという感情が一般的である。[14]

国務大臣兼法務大臣代行のフランツ・シュレーゲルベルガーは総統官房長のランメルス博士宛ての手紙で、状況は「裁判抜きで死刑を執行しているのに等しい[15]」と嘆いている。後に一九四一年のランメルス宛ての長文の手紙で、シュレーゲルベルガーはT四計画が引き起こした混乱を述べ、うわさや法的混乱が国民の心にもたらした恐怖を詳述している。

保護者や後見人の庇護下にある精神病者を他の施設に移すのに裁判官が反対した場合でも、困難が生じている。被後見人の居場所や死について裁判所は何らの公的情報を与えられていない。後見人と被後見人の私的・財政的なやり取り、後見人と被後見人の通信、親族による定期的な問い合わせは、当局が被後見人の住所とその後の状況を述べるのを可能にしなければならないはずである。……行方不明者が殺されたとする親族や第三者からの告訴を受け取ると検察官は当惑する。ある検察官は「死んだ」患者のカルテを偽造した容疑がある政府の医者を追及するつもりである。犯罪関係の弁護士に起こってきた問題の詳細を添付書類二に記載する。

肉体的に健康な人間の殺人計画を被告が持ち出すと、国家と党に対する悪意ある攻撃を防ぐ法のもとで裁判を行っている当局側の心に深刻な疑念がわき起こり、悪影響が生じている。処理措置が秘密にされているので、ありとあらゆる限りのうわさが広まり、しかも危険分子はうわさを広げる側に回ったので、すでに極端に広まっている。計画の秘密性に加えて、措置がどの程度のものなのか国民は無知という事情が、全く正気の囚人、戦争による受傷者、引退した高齢者、政治的に望ましからぬ分子が対象に含まれているといううわさの温床となっている。こういう類の悪意あるうわさ話をした疑いがある人物を非公開の裁判にかける場合でも特殊な危険がある。それはそれぞれのケースの特徴を取り調べると、生きるに値しない生命を抹殺する問題全体を公の場に引きずり出すことになるからである。いずれにしても不謹慎な扇動者は処罰されずじまいであろう。医学への信頼、特に療養所や予後保養所の所長への信頼は大きく揺らいでいる。医者が馬鹿げた手違いをしでかして人が死に、狂った患者が毒ガスや兵器の軍用実験に利用されていると言われている。食糧事情に関するうわさもある。それは数十万の精神病者の処理という解決策を求めなければならないほど悪いというのである。(16)

法務省は特に当惑した。安楽死計画は内務省が組織し実施していたので、苦情や怒りの手紙が殺到するまで法務省は計画の存在さえ知らなかった。法務省のファイル・キャビネットは「滅茶苦茶の大混乱」が作り出した法的文書で満杯になった。ナウムブルク・アン・デア・ザーレの地方検事は担当地区の精神病院の患者全員が同じ日に死亡するという疑惑に関して、このような事件は「破滅的な出来事の結果として大量死が起こったという仮定を許す。例えば火災である」と記している。

真の死因に思いをめぐらすことができなかった[17]。

ホルツホイアー首席検察官は何が起こっているのかある程度の見当はつけていた。法務省への手紙で「国家指導者層への信頼は国民の非常に広い層でかなり揺らぐ。『大量殺人』は上からの命令があるか、少なくとも大目に見られていない限りありえなかったと言われる」と警告している[18]。

地方検事は病院でのやりたい放題の殺人の証拠が明らかになるとショックを受けた。「不法な殺人」であると、グラーツの地方検事は悲鳴をあげた。ロシアにおけるスターリンの殺人にも匹敵する。止めさせなければならない。さもなくば、国民の法制度への信頼は失われてしまう。グラーツの地方検事は殺人事件として安楽死病院の医者に対して犯罪捜査を開始した[19]。これらの医者を法相は後に「無責任な扇動者」と呼んだが、法務省は体面を深く傷つけられた[20]。

官僚としての怒りに燃えて法相はランメルス博士に手紙を出し、何らかの手を打つよう強く求めた。衝撃的なだけでなく当惑の種だった。すでに届いていた苦情の手紙を同封し、ランメルス宛てに「同封物をご覧になれば、どれほど当惑させられる事態になっているのか、ご自分の目で確かめられよう。こういった問い合わせは今後増える一方であることは確実である。しかも問い合わせに公式に回答するのは非常に困難である。なぜなら、総統の命令の存在にも内容にも触れることができないからである。しかるに帝国法務省が本件を関知していないという立場を装うことはできない」と書き送った[21]。

耐えがたい状況だった。

この殺人計画を成文化しようという強い欲求が法曹界にあったと表現しても、公平さを欠くことにはならないだろう。どの文書を見ても関心は殺人の停止ではなく、法律に基づいた適切な法的手続きが確立され、殺人が適切にきちんと進められることにあったのである。シュテッテンの療養所所長のシュライヒ牧師からの手紙を一例として取り上げる。

本措置が極秘のままカムフラージュされて実施されているので、途方もないうわさが国民の間に生まれている（例えば年で働けない者全員、大戦による受傷者全員がすでに始末されている、もしくはこれから始末される）だけでなく、対象者が全く恣意的に選ばれているという印象が形成されている。

政府が真にこれらの精神病患者、もしくはその一部の抹殺を実行しようとするならば、法律が公布されるべきではないか。そうすれば国民の前で正当化できるし、法律は国民全員に自分が死ぬことになるのか、それとも生きる権利があるのか、慎重な審査を保証する。また、親族に「遺伝病子孫予防法」と同様に意見を表明する機会を与えるものである[22]。

進行中のT四計画に権威を与え、成文化するために法的言語を提案しようという動きは各方面であった。ゲッツ・アリとハインツ・ロスの素晴らしい論文がこの点について綿密な考証を行っている[23]。早くも一九三九年に秘密委員会である帝国重度遺伝病科学研究委員会が総統官房に設置され、障害者に関する断種・中絶・結婚規制をはじめとする数多くの保健政策に取り組んでいた。まもなく委員会は広範な包括的人口政策の策定を開始した。一九三九年にライプツィヒであった有名な障害児殺害事件（クナウアー事件）は行政の思考の転換を象徴している。人口調整は断種と収容だけにとどまるのではない。今や「廃絶的人口政策」つまり、逸脱する少数派を実際に抹殺する政策が考慮可能となった。

それ以前の可能性もあるが、確実に一九三八年には法務省犯罪法委員会のいわゆる第四部が「医学的」理由で殺人をする者に訴追免責をどのように提供するかという問題の分析を行っていた。一九三九年八月十一日に同委員会はこの問題を取り上げた。議事録によれば新法の草案議論が行われている。

第一段落　不治の病により深刻に苦しめられている、または他者を苦しめている、もしくは確実に死に至る不治の病気によって苦しめられている者は誰もが、自己の希望の表明かつ特別に認定された医者の許可がある場合に、安楽死を得ることができる。

第二段落　不治の精神病の結果、永久的ケアを必要とし、かつ人並みの人生が送れない者の生命は、無痛の医学的手段で終わらせることができる。

ヒトラーが秘密に承認した殺人計画はすでに進行し、苦情と混乱が広まるにつれて、法律の文面を作り出そうとする努力があわただしく行われた。法律はヒトラーの承認を得て、計画に権威の裏付けをするはずだった。会議があって、改訂が何度もあって、また会議があった。T四計画を監督していたブラックと総統官房のランメルスともに草案を出している。法案名は「生きることができない者の安楽死に関する法律」から「生きることができない者と共同体への異者の安楽死に関する法律」となり、「生きることができない者と不治の病者の苦悩を終結する法律」になった。最終案は「安楽死に関する法律」だったが、その完全なテキストは知られている限りでは現存していない。

ヒトラーはこういった動きを承知していた。趣旨説明に対するヒトラーの反応はつかみどころがなかった。帝国委員会の代表がニュルンベルクで証言している。「総統は草案に首を縦にふることはなかったが、……全く気に入らないというわけでもなかった」[24]。「最初に全省庁による検討にかけられる」法律の公布は結局却下された。「政治的理由からヒトラーは気が乗らなかった」とランメルスは述べている[25]。立法の通知が反対を招くからだったかもしれない。法案を官庁に回覧するとたいてい反対があるからである。

一九四〇年七月までにヒトラーには、いかなる法律も認める意志がないことが明らかになった。一九四〇年半ばまでに病院で起こっていたのは大量虐殺であり、法案の慎重な言い回しと主要な文面から全くかけ離れていたからというのが最も単純な説明である。医者は殺人を禁じる昔からの法律だけでなく、検討中の新法も破っていたのである。

新たな言い回しはなし、新法もなし。そうすれば医者の所行も何とかのみこめる。

障害者の殺人計画は戦争を隠れ蓑としてのみ可能であるとヒトラーははじめから言っていた。平時には教会が世論を反対に動員することができると恐れ、「戦後」にならないと法的な安楽死計画を試すのは無理と言っていた。

この行動を説明できるものがもしあったとすれば、大きな「もし」であるが、病棟を空にするために慢性患者を野蛮かつ迅速に一掃する非合法の動きが必要だという判断だったかも知れない。戦後になって、治療の「手に負えない」ケースが始末された後で初めて、慎重な選定過程と適切な保証措置等を備えた政府の法的な安楽死計画を制定する意図だったのかもしれない。そうだったかもしれない。これはブラントの解釈である。ヒトラーの命令は「戦中の安楽死計画実施に適用される。私の理解では……戦後は異なる条件の下に策定される」[26]。ヒトラーは自分の思想や偏見をあけっぴろげにしていたが、自分の行動のタイミングや理由についてはぼやかすことが多かった。ヒトラーは本能と洞察力に基づいて行動した人物だった。洞察力の説明はある程度までしかできない。

ヒトラーは大量殺人ができるのは分かっていたし、大量殺人を法にするのは無理というのも承知していたとアミールは示唆している[27]。法は行動を成文化するのであり、大量殺人は成文化の域を脱していた。大量殺人を実施するのではなく、防ぐために法典と社会があるのである。

ヒトラーの最も深刻で恐るべき計画は、公的な法の権威からは何らの恩恵も得ずに実行された。これは偶然ではないかもしれない。「夜と霧」（疑いをかけられた莫大な数の市民が夜と霧に消えて行った）、ホロコースト、安楽死計画である。実施は可能だし、現実に実施される。しかし人類が知る限りの法がこういった行為を権威づけたり、正当化するのは無理である。

安楽死計画はヒトラーの非公式の指令を基に進めるしかなくなった。ランメルスが証言しているように、八月までに法務省は「総統が命令を下し、それは法となった」という事実を受け入れざるを得なかった。ギュルトナー法相は「総統の有効な命令であるという意見を明白にし」[28]、ヒトラーの命令はドイツ司法体系によって法的に有効と受け止められた。

死者の親族や検察からの医者に対する告訴は却下された。問い合わせや抗議は無視された。被告の不慮の死に対する訴訟は取り下げられた。法廷の保護下にある者が消えた記録はファイルに綴じられて一件落着となった。法の全面的な堕落に対して抗議した裁判官は記録に残っている限りでは、ただ一人である。

ブランデンブルク・アン・デア・ハヴェルの判事であるクレイジッヒ博士は、はじめは手紙で、次には本人自ら抗議した。法相宛ての手紙で「正義とは国民に有用なものである。ドイツの法秩序の守護者全員が否定するには未だに至らない、この恐るべき教義の名のもとで、ドイツ領が法秩序から除外されようとしている。その例は、強制収容所であり、今度は治療・療護施設である。この影響が将来どうなるのか注目されなければならない」と述べている[29]。

この状況に不満を抱き、クレイジッヒはフライスラー次官に自ら直接、抗議した。計画の首脳部の告発も辞さないとした。次に州の最高責任者に会ったが、黙って命令に従えと促された。クレイジッヒは拒否し、ついにベルリンに呼ばれ法相と自ら対面した。

ギュルトナー法相はクレイジッヒにヒトラーが殺人を許可した極秘命令の写しを示した。判事は動かされなかった。「形式的に整っているだけの独断論的立法によって不正を正義にすることはできない」。これを聞いて法相は「総統の意志を法の源泉と認識しない判事は……もはや判事ではありえない」と語り、会見をお開きにした[30]。

このような勇気はめったに見られなかった。クレイジッヒは法廷からの引退を許された戦後まで生き残り、ドイツ法秩序の再生を見届けている。

このような行動を未然に防ぎ、安楽死計画の関係者に対する訴訟手続きに終止符を打つため、法務省は説明会を開いた。対象は「裁判長」や全州の控訴裁判所の筆頭判事だった。他に顔を見せていたのは最高裁裁判長のエルヴィン・ブムケ判事である。ブムケはワイマール共和国の一九二九年以来最高裁の一員だった。尋常でないこの会合は一九四一年四月二十三日に起こった。

ヴィクトール・ブラック、全国指導者フィリップ・ボウラー、ヴェルナー・ハイデ博士が出席した。シュレーゲルベルガー大臣とフライスラー次官も同席した。ブラックとハイデが会合では演説をぶった。ブラックは総統の指令文書のコピーを配布し、その人道的意図を説明し、計画は将来の本テーマに関する立法のモデルとなる実験であると伝え、計画を進めるに当たって不注意によるミスがあったことを詫びた。

ハイデはヴュルツブルク大学精神科の教授で付属病院の院長でもあった。ヴュルツブルク大学付属病院は医学史の重要な位置を占めている。同病院の精神障害者の人道的治療の歴史は十六世紀まででさかのぼる。計画の正当性を説明するのが会合でのハイデの役割だった。最終的治療の適用決定前に、各患者の病歴は医師団により評価にかけられるとハイデは判事に保証した。計画から恩恵を得る「極端な状態にある」患者の写真を一五〇枚ほど配った。

判事たちに伝えられた計画は進行中の実情から全くかけ離れていた。十把ひとからげに病棟が空にされていることは聞かされなかった。アミールが指摘しているように、代わりにドイツ中で広く論議されていた一九二〇年のビンディングとホッヘの提案に従っていると説明された。この会合時点ではすでに安楽死は強制収容所にも及び、容態や予後の如何を問わずすべてのユダヤ人の精神障害者を殺すという決定がなされていたことは判事たちには伝えられなかった。

ハンブルクの判事がこの政策への疑問を投げかけると、その判事は「総統が決めた措置を批判するのは許されず、見逃すことはできないと、フライスラーによってなじられた」という説がある[31]。他の説では判事たちは黙って話に耳を傾け、議論を始める人は皆無だったという。出席したある判事の話によれば、出席者の気持ちは「ゆううつ、嫌悪、怒り」だった[32]。

ドイツの善良な人々が追い込まれた窮地はこのようだった。障害者は司法から助けを期待できなかった。司法自身も無力だったのである。

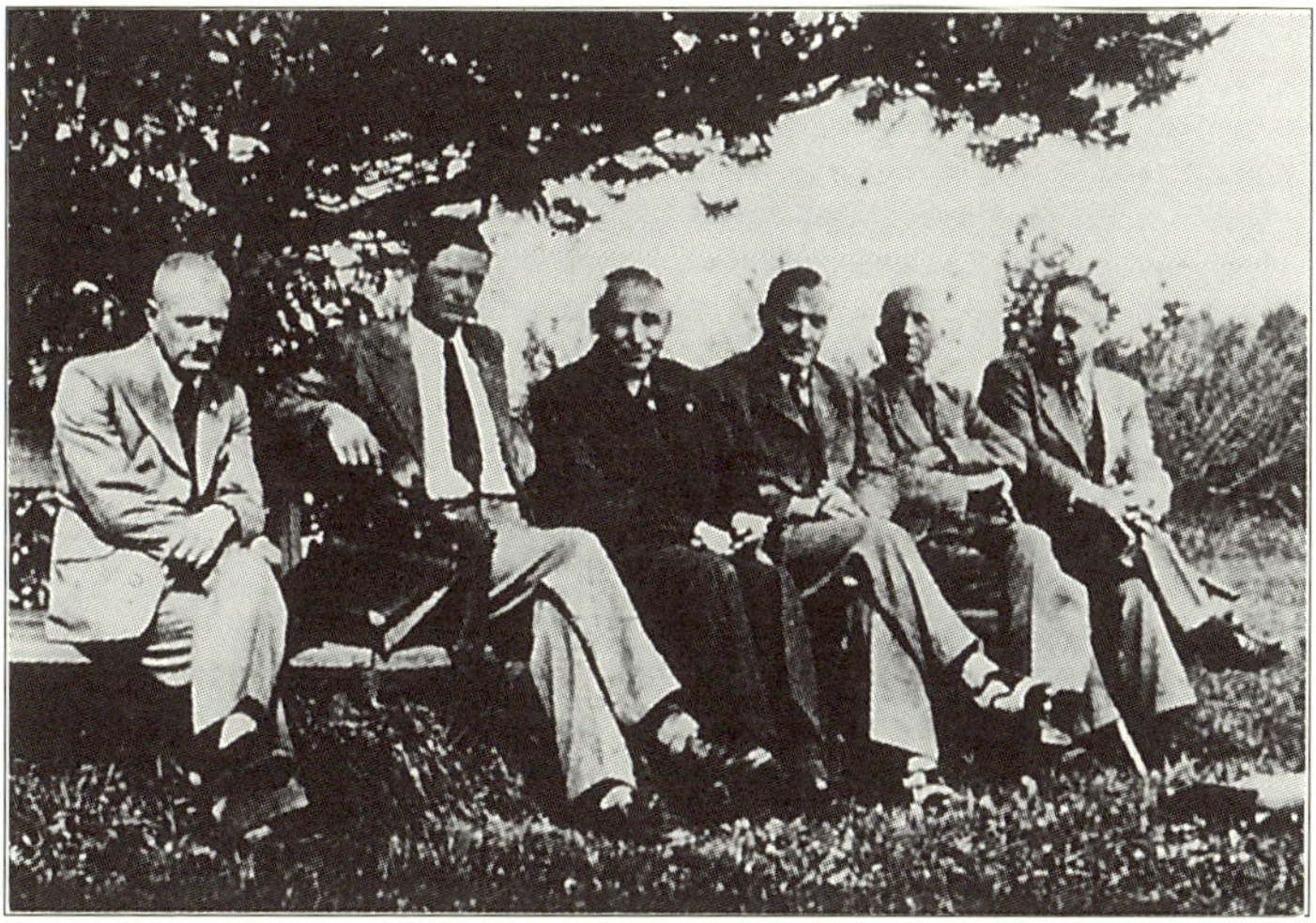

庭園で心穏やかな一時を過ごすＴ４計画の医学関係者。左から右に、エーリッヒ・バウアー（運転手）、ルドルフ・ロナウアー博士、ヴィクトール・ラトカ博士、フリードリッヒ・メンネッケ博士、パウル・ニーチェ博士、ゲルハルト・ヴィッシャー博士。（エルンスト・クレー）

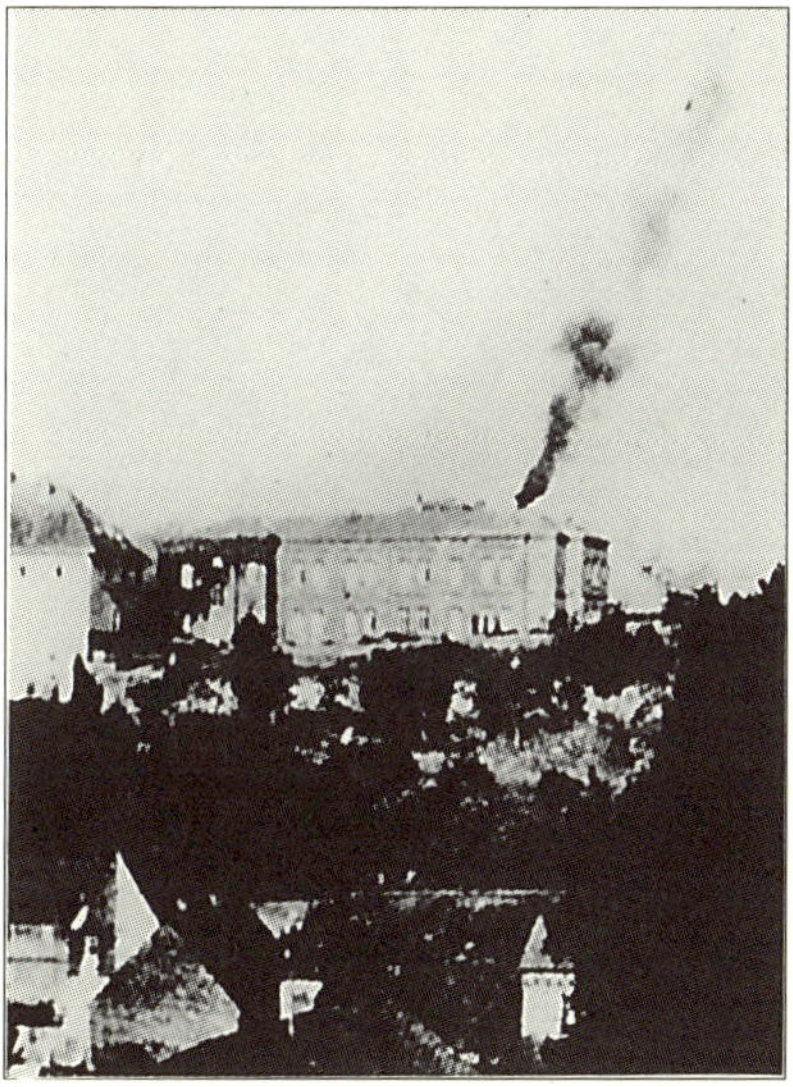

ハダマーの病院、1941年。
「死体はベルトコンベヤーで焼却炉に運ばれていると言われている……焼却炉からの濃い煙はハダマーの町から毎日見える」
（法務大臣への報告書から）
エルンスト・クレー

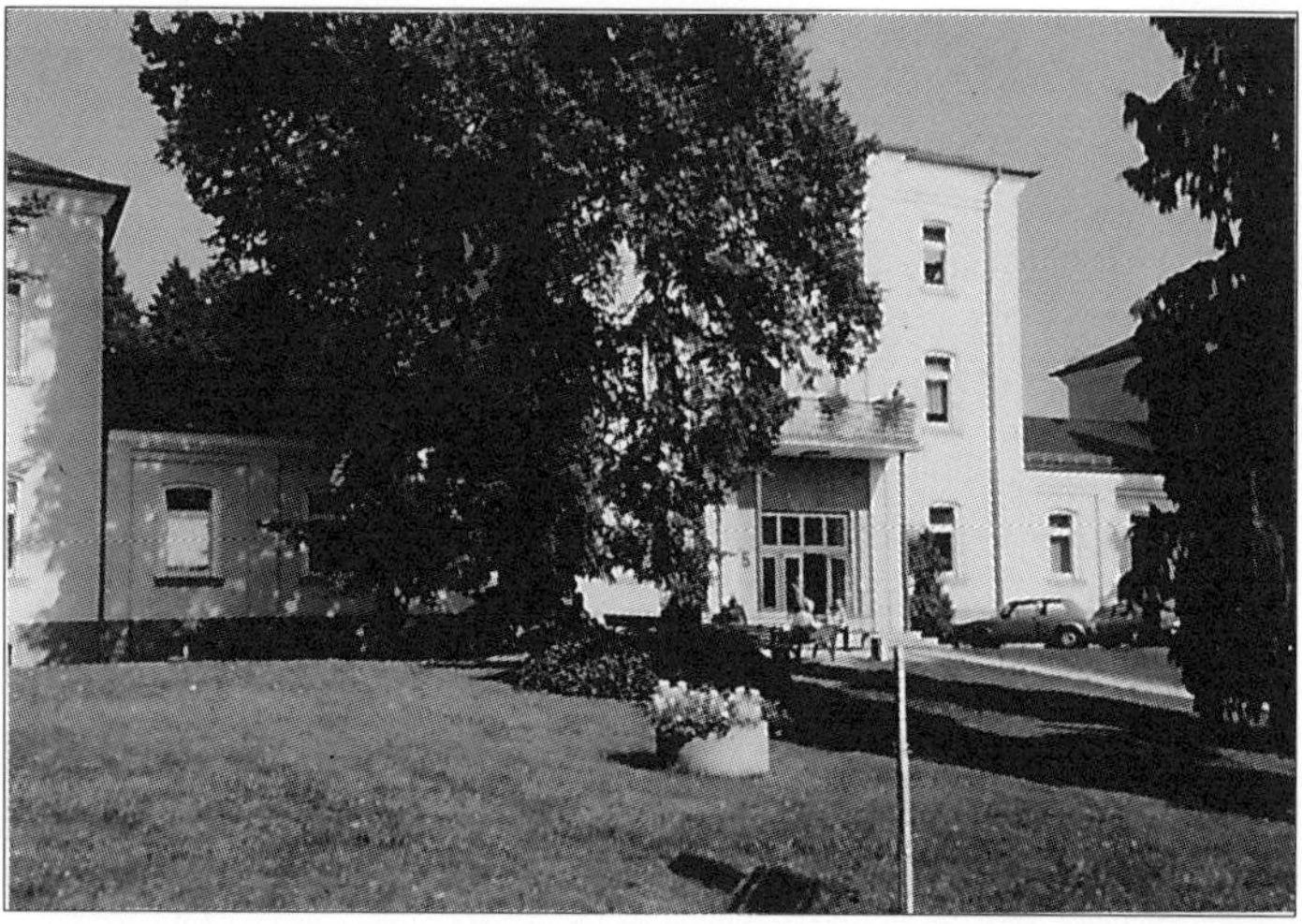

ハダマーの精神病院、1987年。「鋭い日光の中で広い芝生の緑が鮮やかだ。どちらを向いても花が目に入る」　スティーブン・H・サンダース

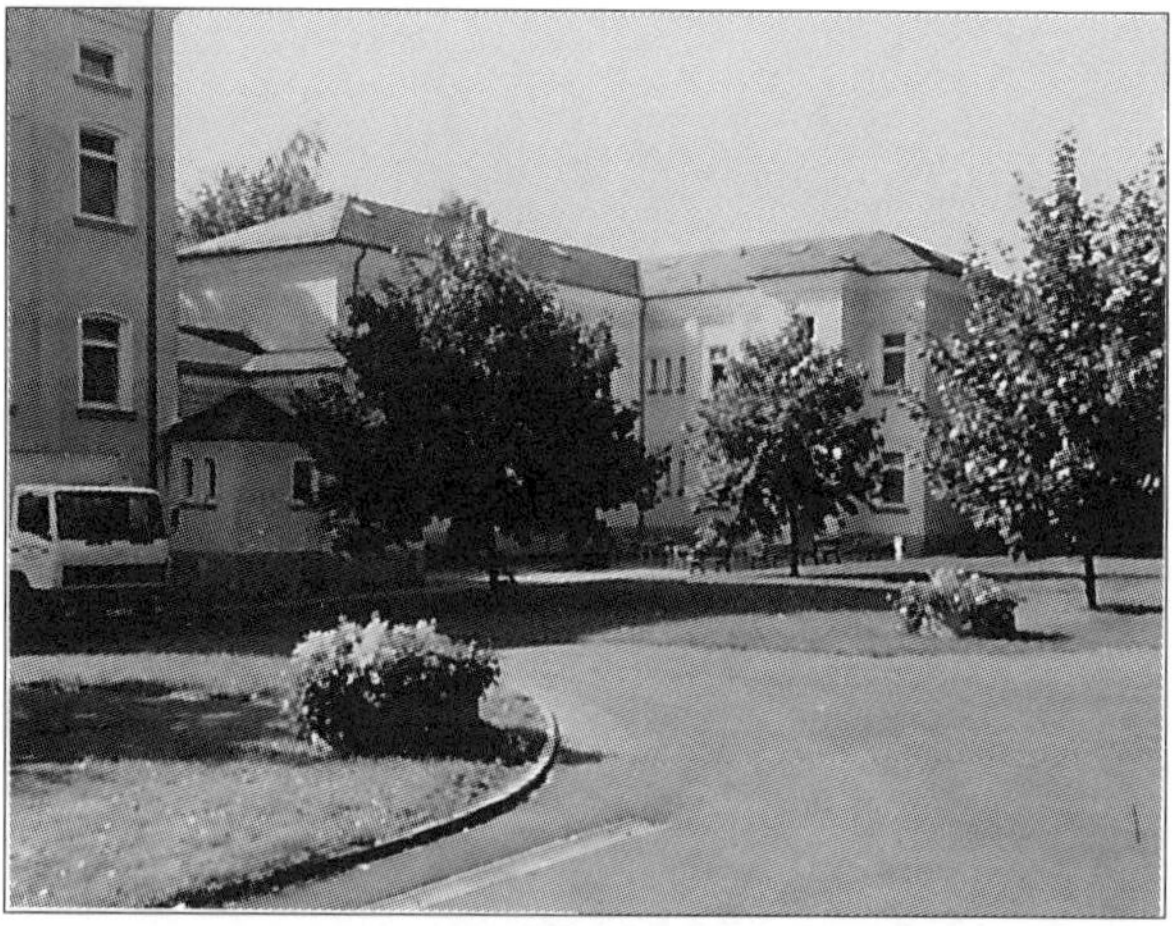

ハダマーの乗降場。「叫んでも誰にも聞こえないところで下車させるように注意が払われていた。ハダマーの場合は、特別の木製ガレージが中央棟の裏につくられていた」　スティーブン・H・サンダース

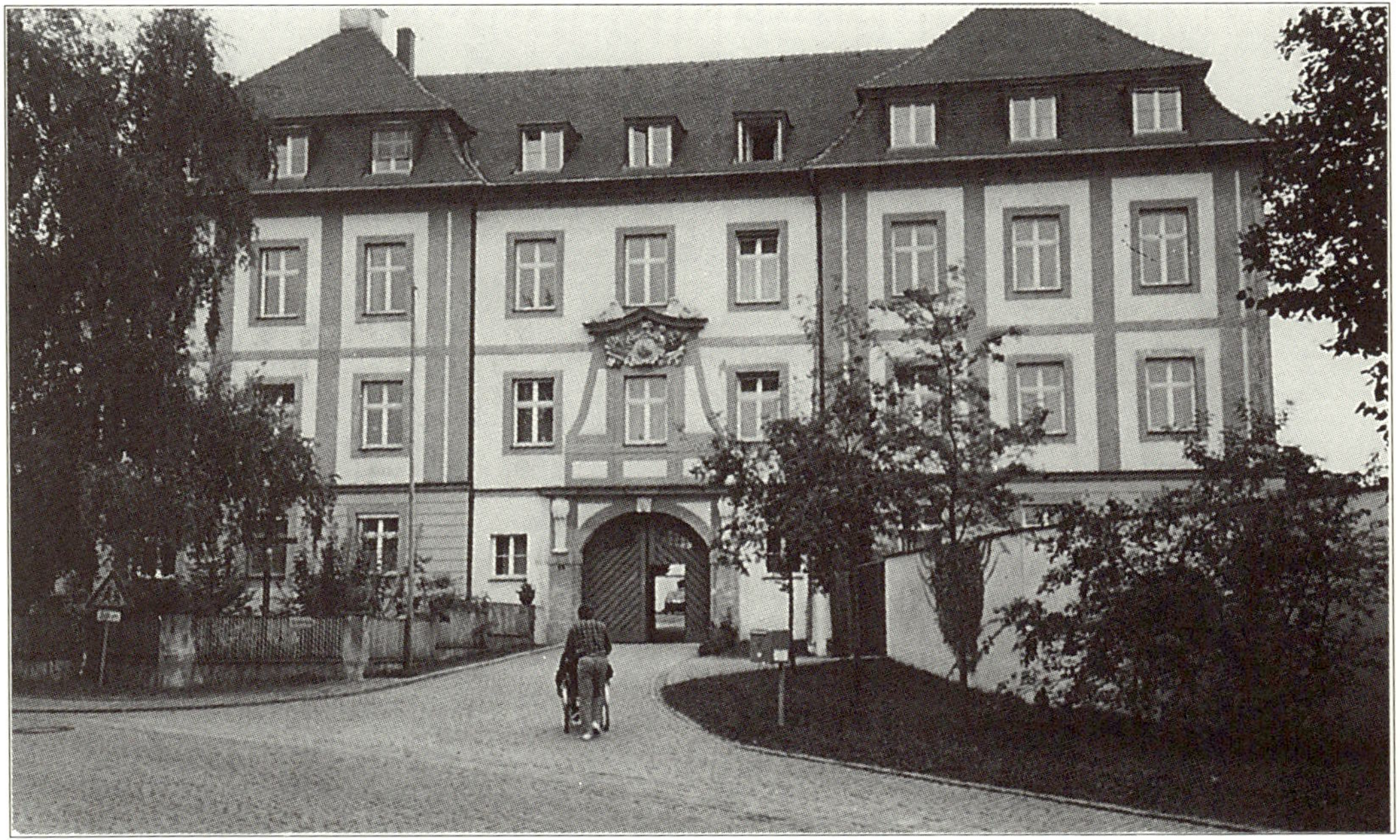

「アプスベルクの問題は1940年の秋に始まった……灰色の大きなバスが村の狭い通りをやってきた……修道院への門を通って中庭に入った。バスが通った後で修道院の門は閉められた」(アプスベルクの修道院の門にて。著者ヒュー・ギャラファーとローランド・マルコッテ)　スティーブン・H・サンダース

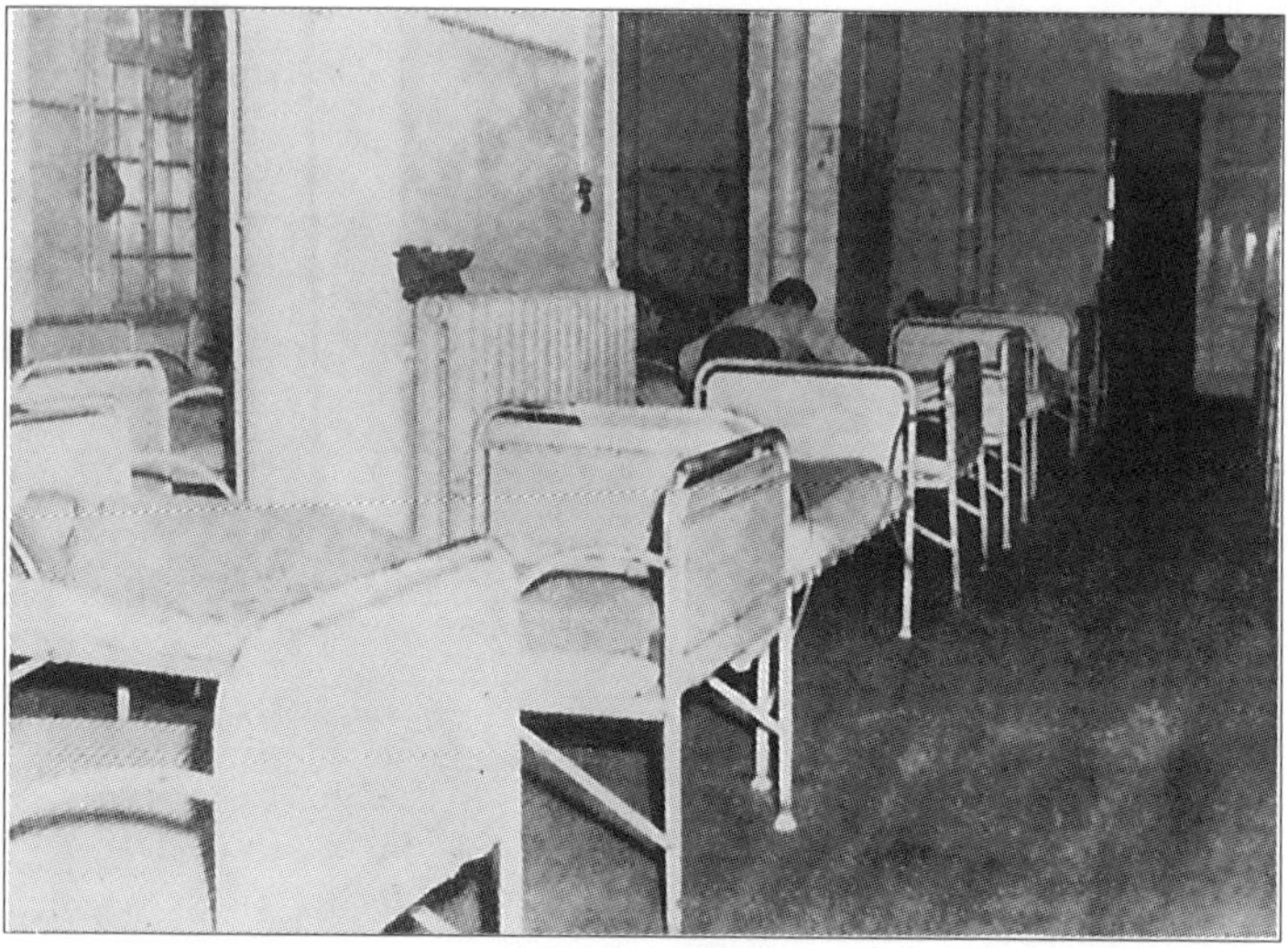

ハダマーの精神病院。病室 I-B 号室、1945年。患者名不詳。「ほとんどの部屋は狭く、わびしい限りだった。ベッド以外の家具はほとんどなかった。そのベッドもどれも古びていて寝心地は悪かった」米国国会図書館

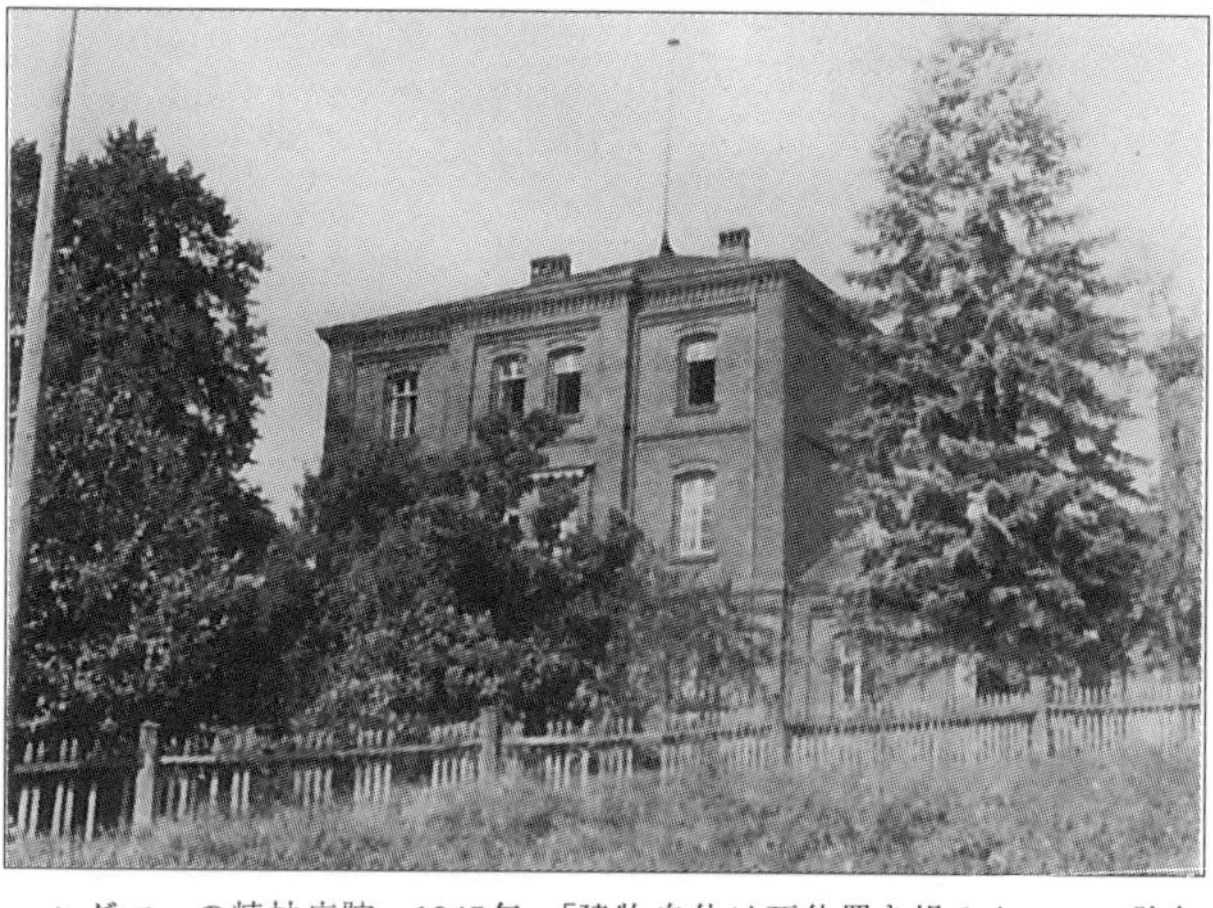

ハダマーの精神病院。1945年。「建物自体は死体置き場みたいで、陰気で近寄りづらい雰囲気だった」米国国会図書館

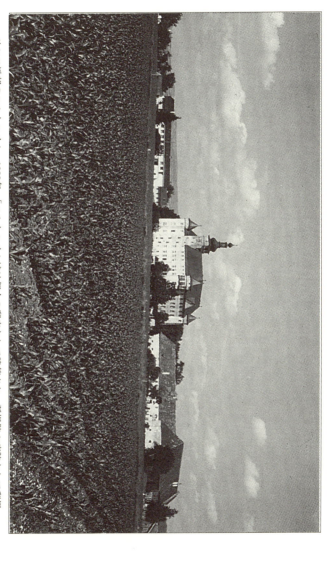

リンツ近郊のハルトハイム。1988年。「ハルトハイム城は個人の邸宅として建築され、孤児院や病院として利用されてきていた。庭園があり、樹は大きく育ち、アーチ道や小塔、中庭も備わっていた」。1940年から1941年にかけて18,629人の患者が殺されている。　ポール・ワガマン

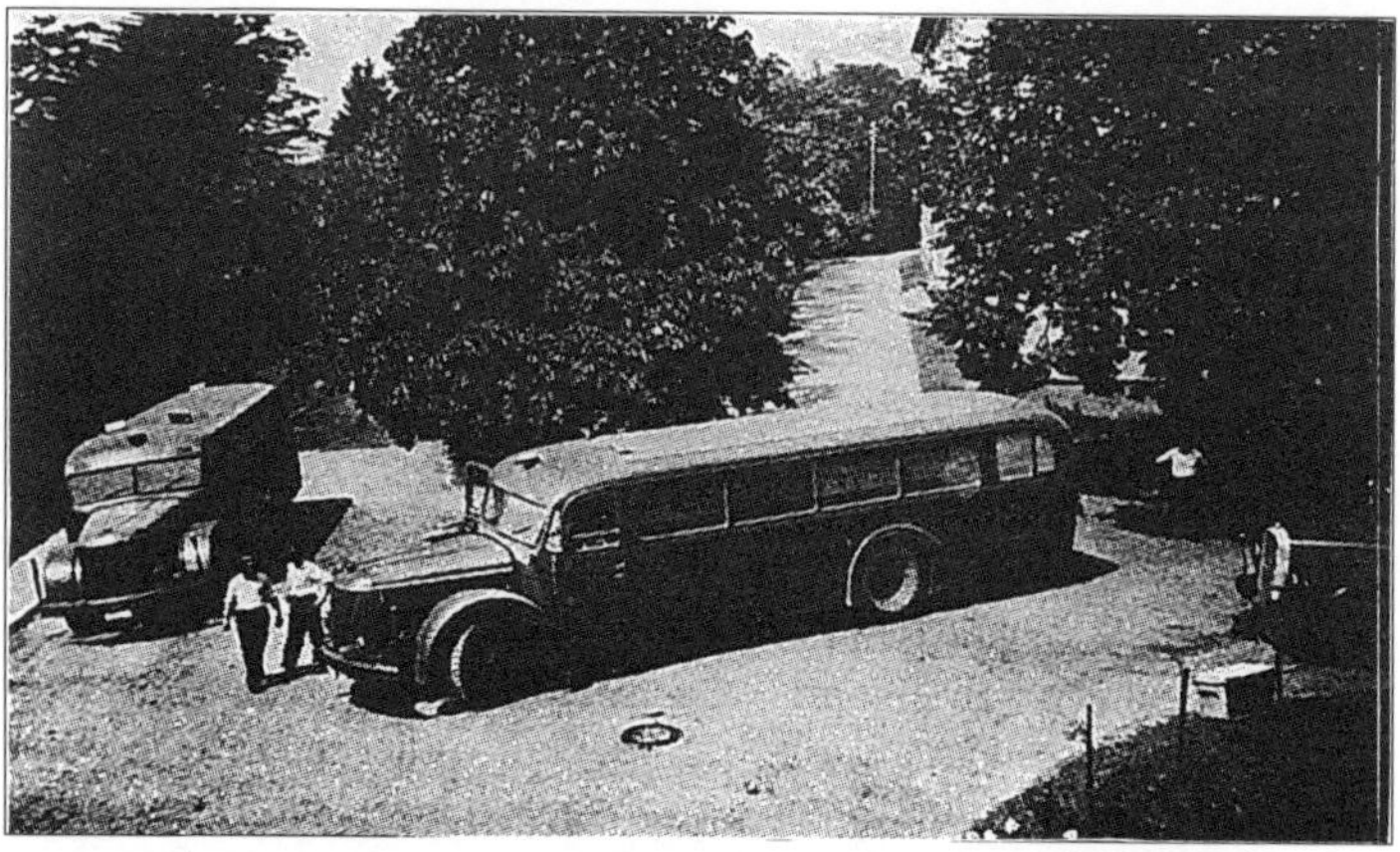

患者を殺人施設に移送するＴ４計画のバス２台。「バスは快適に内装されていた……移動の時間が長い時は熱いコーヒーの入った魔法瓶とサンドイッチを準備した」

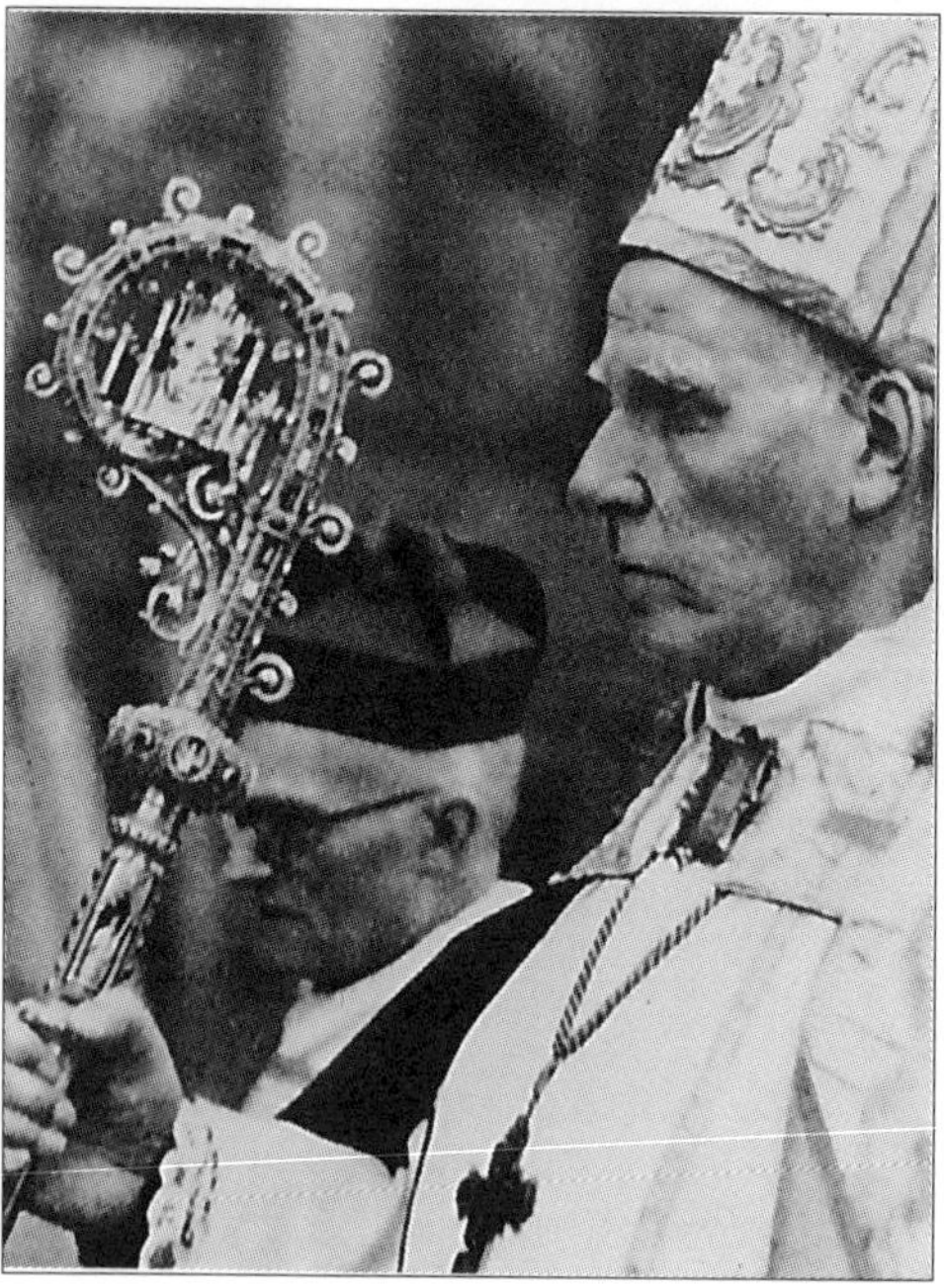

「司教は秘密警察に、望むならいつでも逮捕に来いと伝えた。大聖堂の扉の前で司教の衣装に身を飾り、頭には司教冠、手には司教杖もしくは錫杖という姿で待っていると」米国国会図書館

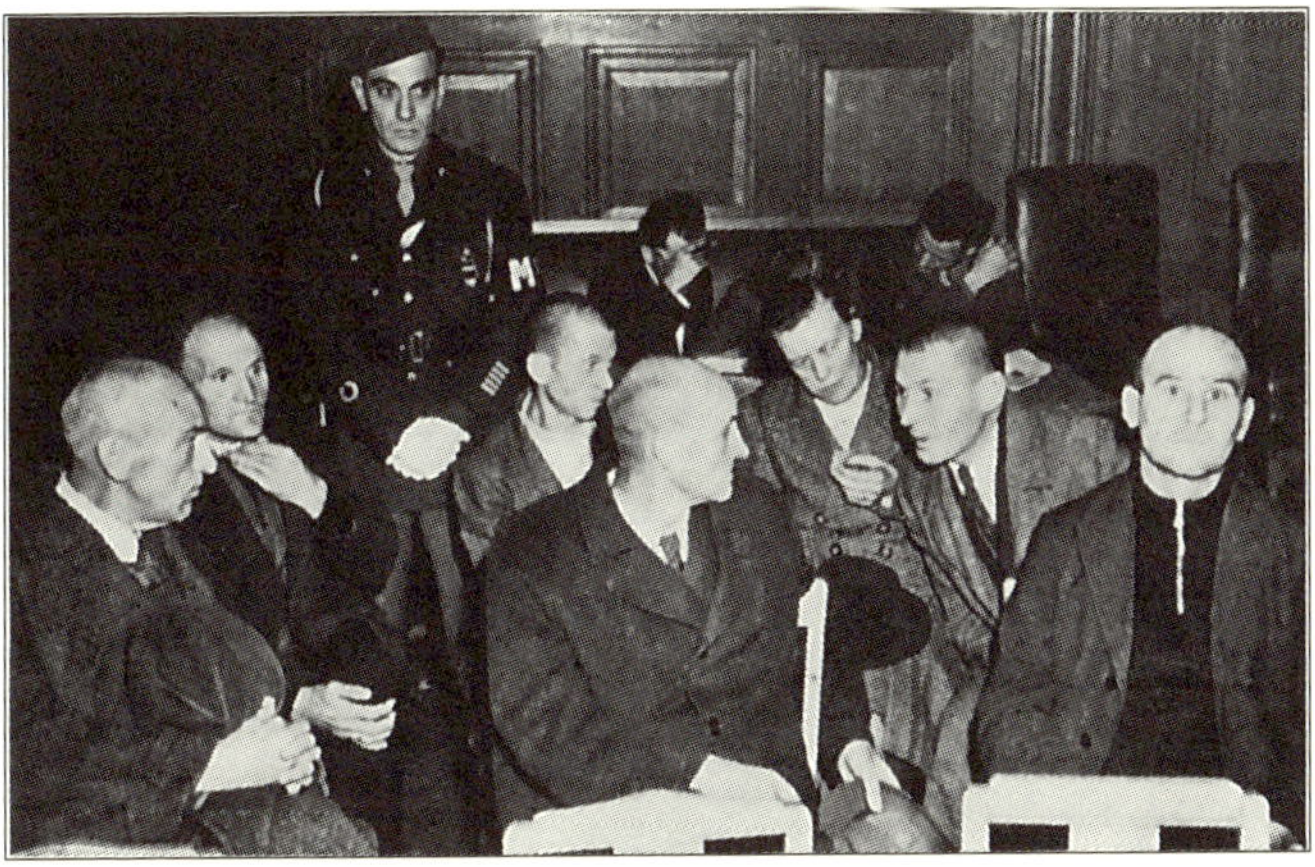

法廷でのハダマーの職員。前列は（左から）主任医師のアドルフ・ヴァールマン、ハインリッヒ・ルオフ看護士長、ドアマン・電話交換手・墓掘り人兼のフィリップ・ブルム。後列はカール・ヴィーリッヒ、帳簿係のアドルフ・メルクレ、婦長のイルムガート・フーバー、事務長のアルフォンス・クライン。「死体は炉にくべられた。お楽しみの時間が始まった。メルクレは背広の襟を立て、コートを裏返しにして死人へのおどけた追悼演説を行った。笑いがまきおこった」米国国会図書館

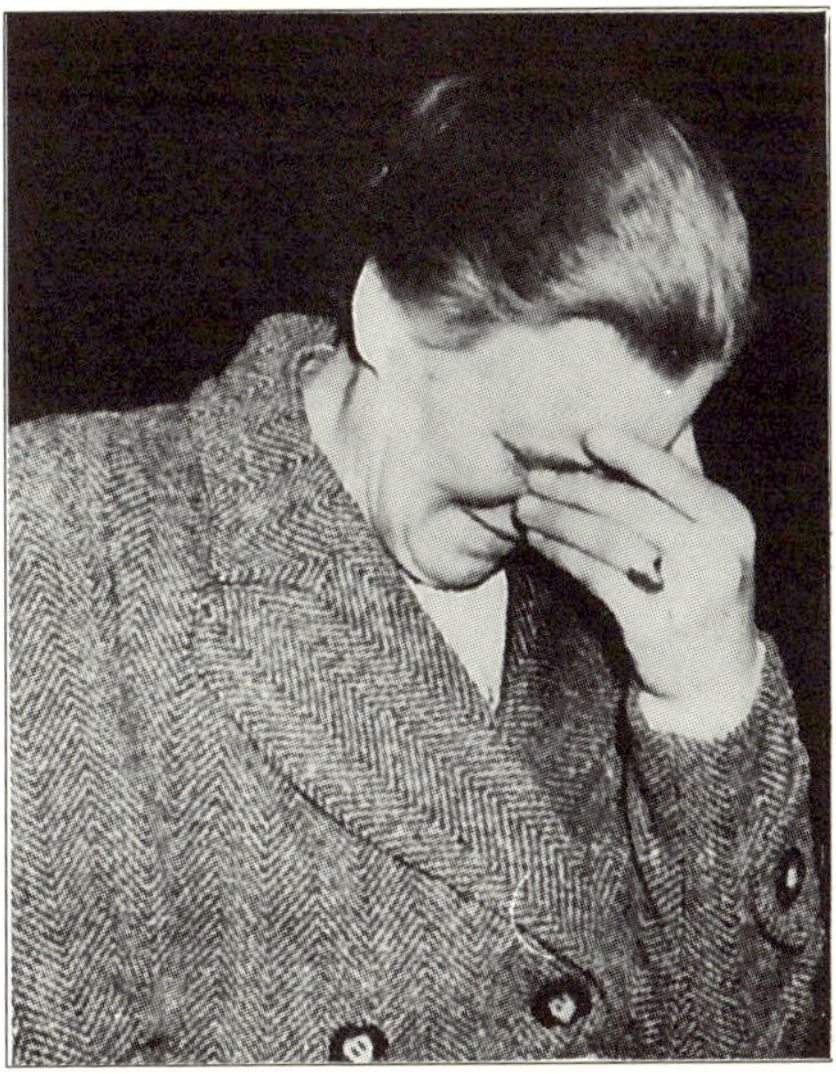

法廷でのイルムガート・フーバー看護婦。「彼らの命は……私の命と同じように貴重です。でも自分にできることは何一つなかった。発言権なんてなかったんです。報告することもできなかった。ひたすら考えないようにしていただけです」米国国会図書館

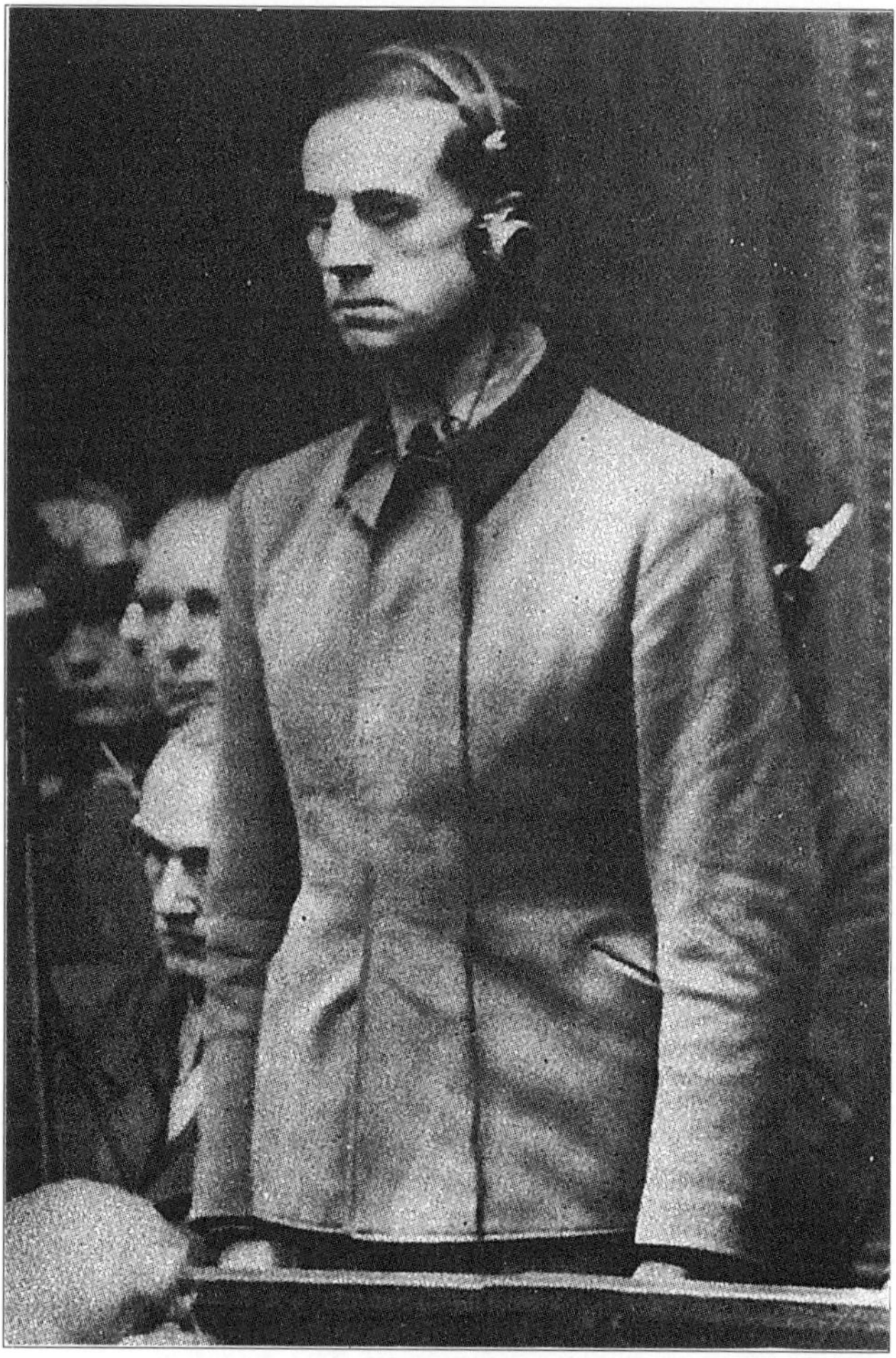

カール・ブラント。ヒトラーの侍医であり第三帝国の厚生政策の要職にあり、Ｔ４安楽死計画の責任者。ニュルンベルク裁判にて。ブラントは最後まで謝罪しなかった。「私は安楽死に合意した……死は救いでもある……殺人の意図はなかった」

第九章　T四計画と教会

ハンマーよりもカナトコのほうが長持ちする。

（フォン・ガーレン司教）

ドイツの教会は他の政策を攻撃するのとは比較にならないほど激しく安楽死を攻撃した。教会の指導者は説教壇から強力に果敢な抵抗を試みた。社会的な支持を集め、この件についてだけは、ヒトラーとその取り巻きを後退させた。しかし、問いかけるのがフェアであり、慎重にそして尊敬を失わずに吟味されなければならない問題が一つある。他の問題、例えば、ユダヤ人の抹殺、占領地域の民族への残虐行為、非戦闘員への爆撃でも同じような団結を示し、強力に発言していたらどうなっていただろうか。これは生やさしい問題ではない。安楽死反対では教会が団結できたが、他の問題ではなぜできなかったのかというのも同様である。

ナチス時代の組織宗教とその影響を理解するには、ドイツ社会での教会の歴史的立場を理解する必要がある。

皇帝治下の統一ドイツでは、国民のほぼ三分の一がローマ・カトリック、三分の二がプロテスタントだった。プロテスタントはだいたいルター派とカルヴィン派からなっていた。一般的にカトリックは国の南と西に位置し、プロテスタントは北と東に集中していた。

ヒトラーが権力の座に着く頃には、大方のドイツ人にとって宗教は継続的な信仰の告白というよりも儀式と象徴的意味合いが強くなっていた。一九三九年の世論調査では人口の九五パーセントが自分はキリスト教徒であるとし、残りの三・五パーセントも神の存在を信じ、わずかに一・五パーセントだけが無神論者だった。(1)しかし、宗派を信じると公言する者の多くは名目上だけの信者だった。誕生、結婚、死といった人生の大きな節目を記念するのに教会の儀式を利用しているだけであり、他の面では積極的ではなかった。教会への出席や教会の行事への参加は下り坂だった。第一次世界大戦の前でも、ハンブルクのプロテスタントの八パーセントだけが聖餐式に出席していた。ベルリンでは一五パーセントにこの数字は上がったが、その理由はヴィルヘルム皇帝国家の宗教の社会的、官僚的性格によった。あるフランス人が観察するには、ベルリンで「皇帝から指示を得た役人以外は誰も、もはや教会には行かない」(2)。俗化の過程は工業都市、男性、プロテスタント教会で最も明らかで、農村地帯、女性、ローマ・カトリック教会ではさほど目立たなかった。

第一次世界大戦後のワイマール共和国時代は懐疑主義、冷笑主義、混沌、絶望の時代だった。ドイツ社会でのキリスト教会の重要性は精神的、政治的攻撃と伝統的道徳構造の崩壊の中で減る一方だった。ヒトラーの首相就任時にはドイツは熱狂的な宗教国家ではなかったと言える。

ドイツの主要な教会であるプロテスタントとカトリックは数世紀にわたりドイツの民族主義と国家の権威の問題に密接に関係してきた。米国の経験とは異質な程度まで教会は政治過程に実質的に関与してきた。

ドイツプロテスタントの二大宗派を創始したルターとカルヴィンは、国家の権威への抵抗は罪であると説いた。聖パウロの「すべての者を高位の権威に服従させよ。神からの権威以外は存在せず、現存する権威は神により定められているからである。したがって、権威に抵抗する者は神の命に抵抗しているのである。抵抗する者は自らに責めを負わすことになろう」という言葉を重視した。(3)

ルターはドイツ教会の改革を領邦君主の協力抜きでは実施できなかった。そこで君主への絶対服従は市民の義務であると力説した。ルターは書いている。「現世の君主は神である。庶民は悪魔である……民衆の善行よりも君主の悪行に悩まされるほうを選ぶ」。

ルターはさらに「政府が公正であろうがなかろうが、キリスト教徒が反政府的であってはならない」と発言している。さらに「上司として上にいる者に従い、奉仕する以上の仕事はない。この理由により、非服従は殺人、不貞、窃盗、詐欺そしてこれらが含むものすべてよりも罪である」とも書いている。(4)

ルター派教会は近代統一国家ドイツの形成に当たって、(5)多くの点で主導的な宗派だったが、その説教は過去の繰り返しだった。支配権力への無条件の服従と尊敬である。

アウグスブルクの宗教和議（一五五五年）以来、現在のドイツである神聖ローマ帝国内の一〇を超す領邦国家の君主は自分の領地の宗教をどちらにするのか選択権を得た。この取り決めの下でプロテスタントの君主は、教会の最高監督をも兼ねた。教会の位が領主の恩を着せる材料にしばしば利用されたのは驚くにあたらない。時間が経つと、こういった形で任命された教会役員は地元の牧師が説教や教えの中で、君主、その政府、その政策への服従を強調するよう見張るのが大切な仕事になった。

したがって時間と共にドイツのプロテスタント教会はカルヴィン派であろうがルター派であろうが国家権力の弁護者であり、共犯者であると一般的に見なされるようになった。

ドイツのローマ・カトリック教会の場合は別だった。こちらは一八〇三年まで帝国の国家宗教だったが、一八〇三年で特権は失われた。教会の土地は強制的に売り払われ、多くの修道院は解散させられた。一八七〇年代には近代ドイツの設計を司ったビスマルクによってカトリック教会の自立性に対する闘争が行われた。これは「文化闘争」として知られている。ドイツのローマ・カトリックは教皇権至上主義の罪があるというのが最大の批判だった。つまりドイツよりも「山の向こうの」ローマ教皇の権威に忠実であるという批判である。内部の「敵」との闘争は、国内的にも国際的にも鉄の宰相の目的にかなった。

教会は闘争で手ひどく傷つけられた。教会による地域の学校の監督は廃止された。イエズス会は解散させられ、国外追放となった。多くの司教や司祭が投獄や様々な批判を浴びせられ追放された。カトリックは自分たちが国家の迫害の犠牲者になっていると感じ、その抵抗の焦点となったのはカトリック中央党だった。同党の唯一の目的は教会の守護にあった。[6] 中央党は帝国そして後には共和国で力を得た。ヒトラー以前にドイツを統治した多くの連立内閣の重要な一員だった。

ヒトラーの登場以前にプロテスタント教会は国家の道具もしくは共犯者と見なされ、カトリック教会は外国的で、ドイツ民族主義への忠誠度は不確かであると見なされていた。教会は真にドイツ的であるという証明をしなければならないという圧力を感じていた。

　ワイマール共和国時代（一九一八年—一九三三年）に両教会の指導者は守勢に回った。教会指導者は高齢で貴族的であり、旧体制（アンシャンレジーム）の守護者だった。ワイマール共和国時代の豊かな土壌に花開いた新共和国、神を信じない共産主義、無政府主義、無神論、個人主義そしてすべての他の「主義」が脅威だった。

　ナチスイデオロギーの核心は当然ながらキリスト教の教義にとっては水と油だった。カトリック教徒はナチス党参加を初期には禁じられていた。プロテスタントはカトリックと同様にナチスの人種優越性の主張に愕然としていた。それにもかかわらず、ナチスの初期の計画にはドイツの宗教指導者が魅力的に感じた部分が少なからずあった。

　ドイツの教会は特に民主主義志向というわけではなかった。そもそもそういった伝統がない。ナチスの前に共和国が崩壊しても語るに足る抗議もしていない。当時は社会不安が深刻であり、ヒトラー政権が新設の強制収容所にいわゆる反社会的分子を収容するという仮借ない措置をとっても反対しなかった。教会指導者は他のドイツ人に負けないほど愛国的であり、連合国の偽りの誓い、すなわち「背中からの一突き」と呼ばれる裏切りによって第一次世界大戦は敗戦となったというヒトラーの主張に対しても熱狂的に反応した。最後に付け加えねばならないのは、これは神学者のイングリッド・ジェンケルが最近随筆で使った表現の引用だが、ドイツの「ユダヤ人に対するキリスト教徒の伝統的な敵意」である。[7] 教会の指導者はユダヤ人への迫害が始まっても、注目に値するほど口を閉ざしていた。

一九三三年三月二十一日のポッダムデーはドイツにとって偉大な日であると言われた。新首相アドルフ・ヒトラー、共和国の年老いた大統領であるフォン・ヒンデンブルク元帥、政府要人全員、ヴィルヘルム皇太子、フォン・マッケンソンはポッダムの由緒ある守備隊教会に盛大な行進を行った。ここはプロシャの軍事的勝利を祝う大聖地であり、フレデリック大王が眠る。ドイツのホーエンツォレルン家がここに参拝した。古きドイツ精神を体現する年老いたヒンデンブルクと共にヒトラーはオープンカーに乗り、正装用軍服の軍人が何列にもなって固める中で打ちふられる小旗の波を横目に通り過ぎて行った。

教会の儀式は新宰相の就任と国会の開会を祝うものだった。主任司祭を務めたのはオットー・ディベリウスである。ディベリウスはプロシャ福音主義教会の地区監督である。ニューズリールカメラとラジオのマイクが教会内の重要箇所に取り付けられ、儀式は始めから終わりまで生中継でドイツ全土に放送された。非常に格式があり伝統色豊かだった。戴冠式とまごうばかりの厳粛な雰囲気に包まれていた。世界中を前にして、どう見てもプロテスタント教会とドイツの支配層の手でヒトラーは宰相の地位におごそかに任命された。

一九三三年七月二十日に、後にピウス十二世となり、当時は教皇の外務大臣であるパチェリ枢機卿が政教条約（コンコルダート）をヒトラー政権と結んだ。この協定はドイツカトリック教徒が国家に介入されずに宗教を実践する権利を保障すると同時に、教会の介入から国家の政策を守った。教会財産の神聖さを保障し、ドイツのローマ・カトリックの聖職者と指導者が国家の政治に関与しないという誓約をするものだった。

政教条約は統一国家としてのドイツとは史上初めてであり、世界各国には驚きをもって迎えられた。バチカンがヒトラー新政権の政策を少なくともある程度は承認したと見る向きが多かった。

パチェリ枢機卿はバチカンの外相となる前はドイツ政府への教皇大使としてベルリンに一二年間、赴任していた。一九一九年にミュンヘンの大聖堂の階段で共産主義者に頭に拳銃を突きつけられ、殺すと脅された経験がある。[8] 今度はナチスとの条約も同じような表現を使って説明している。「拳銃を頭に突きつけられた男に、選択の余地はない。ドイツ人は男に譲歩を示している。これまでのドイツ政府がしたことがないほどの譲歩だ。向こうが言ってきた線で譲歩するのか、さもなくば帝国内の教会が実質的に壊滅させられるのを選ぶのか」。まるでパチェリはいつも頭に拳銃を突きつけられているようだ。[9]

パチェリのために言っておくが、パチェリは条約には何の幻想も抱いていなかった。あるイギリスの外交官に語っているように「もしドイツ政府が政教条約に違反すれば、必ず違反するだろうが、その時にバチカンは条約を楯に抗議できる」と理解していた。[10] 実際に第三帝国への抗議は数多く起こる。

政教条約は概してドイツカトリックから歓迎された。締結四日後にファウルハーバー枢機卿はヒトラーに電報を送っている。「貴下の政治家としての未来を見据える力は旧態依然たる議会や政党が六年間かけて成し遂げ得なかったことを六カ月で達成された」。[11]

これらは、すべてヒトラーに有利に働いた。伝統、法、国民の支持によりドイツの宗教は本物の権力を保ってきた。ナチズムの基本的な教義では国家の権力の中心は一つだけ、すなわち総統だった。教会指導者が国民の支持を別に主張したり、ましてやナチスと競合するなどもってのほかだった。

詳細は複雑で時には矛盾もあったが、ヒトラーの政策は教会の歴史的な勢力を骨抜きにすることに主眼があった。教会の弱みにつけこむ作戦であり、真正面から教会権力に挑むのは本意ではなかった。ローマ・カトリックの権威と影響力に尊敬の念を常に示し、時には嫉妬すらした。直接的な対決は気に入らなかった。戦後にならないとそんな動きは取れないと口にしていた。「いつか戦争は終わる。その時には宗教問題を解決するのが人生の最終課題になる」[12]。

現実問題として、そのような直接攻撃は不要だった。プロテスタントは内部分裂で権威ががたついていた（ヒトラーは「坊主どもの内輪もめ」と軽蔑をこめて片づけていた。ヒトラー側の手先が扇動し続けていたのである）[13]し、カトリックはカトリックで「文化闘争」の再来に常におびえていた。カトリックはナチスのプロパガンダで常に落ち着かず、ドイツへの忠誠を証明するのでおおわらわだった。民族、祖国への忠誠である。

ドイツの療護施設や長期入院施設の多くは教会が所有し、運営していた。障害者の世話に責任があるキリスト教者も大戦間中に優生学の教義に影響されたのは当然の面があった。

「異なる取り扱い」という概念は注目を浴びた。一九三一年の優生学会議に関する報告書がプロテスタントの福音主義教会内国社会事業中央委員会から出版された。人口成長の変化により「社会的に強靭で遺伝的に健全な」特徴を持つ家庭の規模が小さくなってきているという議論である。この変化により公共・民間両面での福祉への新たな方向づけが必要となった。報告書は伝統的な平等な福祉に代わる差別的アプローチを求めた。完全に社会復帰できると見込まれる者だけに相当の出費をすべきで、長期的な慢性病者には人道的な食事と保護管理だけに限るべきであるというのである[14]。

カトリックも優生学に影響された。カリタス科学研究所年鑑の編集者であるフランツ・ケラー教授博士は、「カリタス（カトリック中央福祉機関）ですら福祉を人種衛生の一環として実施しなければならない。……カリタスはその援助事業を社会全体へと適応させなければならない。生きることができない者や病人の世話は健康な人間や活力ある者に不利益を生じるほど強調されてはならない」[15]。イエズス会の優生学者ヘルマン・ムッカーマン博士は「健康で道徳的な人間……により支払われている」慢性病者への出費は莫大になり、「健康維持という簡単な問題の解決すら不可能になった。悲劇的な悪循環が、健康な人間の数を減らし、劣等者の数を増す」と書いている[16]。

こういった議論は当然ながら医学界、科学界、国家社会主義労働者党で聞かれていた議論と全く同じである。

優生学的な知識をすでに持ち合わせていた教会は遺伝的に不適な者等への断種を強制する一九三三年のナチス法に対して、必ずしも否定的に対応しなかった。プロテスタント教会は概して抗議しなかった。プロテスタント系の施設は法に求められるまま参加した。福音主義教会内国社会事業の施設では数多くの断種手術が実施された。高名で尊敬を得たベーテルの施設はてんかん者用だが、一九三四年から一九四五年までに一〇三九人が断種手術を施されている[17]。

例外はあったが、カトリックは断種手術に反対した。何年にもわたる反対の実績もあった。「貞淑な婚姻について」(Casti Conubii) と題する一九三〇年の回勅で、カトリックの立場は一定の力をもってはっきりと示されている。「優生主義者はこれらの者(遺伝的に欠陥があると見なされる者)から本人の意に反して医学的手段で自然な能力を奪おうとさえしている。犯罪への体刑でもなければ、将来の犯罪を防ぐためでもない。すべての権利と正義に背き、優生主義者がかつて保持したことがなく、正当に保持することも決してできない世俗権力を濫用している」。

この厳しい調子もカトリック内で継続中だった断種手術問題の議論を止めるには至らなかった。カイザー・ヴィルヘルム研究所の優生学教授のヘルマン・ムッカーマンはイエズス会所属だったが、遺伝的に劣等な国民の高出産率がもたらす脅威について警告する論文を多く書いている。詭弁を用いて、回勅が優生的断種を許していると解釈した。「……教皇の回勅は優生学的理由のみによる断種を禁じているのであり、医学的徴候がある場合はそうではない。……社会の福祉はかかる措置を将来の犯罪を防ぐための処罰として必要としている」[18]。

ヨーゼフ・マイヤー博士はカリタス科学研究所の神学者であり、優生学原理の強力な提唱者だった。一九二七年に『精神病患者の合法的断種』という本をカトリック教会の出版許可を得て出版している。同書は法の権威のもとに実施される断種手術は必ずしも悪ではないと主張している。道徳的な善を達成するために断種手術が行われるならばである。てんかんとハンチントン舞踏病の遺伝の恐ろしさを語っていて、精神病と知的障害についてマイヤーは達者な「切り下げ」を使っている。「道徳法は精神的に正常で理性的な個人にだけ当てはまる。精神病患者は道徳的秩序に属さない。道徳的秩序の対象にもならない」[19]。

精神病患者に道徳法の保護を与えず、マイヤーは精神病患者を人間以下におとしめていた。こういった発想は三〇年代のドイツに流布し、当然ながら精神病者の立場を極端に弱くしていた。安楽死計画はその具体例である。マイヤーの立場は確かにカトリック教会とは別だった。

断種法は政教条約の批准直後に成立し、カトリック当局をジレンマに陥れた。断種は教会の教義に反する。その点について妥協はありえない。しかし、他方、ナチスとの闘争は望むところではなかった。闘争になれば、政教条約自体が脅かされかねず、教会財産と教会運営の自主性の限られた保障すら危うくなりかねなかった。

条約の批准以前の議論で、ナチス内相フリックは断種法問題全体の見直しをドイツ司教団に約束していた。[20] その約束は反故にされた。ドイツ教会の幹部は政府と会合を開き、断種法の実施を防ごうとした。グレーバー司教はもし医者と病院両者ともに任意で断種を行うならば、教会側としては同法をのもうと提案した。[21] しかし、当然ながらナチス側には受け入れる余地はなかった。それどころか一九三五年には法の対象が広げられた。母親が遺伝的に劣等と判断された場合には中絶を命じる権限を断種手術法廷に与えたのである。

ファウルハーバー司教は一九三六年十一月四日にヒトラーと会った。議題の一つは断種政策と教会の立場だった。ファウルハーバーは総統に断種の代わりに終身収容を勧めた。ヒトラーは不満だった。ヒトラーは教会はどのぐらいの期間、第三帝国の断種法に抵抗するつもりかと脅しの意味で尋ねた。ファウルハーバーは早速腰を引いて、ヒトラーに「君主制下であっても、世俗権力側は必要と見なし、教会側ははねつけた法律（例えば離婚を許す法律）があった」と語り、皇帝の時代と同じように、「暫定的な取り決めは見つかるでしょう」と総統を安心させるように急いで付け加える[22]。実際に見つかったのである。教会側は反対を続け、政府側は計画を実施するのである。

ヒトラーの総統官房が安楽死計画実施以前に教会の反応を探ろうとした形跡がある。

ゲシュタポ本部のⅣB部（宗教的反対分子）のチーフだったアルベルト・ハルトルが、戦後に次のように証言している。一九三九年に上司のラインハルト・ハイドリッヒから聞いた話では、ヒトラーは教会から来るであろう抗議を考慮して安楽死計画には深刻な留保をつけていた。プロテスタントとカトリックの知合いに連絡をとり、慢性病者への最終的治療を施す政策を政府がとった場合に各教会の立場が特にどうなるか調べるよう、ハイドリッヒはハルトルに指示した。ハルトルの証言では、ハルトル自身が自分では専門的意見が出せなかったので、『精神病患者の合法的断種』という著書もあるローマ・カトリックの神学者であるヨーゼフ・マイヤー博士に研究を依頼したところ、マイヤー博士から合意が得られた[23]。

教会の立場には疑いの余地はほとんどなかった。ローマ・カトリック、プロテスタント共に、安楽死には反対だった。一九三四年までさかのぼるが、この時点でドイツ・ローマ・カトリック教会の首席司教であるベルトラム司教は、教会は常に安楽死に反対であると政府に対して公に警告する必要があるとすでに考えていた。

マイヤーはひるまなかった。ハルトルによれば、マイヤーは報告に六カ月かけた。教会幹部や学者に話をし、安楽死に対する教会の態度を徹底的に研究した。結論は曖昧だった。安楽死の無条件の否定は見つからなかった。マイヤーの結論では、この問題に関して賛否両論どちらにも尊敬すべ

き道徳的議論があった。したがって、慢性的精神病者、肉体的病者の安楽死は弁護可能な立場であるという結論だった。(24)

マイヤーの報告書は一冊も見つかっていない。カトリックの幹部は知らぬ存ぜぬである。ハルトルはナチスであり、ローマ・カトリック教会に対してスパイネットワークを組織した裏切り者の聖職者である。信頼度が高い証言者ではない。しかしこの報告に関して、ハルトルの証言は精度が比較的高く、具体的である。戦後にマイヤーは証人として証言したが、当初は報告書の作成を否定したものの、後に反対尋問にあって作成を認めた。(25)

安楽死計画は公式には一九三九年秋に始まった。公式の抗議が宗教当局から聞こえてくるまで一年以上もあった。この期間に宗教指導者と政府幹部との間には多くのやり取りがあった。書面や、本人自ら出向く形で非公式の抗議があった。交渉すらもあったかもしれない。歴史家のマルティン・ヘーレンが信じるところでは、フルダ司教会議事務局の担当者だったハインリッヒ・ヴィーンケン司教は政府と交渉し、この問題について沈黙を守るのと引き換えにカトリック施設を対象から外そうと努めていた。(26)

抗議は非公式だったが、多くの場合に勇敢で強烈だった。

一九三九年三月十九日にヴュルテンベルクのルター派監督であるテオフィール・ヴルムはフリック内相に激しい文面の手紙を書いている。なしのつぶてだったので、もう一通手厳しい非難の手紙を九月に出した。「狂人、弱き者、病人を計画的に皆殺しにするのは危険であり、スキャンダルである」とし、「ドイツ民族が弱者の扱いにおいて原始時代の慣習に戻る最初の文明民族にならねばならないのか。総統はご存じなのか。承認されたのか。この非常に重要な問題について答えを頂かないままではいられない」と嘆いた。とうとうヴルムは内務省のコンティから書留で返事を受け取った。答えは満足のいくものではなかった。司教は御安心下さいますよう。万端整っております。安楽死計画は機密ですが、法を厳守する形で実施されておりますと記してあった。(27)

一九四〇年六月一日にローマ・カトリックのフライブルクのグレーバー大司教はバーデン州の法相宛てに手紙を出し、殺人の報告に抗議し、説明を求めた。カリタスの保護者でもあるグレーバーは後にヒトラー総統官房へも抗議をしている。抗議するだけでなく、殺人の対象にされた者が救われるならばその世話の経費は全部、教会が出すという提案も教会を代表して行っている。

八月と十一月に、ベルトラムとファウルハーバーの両枢機卿はランメルスとカトリックであるギュルトナー法相に強硬な抗議状を出した。高齢のベルトラム枢機卿は「生命に値しないと一方的に宣言された患者の殺害が火をつけた憤りへの注意」を喚起し、「罪もない者の抹殺はキリスト教の道徳法を破るのみならず、ドイツ国民の道徳観にも背き、ドイツの評判を世界中で危機に陥れる」と訴えた。(28)

宗教指導者から書面での抗議が多くあった。リンブルクの司教は心動かす手紙を書いている。ヘドヴィッヒ大聖堂の主任司祭であるベルナルド・リヒテンベルクは激しい調子で苦情を申し立てた。ローマ・カトリックのパーデルボルン、ケルン、オスナブリュックの司教たちは一千万のカトリック者を代表するとして共同の手紙を出している。小教区の指導者ですらも激しい怒りの手紙を出している。バウマンという司祭が「第五の戒律の名において……この組織的な大量殺人に反対する」

と書いている。[29]
これらは書面での非公式の抗議であり、一般国民には知る方法がなかった。これらの抗議は政府の眼から見て、社会政策の実施に介入するものではなかった。手紙の多くは著名で尊敬されていた教会指導者によるもので、強制収容所に入れたり、それ以上の手段をとるというような対抗措置に出た場合には社会的反響が大きかったので、ほとんどの場合、対抗措置はとられなかった。手紙は受取を確認されることもなくまったく放置された。
しかし全員が処罰から免れたわけではなかった。エルンスト・ヴィルムという主任司祭が一九四〇年に安楽死に関する説教をしたところ、逮捕され、ダッハウ収容所送りとなり、終戦まで出られなかった。シュテルブリンクという主任司祭は海外ラジオの聴取と、ヴュルテンベルクの司教が安楽死反対の趣旨で行った発言の原稿を配布したかどで「死刑と名誉の永久剝奪」に処された。[30]
安楽死計画の最も重要な批判者の一人がパウル・ゲルハルト・ブラウネ牧師だった。ブラウネはホッフヌンクスターラー長期入所施設の所長であり、プロテスタント教会の福祉機関である福音主義教会内国社会事業中央委員会の副委員長だった。一九四〇年の春、ブラウネのもとに福音主義教会内国社会事業所属の施設から報告が届き出した。ドイツ全土で患者が不思議な状態で死んでいっているというのである。ブラウネはこれらの報告を帝国官房と法務省に届けたが、満足のいく答えはなかった。国防軍保護本部の幹部は告発を調査し、報告書を準備するよう求めた。ブラウネは同意し、一九四〇年五月と六月で入念に作成した。[31]
ブラウネの報告書は一五ページの信頼できる文書である。報告書の中で安楽死計画を並はずれた正確さでまとめ上げている。ブラウネが報告したのは病院と施設から移送された多数の患者の身の上を心配する全国的な動きである。「経済的理由」によって患者が追い出された病院からの報告も引用している。移送の対象に複数回なった患者もいた。移送された患者の突然の死が次には伝えられる。遺品も焼かれ、遺族にはお決まりの手紙が届く。こういった手紙のコピーも報告書に添えられた。

これらの患者の死がいわゆる生命に値しない数万人、数十万人を処理しようという大規模な作戦の一部であるのはまちがいないと報告書は結論づけた。いかなる経緯からか国防のために「ごくつぶし」処理が必要になり、ゲルマン民族を改良する計画の一部として、精神的な欠陥者や他の救いようがない者を弾き出すものであるというのは周知である。ブラウネはドイツには、そういった人間が百万人はいるという雑誌の記事を引用している。

殺人病院の恐るべき姿をブラウネは詳細に至るまで活写した。報告には、患者は何が起こりつつあるのか分かっていること、食事が全く不十分であることが含まれた。骨壺の底に刻まれた番号を分析し、すでに殺された人間の数も推定している。

犠牲者の家族や友人の口から殺人は世間の知るところとなった点を指摘し、これが不安を引き起こし、医者や看護婦への信頼を損なっていると警告した。

生命に値しない人間とは誰なのかを定義するのは非常にむずかしい、とブラウネは説明した。まもなく退院して就職する予定だった六人の娘を例としてあげている。「精神状態のはっきりとしているこの娘たちは計画に巻き込まれ、移送され、殺された。誰が異常で、誰が反社会的で、誰が回復の見込みがない重病人なのか。祖国のために戦い不治の病にかかった兵士はどうなるのか」。ブラウネは恐怖をもたらしているこの計画を停止し、その法的・医学的・倫理的・政治的影響を当局が分析するよう強く求めた。[32]

ブラウネはケルル教会相に勇気ある報告書を自ら届けた。本人が戦後書いているが、ケルルは計画を耳にしたことすらなく、知ったときにはおびえすら見せた。ギュルトナー法相にも届けた。法相は憤慨し、計画を「これは流れ作業の殺人」に過ぎないと発言した。[33]

総統自身が報告書に目を通すよう願ったブラウネは総統官房のランメルスにも提出し、ゲーリングの甥の厚意を得てゲーリングにも一部届けた。

報告書を手にした者の誰からも公式のコメントはブラウネに届かなかった。ランメルスがこの問題をヒトラーに持ち出し、ヒトラーは殺人計画中止を命じるのには首を縦に振らなかったものの、計画が「穏当に」実施されるよう求めたそうだと非公式に総統官房の友人から耳にした。

ブラウネには何の公式の反応も返ってこなかった。代わりに八月十四日にゲシュタポに逮捕された。ゲシュタポのトップであるハイドリッヒ直々の命で拘留された。拘留は一〇週間だった。尋問は二回あったが、報告書をまとめたかどで逮捕したのではないと尋問者は力説した。安楽死計画は秘密であり、公式には存在していなかった。[34] ブラウネはこの「救いようがない」ともいうべき悪夢から解放されるには、「国家や党の措置に反対する行動はこれ以上」行わないという約束をしなければならなかった。[35]

哀れにもブラウネは福音主義教会内国社会事業の同僚とも揉めなければならなかった。同組織のトップであるコンスタンティン・フリック牧師は事態を深刻に受け止めていなかった。殺人計画は合法であると信じ、精神の働きのない植物状態の患者だけが対象になっているから安心するようにと言われていた。一九六七年にブラウネがまとめているように「教会は組織として沈黙を守っていて、何の行動にも出なかった。釈放後に、中央委員会の会計役からそんなことのために危ない目に遭うなんてと非難されたほどだった」[36]。

フリードリッヒ・フォン・ボーデルシュヴィンクは当時のドイツプロテスタントの代表的人物だった。父親は、偉大なベーテルミッションの創立者だった。ベーテルはてんかん者の治療で有名な長期ケア施設である。父親が一九一〇年に亡くなったときにボーデルシュヴィンク牧師が引き継いだ。同僚からも尊敬され、説教の力強さと説得力は有名だった。

ボーデルシュヴィンクの高潔さと指導力は衆目の認めるところだった。一九三三年に「ドイツキリスト者」というナチス主導のプロテスタント組織が教会を意のままにしようとし、組織内の権力を全部一人の指導者のもとに置くといういわゆる総統原理を適用しようとした。しかし、ボーデルシュヴィンク牧師がナチス派の候補者に大差をつけて帝国監督に選出された。ヒトラーは不快だった。「ドイツ福音主義教会の再建の努力が困難で決定的になじまない方向を示したのは遺憾極まりない」と不気味な発言をしている[37]。ボーデルシュヴィンクはしばらくはナチスの教会への侵食に対して抵抗するのに成功したが、数カ月後にプロシャ福音主義教会の国家社会主義長官が政府に指名され、辞任を余儀なくされた。

ボーデルシュヴィンクはナチスと肌が合わなかった。評判が高く人望があったので、思い切った発言や行動ができた。安楽死に反対し、計画が続いた間も自分の患者の移送を許さなかった。ボーデルシュヴィンクほどの力がなければナチスも大目にみることはなかっただろう。

ブラウネが殺人の報告書にかかっていた時点では、ボーデルシュヴィンクのベーテルミッションがあるウェストファリアはまだ無傷だったので、ブラウネから聞くまで事態を把握していなかった。話を聞いて憂慮したボーデルシュヴィンクはブラウネの法務省関係者、宗教関係者、総統官房幹部との会見に同行した。

一九四〇年の六月にベーテルに三千枚のT四計画の登録用紙が届いた。八月一日までに記入のうえ、返却を求める指示がついていた。[38]ボーデルシュヴィンクは来るべきものが来たのを直感した。職員に記入しないよう命じた。職員も全員一致でこの方針に賛成だった。ボーデルシュヴィンクはコンティ内務省衛生局長に手紙を出し、会見を求めた。コンティは拒否したが、ボーデルシュヴィンクは同省の幹部と会い、登録用紙は「最終的医学援助」を受ける者の選定に用いられるのを認めさせた。[39]

ボーデルシュヴィンクは激しい文面の抗議の手紙を一九四〇年九月二十八日に教区首脳に出している。自分や他の者の抗議にもかかわらず状況は変わっていない。殺人は社会に深刻な不安を引き起こしている。家族は病人が出ても病院には恐ろしくてやれない。

福音主義教会内国社会事業中央委員会委員長のフリック牧師から内密の形で、計画は公表されていないものの、完璧に合法であるとの連絡があった。ボーデルシュヴィンクはキリスト教の教義に反するのみならず、国民の知る限りでは刑法のもとで非合法の計画に、施設の所長が関与するのがいかに困難であるかを強調した。合法の安楽死計画が秘密にされているなら、犠牲者の遺族に何と伝えればいいのか。計画全体の再考を求め、計画が中止されない場合でも、ベーテルが対象外になるよう求めた。ベーテルが外されたら、政府の他の命にはすべて従うと約束した。救われた患者の経費はベーテル側が負担する。もし内務省がさらに施設を必要としているなら、ベーテルの施設がスペースを提供しよう。(40)

ボーデルシュヴィンクは他の幹部とも会い、抗議状も出している。一九四一年一月にゲーリング宛てにゲーリングの甥経由で抗議状を出した。計画の全体像を描き、中止を強く訴えた。ヒトラー付きの医者がボーデルシュヴィンクに会いにきて、計画の正確な情報を提供するという返事がきた。ボーデルシュヴィンクの情報は「不正確で大部分が誤っている」とのことだった。(41)

ブラントは実際にベーテルに足を運んだ。ナチスに傾倒している青年とルター派の牧師は慢性的で重度の障害者を殺すのが有効であるか、道徳的であるかを話し合った。二人の対話は文通でも続いた。ブラントはさらに何度かベーテルに足を運んでいる。友情に近いものが二人の間に生まれた。ニュルンベルクでブラントは「ボーデルシュヴィンク博士と数回話し合った……こういった問題を語り合う必要は二人とも感じていた」。安楽死は道徳的に正当化できるという確信をブラントは常にある程度、抱いていた。ボーデルシュヴィンクは同意しなかった。しかし、ブラントによれば、極端な場合には例外もありえることはボーデルシュヴィンクも認めた。「話せば話すほど腹を割って話すようになり、相互理解は深まった」とブラントは言っている。あながち的はずれでもないかもしれない。(42)

ナチスはボーデルシュヴィンクに悩まされたが対応には迷った。ベルリンはある時点で逮捕を命じたが、地元の警察は動かなかった。この牧師は高く評価され、大切にされているので、逮捕すれば地域に不安が起こるという理由だった。秘密警察に任せるというのが警察の意見だった。秘密警察は逮捕しなかった。代わりに警告として爆弾が施設に仕掛けられ爆発した[43]。

安楽死計画への協力にボーデルシュヴィンクが反対し、抗議が強力で効果的だったので、ベーテルから殺人機関に直接移送された患者は一人もいなかった。ベーテルはT四計画を免れた。しかし、だからといってベーテルの患者全員が助かったわけではない。何人かははっきりしないが、他の入院施設に移され、そこから移送された患者がいた。ベーテルにいた一二人のユダヤ人患者のうち職員が隠し通せたのは五人だった。これはヒトラー国家の終焉四〇周年記念にベーテル・ボーデルシュヴィンク施設評議会が出した声明が確認している。「ベーテルの入所者にも犠牲者がいたことを悲しみと共に明らかにする。……数は不明だが患者が他の施設に移された後で殺された[44]」。

長期入所施設全部が全部ベーテルほど幸運だったわけではない。ベーテルの場合はきっぱりと抵抗した。他の宗教施設はあたかもT四計画と共存しようとしたのである。アルステルドルフのプロテスタント施設の役員は最低限度だけ計画に協力すれば、全員は無理にしても大部分の患者は救えるという期待をしていた。

アルステルドルフの所長のフリードリッヒ・レンシュ牧師が心配だったのは、協力しない場合に慈善活動としての資格を失うことだった。免税の資格を失ってしまう。そうなると施設は閉鎖せざるを得ず、戦中に患者を路頭に迷わせることになる。レンシュのナチスとの不運な協力関係は戦前に始まっている。一九三七年に当時の「正しい」思想にしたがって、レンシュはハンブルクの厚生当局にユダヤ人入所者を他に移送するよう求めた。当局は要請に応じ、アルステルドルフの「アーリア化」が始まった。ユダヤ人は国営の老人ホームであるハンブルク・オーバーアルテン通りに一九三八年十月三十一日に移された。一九四〇年九月にはブランデンブルク・アン・デア・ハヴェルの安楽死施設に移送され、到着後ただちにガス室行きだった。

アルステルドルフの医者は熱心な優生論者のゲルハルト・クレイエンベルク博士だった。クレイエンベルクとそのスタッフは一九三三年の遺伝病子孫予防法が後ろ盾となった断種計画を積極的に進めていた。クレイエンベルクの断種手術の対象は広範で売春婦や同性愛者といった「道徳的に弱い者」をも含んだ。

クレイエンベルクはハンブルクでの「はみだし者」や社会の「のけ者」といった非社会的人物の登録制度の創設者の一人だった。この登録制度は強制収容所行きを決めるのに利用され、ドイツ中の他の自治体のモデルになった。優生学の原理にしたがって、医者はアルステルドルフの患者を二つのグループに分類する仕組みをつくりだした。治療とケアに値する「価値がある」グループと「価値がない」グループである。

この分類はT四計画が始まると役に立った。最重度のケースだけ人身御供で安楽死センターに差し出せば残りの患者は守れるという確信をアルステルドルフ当局は抱いていた。

当然ながらそううまくはいかなかった。強制断種手術から始まり、次はユダヤ人の密告、その次は重度患者が一人また一人と犠牲になる。一九四五年の終戦までにアルステルドルフの約六百人の患者が死出の旅に立った。多くの患者はT四計画が公式には終了した後、餓死させせられたり、薬の過剰投与で殺されたりした。レンシュ牧師はナチス当局と協力することで患者を守れると考えたが、甘かった。アルステルドルフで起こったことはドイツ全土の施設で起こっていた。

レンシュ牧師は虎を飼いならせると思ったが、虎は飢えていた。クレイエンベルクもレンシュも戦後、訴追されなかった。そのままキャリアを続けたのである。

ベルリン司教のフォン・プレイジング伯爵は新教皇ピウス七世の友人だった。教皇がローマ教皇大使として一九二〇年代にベルリンに勤務した際に二人の友情は深まった。プレイジングはピウスに戦中も個人的に手紙を出し続けた。手紙で殺人計画とその実施を教皇に伝えたのである。プレイジングの努力の甲斐あってバチカンはいわゆる安楽死を「自然法、神の法と相容れない」と非難する宣言を一九四〇年十二月六日に出した。非難は一般的な表現に包まれ、ドイツやナチスを直接槍玉にあげることはなかったし、広く流布されもしなかった。バチカンは第二次大戦中に参戦国間を慎重に立ち回ったが、それはこの件でも同じだった。教皇は一九四三年の「神秘体（*Mystici Corporis*）」と題した書簡で特に「身体的奇形がある者、狂人、遺伝病に苦しむ者」の殺人を非難した。(45)教皇はプレイジングの手紙で情報を得てはいたが、初回と同じようにドイツの殺人を名指しはしなかった。

プレイジングは一九四一年三月に果敢にも殺人計画への注目を求める説教をした。「教会が民衆の道徳的中心である結婚を原理として守るのと同じように、教会は個人が生命に対して持つ権利をも保護する。最近、無辜《むこ》の者が持つ生命と保護への権利への例外が理論としても実践としても唱えられているのを耳にしている。その理由にあげられているのは、医学であり、経済であり、そうそのとおり、優生学である。国家を含め、地上の権力には無辜の者の生命を奪う権利はないと神の法は宣言している。この神聖なる法を変えることはできない(46)」。勇気あふれる説教だったが、注目されなかった。当局は発言に留意したが、何の行動にも出なかった。

その意味でプレイジングの説教はクレメンス・アウグスト・フォン・ガーレン伯爵、「ミュンスターの獅子」と呼ばれたミュンスターの司教の有名な雷鳴のような説教とは全く別だった。

フォン・ガーレンは由緒ある貴族の家の出だった。家系は本人が書いているように根っからのカトリックだった。十七世紀にクリストファー・ベルナルド・フォン・ガーレンが司教＝プリンスだった。十九世紀期末にはフェルディナンド・ヘルベルト・フォン・ガーレンとその息子はカトリックと国政両方で枢要な地位を占めていた。

フォン・ガーレン司教は一八七八年生まれで一九四一年当時には六十三歳だった。すでに司教として六年間務め、司教区では敬愛され、ドイツ全土に知れ渡っていた。話す声は深みがあり、朗々として、権威に満ちていた。説教には人がよく集まった。ハンサムで偉丈夫であり、背は一九三センチを超し肩幅は広く胸板は厚かった。フォン・ガーレンが怒りと抗議で有名な説教を三回行った後で秘密警察が逮捕を計画したといううわさがミュンスターではあった。その話によれば、フォン・ガーレンは秘密警察に、望むならいつでも逮捕に来いと伝えたという。大聖堂の扉の前で司教の衣装に身を飾り、頭には司教冠、手には司教区の信者の幸福のためにフォン・ガーレンが果たしてきた責任を象徴する司教杖もしくは錫杖という姿で待っていると。羊飼いと羊たちである。この偉大な人物がローマ・カトリックの古代からの権力と権威の象徴で正装している。これは強烈なイメージとなって秘密警察の足さえ踏みとどまらせたという。

フォン・ガーレンは保守派であり、愛国者だった。教会の精神的権力だけでなく、世俗権力からも完璧な支持を得ていた。第一次世界大戦を「我らの生存のための闘争」とすら呼んで熱烈に支持していた。「各々の立場で義務に献身し、犠牲への覚悟がある我々は、祖国への神の慈悲を求め、兵士への神の御加護を懇願しようとする」と信じていた。休戦後も連合国の平和政策を「はなっから疑わしい代物である。フリーメイソンのウィルソンが唱えたものだし、そもそも戦争をもたらした復讐の念や強欲、権力欲がからみあっている」と非難している(47)。

平和には不満で、ヒトラーの「背後からの一突き」という考えも受け入れた。そんなフォン・ガーレンが「戦争が新たに勃発する」のを当然のごとく予期していたのは驚くに当たらない。ドイツ内外で常識に近かったのである(48)。

同様に第三帝国初期にフォン・ガーレンが新政権から特別の注目を得たのも驚くには当たらない。バチカンとの政教条約はドイツのカトリック教会に新たに任命される司教が、「憲法に則って選出された政府」の権威を尊敬するという忠誠の誓いを行わなければならないと規定した(49)。偶然だが、政教条約締結後に最初に司教に任命されたのがフォン・ガーレンだったのである。新司教としてベルリンの仰々しい軍事的儀式に招かれ、高位高官の面々に取り囲まれた。忠誠の誓いを執り行ったのはゲーリングその人である。

ナチスはフォン・ガーレンを見誤った。確かにドイツには強烈に忠実だったが、ナチスの持ち駒には決してならなかった。第三帝国の初期の頃の話である。聖ランベルト大聖堂の説教壇から、親としての責任というテーマで話していた。ヒトラーユーゲント運動の見解と指示が若者の宗教教育に取って代わるなどということは決してあってはならない。これを聞いて制服姿の党員が聴衆の中から立ち上がり「妻子もない独身者がいったい何の権利があって若者や結婚の問題を語るのか」と問い詰めた。

フォン・ガーレンは頭の回転が速くユーモアのセンスがあった。説教壇を叩き、静粛を求めると、厳粛な口調で「この大聖堂内で敬愛する総統への非難は、私が絶対に容赦しない」と受けたのである(50)。

第二次世界大戦の勃発は予期していて、開戦後初めてのメッセージで「一九一九年に押しつけられた平和により終結した戦争が新たに始まった。民族と祖国は試練にさらされる。再び、多くの男と若者は銃を手にし、血なまぐさい戦いに従事し、国境の守りに立つ。祖国を守る決意で自らの生命を賭し、民族に自由と正義の平和を勝ち取るために」と言っている(51)。

戦中を通じてフォン・ガーレンはドイツの戦争目的を強力に支持し、前線の兵士への神の祝福を祈った。フランス、ベネルクス三国、そして特に共産主義ロシアへのドイツの「栄誉ある勝利」を祝うとともに感謝した。説教の終わりの言葉はいつも同じだった。「民族、祖国、総統のために祈りましょう。神は……」(52)。

フォン・ガーレンを怒らせたのはナチスの教会施設、所有物へのいやがらせだった。第三帝国時代に、多かれ少なかれいやがらせは続いた。典型的だったのは公共の場での十字架の扱いである。カトリック地域の学校の教室から十字架を取り除こうという動きがあった。フォン・ガーレンの司教区にあるクロッペンブルクという市場町においてである。住民は怒り、騒動にまで発展した。元カトリックのナチス党員まで抗議に加わり、当局側は引きさがった。十字架は教室の壁に戻った。フォン・ガーレンはクロッペンブルクの行政に強い口調の祝福の手紙を送った。手紙の中で十字架を取り除こうという動きと住民の抵抗を余すところなく描いた。[53] しかもこの手紙を司教区新聞に掲載した。手紙はドイツ中に出回り、ナチスから相当の反感を買った。

ナチスは反教会関係者キャンペーンを続けた。聖職者、尼僧は性的堕落、金銭的腐敗、国家に対するスパイ行為のかどで追及された。ねつ造された容疑や、何の容疑もなしで、強制収容所に入れられたり、自宅監禁の目にあった。修道院、尼僧院、その他の教会施設が何の通知も補償もなく地元当局に接収された。

一九四一年初め、連合国はミュンスターへの大規模な空襲を開始した。大聖堂もその広場も損害を受けた。市内も至るところが廃墟と化した。中心街であるゾンネンン通りも破壊された。市民はパニックを起こし、農村部へ疎開した。男性は職場にとどまるようにという市当局からの命令があったにもかかわらずである。フォン・ガーレンの邸宅は焼夷弾で屋根の一部と最上階が焼けた。フォン・ガーレンは不在だった。例年どおり、歴史あるテルグテで聖母マリア訪問の祝日を祝っていた。

フォン・ガーレンはミュンスターに戻り、市内の残骸を見て回り、信者を慰めた。その晩はサイレンが鳴っても邸宅から防空壕に避難することを拒否した。地下室にすらも行かなかった。翌日、地元の秘密警察がイエズス会の施設を二つ接収しようとしているという情報が入った。早速足を運ぶとまさに秘密警察が聖職者を立ち退かせ、所有物を没収している最中だった。ここで初めてフォン・ガーレンはナチスに現場で対決し、怒り心頭に発した。この愛国者で保守的な貴族が慎重さをかなぐり捨て秘密警察を泥棒、盗人と面罵した。

次の日、今度は「無原罪の御宿り」教会が接収された。シスターとイエズス会士はウェストファリア州から追放された。その週のうちに秘密警察はさらに六つの施設を取り上げた。その中にはベネディクト尼僧院も含まれていた。フォン・ガーレンは家領であるオルデンブルクのディンクラーゲ城にシスターたちが泊まれるように手配した。(54)

秘密警察との対決を終えて司教邸に戻ったフォン・ガーレンはある決意を固めた。礼拝堂付き司祭に向かって「もうこれ以上は黙っているわけにいかない」と語っている。自分に語りかけているようでもあった。

その晩、パイプをくわえ書斎でタイプライターに向い、三回連続の説教の第一回分に取りかかった。これらの説教はドイツを震駭させ、ヒトラーの逆鱗に触れ、フォン・ガーレンに「ミュンスターの獅子」という永遠の名誉を与えることになる。

礼拝堂付きの司祭によれば、フォン・ガーレンはランベルト教会の日曜ミサで始めは動揺を示し、心ここにあらずといった様子だったという。偉丈夫はほとんどまるでぎごちないほどゆっくりと、説教壇への階段を上る。準備した説教を読みだす。ふだんと違って声が震えている。数分たってやっと落ち着きを取り戻し、いつもの力強く深みのある声が教会を満たした。ポルトマン司祭によれば、教会へのナチスの犯罪を告発するくだりではフォン・ガーレンの声は雷鳴のようだった。具体的に非道な振舞いを指摘し、正義を求めた。「正義は国家の基本である」。

説教の終わりは「正義のドイツの民族の名において、至上の正義の名において、銃後の平和と連帯のために、私は声をあげる。ドイツ人として、名誉を重んずる市民として、キリスト教の代表者として、カトリックの司教として、私は公に宣言する。正義を我らに。この要求が満たされねば、ドイツの民族と祖国は国内の荒廃と腐敗により破滅する。兵士の英雄的行為と栄光ある勝利にもかかわらずである」と締めくくった(55)。

一週間後にフォン・ガーレンは再度声をあげた。第二回目では教会と教区民に対するナチスの犯罪を非難した。教会に集まった信者に神の掟に従うよう勧めた。「たくましく。びくともせずに。……神に従うことで私も信者の皆さんも命と自由を失うかもしれません。故郷を追われるかもしれません。それでも罪を犯すよりは死んだほうがましです」。

効果的な隠喩を用いた。「今、我々はハンマーではありません。むしろカナトコです。向こう、つまり敵や背教者は力ずくで打ちすえてきます。神と我々の真の関係をねじ曲げようとしています。民族、我々自身、我々の子孫に新しい形を押し付けようとしています。しかし鍛冶場から学びましょう。……カナトコは打ち返せないし、その必要もないのです。ただどっしりとして、たくましくしていればいいのです。たくましく、どっしりさえしていればハンマーよりもカナトコのほうが長持ちします。どんなに強くハンマーが叩いても、カナトコはどっしりと構え、新たな形を生み出していくのです(56)」。

最後の説教は第三の日曜日、一九四一年八月三日だった。T四計画を「汝殺すことなかれ」という戒めを破るものとしてあからさまに非難した。

説教壇からフォン・ガーレン司教は機密の政府計画を余すところなく正確に細部に至るまで信者に伝えた。これだけで反逆罪だった。

……ベルリンからの命令で長期間治療を受け、治癒不能に見える精神病患者が強制的に精神病院から移動させられています。その後まもなく、決まりきったように家族に通知が届きます。患者は亡くなりました。遺体は火葬され、遺骨はお引き取り可能です。大まかに見て、こういった精神病患者の不慮の死が自然の理由による場合はほとんどありません。たいてい人為的なものです。これは「生きるに値しない」と見なされる者の抹殺、つまりその存在が民族や国家にとって生産的でないと見なされた場合に何の罪もない人間の殺害を許可する思想に沿うものです。このいまわしい概念は罪もない者を殺すのを正当化しようとし、働けない病人や弱者や不治の者、衰弱した老人を殺すのを許しています。この思想に直面したドイツの司教はここに宣言します。何人も罪もない人間を殺す権利はない。理由はなんであろうがです。例外は戦争や正当な自己防衛だけです。[57]

フォン・ガーレンは聴衆に思い起こさせた。殺されているのは、

……我々の仲間です。兄弟姉妹です。貧しい人、病気の人、非生産的な人、だから何なのでしょうか。生きる権利をなぜか失ってしまったのでしょうか。皆さんも私も生産的なときにだけ

か生きる権利はないのでしょうか。……秘密の命令が精神病者の処分から他の非生産的な人間にも対象を拡大することができます。もう治らない肺病にかかった人間、弱った老人、労災被害者、重度の障害を持つ元軍人といった人たちです。安全な人はもはや一人もいません。誰が自分の医者を信頼できるでしょうか。……このような恐るべき思想が大目にみられ、受け入れられ、実行されたらどのような堕落と疑心暗鬼が家庭生活に入り込むことになるのか、予測もつきかねます。人道も地に落ちました。仮に「汝殺すことなかれ」という神の神聖な戒めが犯されるのみならず、黙認され処罰を受けることなく実行されるとしたら、人道もドイツ人の名誉も地に落ちるでしょう。(58)

説教は宣伝省によれば、「ドイツ政治指導者に対するここ数十年での最も強硬な非難」だった。(59)フォン・ガーレンは秘密警察が説教の原本を処分しようとするのを見越して、司教邸にカーボンコピーを隠しておいた。予測どおりに秘密警察は原稿を入手しようとやってきたが、手遅れだった。すでに原本からコピーが作成され、数十部が数多くのポストからありふれた封筒で代表的な教会指導者と軍の指導者に送られていた。このコピーがさらに数千、数万単位で印刷され手渡しにされ、それはドイツ全土に及び、ロシア戦線で戦闘中の兵士にすら届いた。ナチス指導部は重大な危機に瀕した。

説教は司教の攻勢の一部にしか過ぎなかった。さらに教区内の信者へ激しい内容の教書を出している。抗議の電報を帝国官房、ヘルマン・ゲーリング、法務相、内務相、宗教相、そして軍の最高首脳宛てに打っている。州の行政の首脳にも直接会いに出かけ抗議した。

フォン・ガーレンはミュンスターの検事にも正式に手紙を出した。犯罪を報告するのは法による市民の義務であるという内容である。報告すべき犯罪がある。罪もない人間が殺されている。これは明らかに違法である。司教は検事総長が施設の患者の生命を守るよう、「移送と殺人に対する行動をとり、同胞をただちに保護する」ことで職責を果たすよう断固として要求した。これ以上強硬な姿勢はなかった(60)。

八月三日の説教でフォン・ガーレンはすでに手紙を出してあることを伝え、返事がすぐ来るのを待っていると伝えた。「誰一人として解き放たれることなく、命がけでも果たさねばならない良心の義務がある」と説明している(61)。

命がけは本当だった。友人はフォン・ガーレンに何度も教区内を回るのはやめるように警告した。当局側に襲われ、殺される恐れがあった。警告に耳を傾けるフォン・ガーレンではなかった。兄弟のフランツ伯爵が家族の心配を代表して「逮捕されたら、我々は何をすればいいのか」と尋ねると「何も」という答えが返ってきた(62)。

フォン・ガーレンは襲われもしなかったし、消されもしなかった。ナチス指導者ははらわたが煮えくりかえっていて、フォン・ガーレンを消す提案もあった。マルティン・ボルマンは同意したが、ヒトラー側近のプロパガンダの天才であるヨーゼフ・ゲッベルスは強く異を唱えた。ゲッベルスはフォン・ガーレンの並々ならぬ人望を理解していた。ゲッベルスは警告した。「司教に何かあれば、ミュンスターの住民をこの戦争中はもう敵に回すことになる。ウェストファリア州全体もそう思ってまちがいない」[63]。

ヒトラーはロシア作戦のまっただなかだった。勝利は比較的容易と思われていたが、実際には戦局は困難だった。戦闘は激烈で、ヒトラーは国内での混乱や支持基盤の弱体化を望まなかったと見られる。総統はフォン・ガーレン司教に何も起こらないようにという指示を下した。一九四一年七月三十日に教会や修道院資産の接収停止を命じた。八月二十四日にはT四計画の停止を命じた。説教を行ってから一カ月足らずで、フォン・ガーレンが異議を唱えた二つの政策は終わりを告げた。

ヒトラーがフォン・ガーレンにどのような感情を抱いたかは火を見るより明らかである。ヒトラーは一九四一年十一月八日にミュンヘンの有名なビアホールで古参党員を相手に演説をぶったが、その中で「我らの団結にひびを入れようとする者はその人物がどこから来ていようが、どの陣営に属していようが、私はしばらくは見守る。その方法を諸君は御承知だろう。仮釈放の期間があるが、ある瞬間が来れば一撃を加え危険を可能な限り速やかに取り除いてしまう。その時にはどんな隠れ蓑も役には立たない。宗教の隠れ蓑すらもである」[64]。

『ヒトラーのテーブルトーク』という興味深い本には、ヒトラーのもう一つのコメントが記録されている。「フォン・ガーレン司教のような男はよく承知しているだろうが、私はきっちりとお返しはさせてもらう。ローマのドイツ僧団にここしばらくのうちにうまく移れない限り、フォン・ガーレンも心配御無用、私が完璧にけりをつける。つけは必ず払って頂こう」[65]。

ヒトラーはフォン・ガーレンを軽蔑していて、きっちりかたをつけるつもりだった。それでもこの二点については司教が勝ち、総統は引き下がらざるを得なかった。

ここで本章の冒頭で尋ねた不幸な質問にもどらねばならない。ユダヤ人・ジプシー・同性愛者・セブンスデーアドベンティスト（安息日再臨）派の虐殺、反社会分子の強制収容、社会政策の手段としてのテロ、非戦闘員への爆撃、ヨーロッパ中の民族集団の強制移住といった憎むべきナチスの政策に教会は反対の声をなぜあげなかったのか。なぜ、信者を結集させなかったのか。こういった他の憎むべき問題を教会が仮に安楽死を非難したように強力に効果的に非難していたらどうだっただろうか。

現実には教会は非難の声をあげず、この質問への答えはない。ただ言えるのはドイツの教会の伝統である世俗権力への尊敬、ドイツ的存在すべてへの賛美がブレーキとなった。

ドイツのキリスト教の構成員もまたドイツ人だった。教会の態度がドイツ国民全般の態度とは大きく異なっていたと信じる理由はない。ドイツ国民は障害者殺害に心を悩まされた。だから司教団が障害者殺害を非難した際には国民からの十分な支持が得られた。ユダヤ人や反社会的分子の迫害には何の怒りも湧き起こらなかったのである。国民からも教会の指導者からもである。

怒りを実際に覚えた教会の指導者（一部には存在した）が発言したところで、教会関係者からも国民からも支持はゼロに近かっただろう。現実に発言した一握りの指導者は何の影響も与えられず、ゲシュタポの手で過酷な目にあった。

第十章　T四計画その後：一九四五年〜一九九四年

確かに自分がやったんだと記憶が言う。したはずがないと自尊心が言う。最後に降参するのは記憶である。

（ニーチェ）

ドイツは一九四五年五月九日に無条件降伏した。戦争は五年と九カ月と九日間続いた。ナチスの千年王国のはずだった第三帝国は一二年と三カ月と一〇日間続いた。

ドイツの都市は廃墟と化し、産業構造は破壊され、社会機能はほとんど停止した。狂気と絶望の中で生き残った者はまるで月面のような光景の中をさまよった。

一九四五年に国民は食べ物を手に入れる、雨露をしのぐ、暖をとるといったまさに生き延びるために一生懸命だった。再建の前に過去のガレキを始末しなければならない。マンパワーは足りなかった。三五〇万の男が兵役で命を落とし、数百万人が負傷した。男の士気の落込みは激しかった。復興の仕事にとりかかったのは女だった。〝瓦礫《がれき》女〟と呼ばれる女たちが腕まくりをして、シャベルやつるはし、それに間に合わせの手押し車でガレキの山を片づけた。生活を再開しなければならない、ドイツは再生しなければならないという決意は固かった。女性の努力と決意は今日のドイツの驚異的な発展を象徴している。ドイツの発展はすべての面で賞賛に値する。

一九八〇年代のドイツ人にとって一九四五年は「ゼロ年」である。現代国家、民主主義国家としての今日のドイツの建設が始まった年である。ゼロ年は適切な用語である。なぜなら、ドイツ社会の単なる物理的な再建以上のことを示唆しているからである。ゼロは始まりである。始まりの前には何もない。歴史もない。歴史は一九四五年に始まっている。ドイツは国民的な健忘症にかかっていた、いや現在もかかっているとはよく言われる。ナチス時代と第二次世界大戦の欄は空白である。戦後の長い期間、ドイツの学童はこの期間について何も教わらなかった。何一つである。

アドルフ・ヒトラーは地下壕で自殺した。体は判別もできないほど炭化した灰になった。総統官房とベルヒテスガーデンの家は取り壊された。連合国軍はヒトラーの物理的な痕跡を消し去ろうとした。将来ヒトラー崇拝の場となるのを恐れたのである。真の意味でこれは不可能な作業だった。

高速道路、橋等々はありとあらゆる所にあった。心理面から見れば、この作業は不要だった。民衆からあれほど好かれ、慕われた指導者ヒトラーは跡形もなく消えた。ヒトラーの名前を口にする者は一人もいなくなった。無言だが全員一致の合意で、ヒトラーは人間でなくなった。

あれほど強力でドイツ社会に広範な広がりを見せていた全体主義運動はその指導者と共に姿を消した。国家社会主義、総統原理、人種理論、社会概念は何の痕跡も残さず視界から消え去った。

タブーとなった話題がある。議論もされないし、書かれることもない。反ユダヤ主義、人種的優越、残虐行為、強制収容所はみな雲散霧消した。優生学原理、新医学、重度障害者と慢性的精神病者の安楽死も消滅した。まったく妙だった。こういった出来事の弁解はなかったし、謝罪もなかった。あったことすら認められなかった。誰もが口をつぐんだのである。

精神科医はうつ病を感情の欠如と定義している。うつ病の患者は感情のない灰色の世界に暮らしている。自分が対応できない反応を病気を使って押し殺し、否定している。ある国全体がうつ病にかかることがあるとすれば、第二次世界大戦後のドイツはまさしくうつ病だった。

すべてが否定された。心理的には何一つ片がついてなかった。これは理解できる。ある人がとてつもない精神的な傷を負ったとき、例えば事故の結果、四肢マヒになったとき、否定の時期が始まる。心は自分の状態が理解できない。ましてや対処などできようはずもない。毎日の看護のこまごまとした点に気を遣うことくらいしかできない。リハビリテーションが始まり、だんだんゆっくりと時間をかけて本人は自分の状態と派生する強烈な感情に現実的に対処できるようになる。ドイツ人も自分たちを似たような状態にあると判断したのだろう。

他者にもたらした恐怖と自分たち自身の恐怖はとうてい手に負えないほどの規模だった。このような感情と生への欲求を同時に持つことは不可能だった。

戦争の罪の問題は他人の問題となった。廃墟の女性はガレキを片づけた。日常生活のリズムが戻ってきた。男も女に加わり、自分たちと子供のため、そして将来の世代のために生活を立て直した。T四計画以後半世紀のドイツ社会、医学界、障害者の行動を理解するのにこの視点は非常に有用である。

ドイツの占領に伴い、連合国軍は強制収容所を解放した。まるで幽霊のような生存者、薪のように積まれた死骸といった写真が新聞の紙面を埋め尽くした。世界はホロコーストの恐怖を初めて知ったのである。

しかしドイツの病院、精神病院、療養所、孤児院も解放される必要があるということが、新たに設立された連合国軍政府側には分からなかった。

戦後三カ月の一九四五年八月に、ロバート・E・アブラムス（当時の米軍下級広報担当官）はミュンヘンで机に向かっていた。そこに一人の医者がやってきてほうっておけない話をしだした。その医者は前線から郷里のカウフボイレンに戻ったばかりだった。カウフボイレンは過去も現在も精神病院がある。医者の話では病院の精神科医が患者を組織的に殺していた。アブラムスと医者と一緒に病院に駆けつけ、現場を見てみると話は本当だった。戦後三カ月たってもカウフボイレンの医者は通常の作業として患者を殺していた。病院の小さな焼却炉は依然として死体を処分するのに利用されていた。この時点から一二カ月以前に病院の患者の二五パーセントが死亡していた。死因は注射か「科学的食事」による飢餓だった。犠牲者のうち百人以上が子供だった。調査に訪れたアブラムスは二四時間以内に亡くなり、火葬を待つばかりの数人の患者の死体を発見した。(1)

ドイツ中で同様の発見があった。降伏後一カ月して米軍政府の公衆衛生・安全担当職員がミュンヘン郊外のエグルフィング・ハール施設を調査した。児童棟で一五〇人の子供を発見すると共に「特別部」も見つけた。これは飢餓部であり、二〇人の子供が死を待っていた。

エグルフィング・ハール施設は極悪非道というべきヘルマン・プファンミュラー博士の指揮下にあった。プファンミュラーは米軍が迫ると、焦るあまりに秘密のファイルを破壊しないまま脱出した。後任のブラウンミュール博士に書類を焼却するようにとの指示を残したが、ブラウンミュールは実行せず、米軍政府のレオ・アレクサンダー少佐に引き渡してしまった。ブラウンミュールによればプファンミュラーは「野蛮な奴」で、患者を殺害するのを楽しんでいた。患者を「肉のかたまり」と呼んでいた。ブラウンミュールはファイルがプファンミュラーの戦犯としての訴追に利用されるのを望んでいた。しかし、他方では「エグルフィング・ハール施設ばかりが注目された場合には、同施設の治療への社会の信頼が損なわれる恐れがある」という理由で、資料の取扱いには慎重さも求めた。同感である。二千人の大人と三千人の子供がこの施設で皆殺しにされたのである。この殺人の報に同施設への社会の信頼が仮にいささか揺らいだとしても驚くべきではない。

プファンミュラーの秘密の記録から得られた証拠をもとに、アレクサンダーはT四安楽死計画と子供計画の運用の再現にほぼ成功した。これがニュルンベルク裁判に提出される証拠となった。(2)

一九四六年に米国、イギリス、ソ連、フランスの戦勝連合国はニュルンベルクの裁判所で戦争犯罪裁判を開いた。この町はヒトラーが率いる集会でナチスの旗が町中を埋め尽くしたので悪名高かった。裁判で最も有名なのは第一裁判で、ここでゲーリング、ヘス、内相フリックといった主要な戦争犯罪人が裁かれた。その後、ニュルンベルク国際軍事法廷では一二の継続裁判が開かれた。

このうち、第一は公式には「米合衆国対カール・ブラントおよびその他の者」と呼ばれるが、通称は「医学ケース」である。二三名の被告のうち二〇名が医者だったからである。最も有名なのはヒトラーの侍医であり、帝国の保健衛生の要職を務めた親衛隊員カール・ブラント博士である。ヒトラーからT四計画の設立と監督を任された人物である。他の被告としてはヴィクトール・ブラックがいた。総統官房での主要なT四計画担当者であり、ブラントとボウラーの下でT四安楽死計画運営に携わった責任者である。ブラックはこの裁判にかけられた医者以外の三名のうちの一人である。

裁判は結審まで一年ほどかかった。起訴が一九四六年十月二十五日、罪状認否が同年十一月二十六日、検察側の冒頭陳述が十二月九日、判決と宣告が下ったのが一九四七年の八月十九日、二十日だった。

法廷は一三九回開かれ、進行記録は一万一千ページを超える。検察側は五七〇件の証拠書類を提出した。一件の中に多くの文書が含まれている場合もあった。弁護側は九〇一件の証拠書類を提出した。三二名の検察側証人と三〇名の弁護側証人が出廷した。二三名の被告も各自、自己の弁明に立ち証言し、他の被告のための尋問にも応じた。

法廷での全発言と法廷に提出されたり容疑の準備過程で用いられた宣誓供述書、供述録取書、手紙、報告書のすべてが英文に訳された。ワシントンDCの米国国立公文書館で利用可能である。

被告への訴追準備は何カ月もかかった。起訴状は四部からなっている。

第一の容疑は被告が「共同謀議」により「戦争犯罪」と「人道に対する罪」を犯そうという「陰謀」をめぐらしたというものである。この犯罪は管理委員会法第一〇号により定義されている。これは連合国側の担当者の合意に基づいている。

戦争犯罪は「戦争法もしくは戦争の慣習を侵害する、人間もしくは財産に対する残虐行為もしくは不法行為」であると明記された。この法は占領地の非戦闘員や捕虜に対する犯罪を定義した。略

奪、市街地の無用な破壊、軍事的必要性が正当化できない惨状を非合法化した。(3)

人道に対する罪は「殺人、絶滅、奴隷化、追放、投獄、拷問、強姦、もしくは非戦闘員（ドイツ市民を含む）に対して行われた他の非人道的な行為、または政治・宗教・人種に基づいた迫害を含む（しかしこれに限らない）残虐行為もしくは不法行為」と広めに定義された。(4)

第二の容疑は被告が特に訴追された戦争犯罪を列挙した。一二の独立した段落からなり、例えば、望んでいない犠牲者から合意を得ないまま行われた非人道的医学的実験などを詳細に述べた。医学部用に頭蓋骨を集めるために、占領地域で一一二人のユダヤ人を殺害したケースを詳述する段落の例もある。最後にはT四安楽死計画を説明する段落がある。慎重な言い回しながら、犠牲者には「ドイツが占領した地域の国民」も含まれていたことを明確にした。これで戦争犯罪裁判の対象となったのである。

一九三九年九月から一九四五年四月までの間に被告、カール・ブラント、ブロメ、ブラック、ホーフェンは不法にも意図的かつ意識的に管理委員会法第一〇号第二条が定義するところの戦争犯罪を犯した。被告はドイツ帝国でのいわゆる安楽死計画の実施に関わる計画と企画を命じた、教唆した、計画と企画の主犯、共犯だった、計画と企画に同意の上で加わった、もしくは関係したものである。同計画の中で被告はドイツが占領した国の国民をはじめ数十万の人間を殺害している。同計画は施設や病院で高齢者、精神障害者、不治の病者、奇形の子供、その他の人間をガス、致死的注射、種々の他の方法で組織的に秘密裏に処刑した。被害者は「無駄飯食らい」で、ドイツの戦争遂行体制への妨げであると見なされた。被害者の家族は心臓マヒといった自然な死因を伝えられた。「安楽死」に携わったドイツの医者はユダヤ人の大量殺害に手を貸すために東方の占領地域へも送られた。[5]

第三の容疑は人道への罪であり、安楽死計画の過程で同胞であるドイツ市民を殺害した罪も含め、被告は法廷に立った。

一九三九年九月から一九四五年四月までの間に被告、カール・ブラント、ブロメ、ブラック、ホーフェンは不法にも意図的かつ意識的に管理委員会法第一〇号第二条が定義するところの人道に対する罪を犯した。被告はドイツ帝国でのいわゆる安楽死計画の実施に関わる計画と企画を命じた、教唆した、計画と企画の主犯、共犯だった、計画と企画に同意の上で加わった、もしくは関係したものである。同計画の中で被告はドイツと他国の非戦闘員をはじめ数十万の人間を殺害している。この殺害に関する委細は起訴状の第二の容疑事実に関する第九条に記述されているが、関係があるので本件にも収録する。[6]

第四の容疑はカール・ブラント、ブラック、他の八人の被告の親衛隊加入に対するものだった。親衛隊は「国際軍事裁判のケース第一号で犯罪的と宣告」されていた。

確かに起訴には遡及的な面があった。犯罪行為を宣言した法ができる前に行った行為について被告は訴えられた。検察側がこの点について不安を抱いていたのは第二、第三の容疑の結論の段落に認められる。先例となる法や論点を擁護するのに役立つ法を列挙し、管理委員会法第一〇号の権威を高めようとした。

以上の戦争犯罪は一九〇八年のハーグ規則第四、五、六、七、四六条、戦争捕虜条約（ジュネーブ、一九二九年）の第二、三、四条、戦争に関する法律と慣習、全文明国の犯罪法から派生する普遍的原理、犯罪が行われた国の刑法、管理委員会法第一〇号第二条に違反している。

ドイツの医者が殺人を犯し、患者に対して残虐行為を行ったことは全世界に対して疑いようもなく明らかだった。罪を犯した者が法に照らして処罰されるのを世界が、特に戦勝国の国民が強く求めているのは火を見るより明らかだった。しかしながら、連合国の占領当局にはドイツの法廷で裁くべき根拠がなかったし、いずれにしてもドイツの法廷は崩壊状態にあった。そのうえ、こういったケースに対応する適切な国際的司法権力も存在しなかった。犯罪者をみすみす自由の身にするよりはと、連合国は法体系を整え、法、手続き、裁判官を備えた。

その結果、五〇年後の今日でも議論の的となる法秩序の問題が生じた。ニュルンベルク裁判は常に論争を引き起こしてきた。戦勝国が敗戦国を処罰する権利に関するやっかいな前例が生まれた。個人としての過失というむずかしい問題も生じた。正統な政府からの命令で個人がとった行動の責任は何なのか。行動に対して処罰があるべきなのか。必ずしも不法行為とされるには至っていないが、一般的に認識されてはいる「道徳と良心が命じるところ」に従って行動できなかった場合に、どの程度まで個人が処罰されうるのか。

ドイツ国民がドイツ国民に対して犯した罪への法第一〇号の適用性は特にむずかしかった。一九三九年九月一日の戦争勃発前の罪に対して訴追できるのかという問題も同様に困難だった。

こういった点が悩みの種だった。しかし、連合国が何ら手を打てない場合には悩みは比較にならないほど大きかったにちがいない。

裁判を公正にするための努力は全力で行われた。手続きのすべての側面に関する規則が確立され、文書にされた。被告には弁護士がつき、抗弁と反対尋問の権利もあった。

ドイツ国民は一般的にニュルンベルク裁判を敗北による屈辱の一部であり、征服者による復讐に過ぎないと片づけてしまいがちである。この否定の仕組みは、裁判で提示された証拠にドイツ人が考えをめぐらすのを止めてしまった。法を遵守し、神を恐れるドイツ人が自分の愛する国で起こったとは認めがたい出来事の証拠に考えをめぐらすことに、この否定の仕組みはブレーキをかけてしまったのである。

法廷に提出された証拠は確かに身の毛もよだつ内容だった。写真、原本の文書、複写写真、供述録取書、法廷での証言、すべてが科学の名のもとでドイツ医学界、ドイツ科学界の最も傑出した部分の一部が行った拷問と殺人を語っていた。

検察側の冒頭陳述は米国のテルフォード・テイラー准将が法律顧問団の団長として行い、法廷へ提出した概要は六二ページにわたった。

安楽死計画について語ったテイラーは、T四計画は普通に言われている安楽死ではなく、殺人であるとした。法の許可なく、「ナチス法の許可すらさえもなく[7]」行われた殺人である。ヒトラーは法制化というアイディアをはねつけている。そのうえ、計画を実行した医者はヒトラーが許可した殺人の範囲すら逸脱していた。

結論として、テイラーはナチス時代のドイツの医者が医の倫理から全く逸脱していたとする。自分が取り上げているのはここにいる被告だけではない。すでに死亡した者、行方不明者、誰にも知られていない者も含む。「被告席に座っていない共謀者が数多くいる。……他にも数多くいたのである[8]」。実験を行い、患者本人や家族の同意なく断種手術そして殺人を行ったこれらの人物は「知られている限りの医の倫理の基準から外れている[9]」。違反の例を延々と述べることができる。「しかし、これらの残虐行為と真剣な研究行為との隔たりは一目瞭然であり、列挙するのは道徳への軽蔑となってしまう[10]」。

テイラーは際だった比喩を結びに使っている。

一九三三年十一月二十四日にナチス自身が成立させた動物愛護法を見るだけで十分である。この法の目的は人間の動物に対する残酷行為と冷淡さを防ぎ、民族の高次の道徳的価値である動物への共感と理解を求め、促進することであると明記された。ドイツ人の魂は道徳的考慮抜きの単なる実用性原理を憎むべきである。法はさらに痛みや傷を伴うすべての手術や治療、特に低温、高温、感染を用いる実験を禁止し、特別の例外的な場合にのみ許されるとした。書面による部長の許可が各件ごとに必要とされ、実験者各自の自由な判断による実験は禁止された。教育目的の実験は最小限に抑えねばならない。法医学の検査、予防接種、診断目的の血の抜取り、確立された科学的原理に則ったワクチンの試用は許された。しかし、実験後に動物はただちに痛みを感じない方法で殺されねばならない。医者個人が外科手術の技量を向上するために犬を使用するのは禁じられた。国家社会主義は動物に痛みをもたらす実験を最低限に抑えるのをドイツ科学の神聖な義務とみなした。

この法律に謳われているかかる原理が人間にもあてはめられていれば、本日の起訴は決して行われなかった。被告が最大の恥と感じるべきなのは、人間をせめて動物に対するのと同じ程度の人間性をもって扱うべきであるという考えが、被告の頭に浮かばなかったのだろうということである。(11)

八カ月に達しようという裁判の後で、法廷は一九四七年八月十九日に判決を下し、八月二十日に刑を宣告した。被告のうち四人はT四安楽死計画に関する戦争犯罪と人道に対する罪で告発された。この四人のうち一人は無罪となり、釈放された。その人物はカール・ブロメ博士である。残りの三人は有罪とされ、翌日に絞首刑を宣告された。手を尽くして控訴や温情的減刑を求めたが、全て却下され、カール・ブラント博士、ヴァルデマール・ホーフェン博士、ヴィクトール・ブラックは二三名の被告のうちの他の四名と共に一九四八年六月二日に死を迎えた。処刑はランヅベルク刑務所で行われた。

ホーフェン博士は悪名高いブーヘンヴァルト強制収容所の主任医を務めていた。ホーフェンは病的な殺人者であり、千人以上を自分の発意で自らの手にかけた。

ブラックはヒムラーのお抱え運転手としてナチス党の経歴を始めたが、法廷では自分が気のきいた政治局員に過ぎなかったことを示した。事務面の細々とした点に強く、ナチスの大義に献身していたブラックは総統官房で自分の理解を超越した仕事に遭遇した。「予想もできなかったほど広範囲で重要な任務を与えられた。私の経験や能力はその任務には全く不十分だった」[12]。ブラックは言われたことには疑問をさしはさまなかった。総統の命令であるだけで十分だった。

カール・ブラント博士は別だった。尊敬を集めていたボーデルシュヴィンク牧師はブラントと安楽死計画の道徳性をめぐって議論したことがあったが、ブラントを犯罪者ではなく、理想主義者と呼んだ[13]。ブラントは思慮深い人間で、知性に富み、医者としての責任を非常に真剣に受け止めていた。

安楽死に関する告発についてブラントは二枚腰の弁明を法廷で展開した。T四計画への関与を認めるが、謝罪は全くせず、同計画を正当であると主張した。犠牲者への憐れみ、その家族と愛する者を無用な犠牲の人生から解き放つという意欲からの行為であり、正当化されると訴えた。弁護にあたったロバート・セルヴァティウス博士はすぐれた人物であるが、こういった計画を実施するのは現代国家の権力の範囲内にあるとし、世界各国の陪審が「生の苦痛から近親者を救った容疑者が無罪と判断されている」例をあげた。

「現代医学資源を総動員して動物並みの存在にまでおとしめられて、ながらえさせられるよりは、健康に死にたいと思わざる者はあるまい。誤れる文明だけが、そのような存在を生かしておく。生存のための正常な闘争では、造物主はよほど慈悲に満ちている」[14]

セルヴァティウスはニュルンベルクで繰り返し指摘した。ブラントは愛国的なドイツ人として国家が合法的に下した命令に従ったに過ぎない。忠実な市民が君主に従うのが犯罪だったことはこれまで一度もない。セルヴァティウスはシェークスピアを言い換えている。我が大義は正義なりと王（ヘンリー五世）が語る。シェークスピアの兵士は「それは我らの知るところを超える」と応え、もう一人の兵士が「しかり。我らが求めるべきところを超える。王の臣下であることを我らが承知していれば十分なり。仮に王の大義が誤りであっても、王への服従が我らの犯罪を帳消しにする」と付け加える。[15]

ブラントは自分の弁護のために最後の弁論を一九四七年七月十九日に行った。

自分は法廷に医者として立っている。私の良心には人類と生命に対する責任がある。……「ブラントが助けになってくれた。ブラントは癒してくれた」と言って、友人や患者が盾となり、私を誉めたところで、何の益もあるまい。もはやすべては空しい。私に関する限り、容疑をかわすつもりはない。ただ自分の人間としての汚名を晴らすのは、私を人間として、医者として、上司として信用し、頼ってくれた人々全員への務めである。

ブラントはさらに続ける。できれば誰か別の人間がT四計画の運営に当たるのを望んでいた。しかし、それは実現しなかった。自分の責任となった。したがって最善を尽くして同計画の対象範囲が慎重かつ綿密に規定されるよう努力した。経済的要素には何の役割も与えなかったし、わが国の指導的な医学部教授が常に進捗状況を監督していた。しかし「私は安楽死に合意した。問題は十分に把握していた。人類の歴史と同じほど昔からある問題である。しかし、人類や人道に対する犯罪ではない。文字どおり、不治者への憐れみである」。

結論として「自分がどの立場を取るのか、誰もが決断しなければならない。安楽死に首を縦に振ったときに、心の底から、安楽死は正しいという確信を抱いていたのは今も十分意識している。その確信は現在も変わらない。死は救いでもある。誕生がそうであるように、死も生である。殺人の意図はかけらもなかった」[16]。

この議論の迫力から逃れるのはむずかしかったが、法廷は取り上げるべき議論とは見なさなかった。法廷はその判決でブラントの信念の真剣さを疑わなかったが、

安楽死が正当化され得るか否か……は本法廷の関するところではない。安楽死を強制する法律を国家が正当に実施し得るか否かも同様に問題ではない。仮に国家が実施し得るとしても、身を守るすべもない他国の人間への明白な殺害行為と拷問に合法性を与える法律を国際社会が認知する義務はない。

同計画の発足時から非ドイツ国民が安楽死と抹殺の対象に選ばれていたという証拠は決定的である。

裁判の結論は「カール・ブラントは（非ドイツ国民に対して）行われた殺人、野蛮行為、残虐行為、拷問、他の非人道的行為をもたらした計画と企画に責任を持ち、協力し、教唆し、同意して参加し、関与した。これらの行為は戦争犯罪行為を構成はしないが、人道に対する罪を構成する」とした。[17]

テイラーが法廷で語ったように、殺人に関与した医者の多くは死亡した。逃亡した医者もいた。逃げた医者の中には、数は不明だが、変名を用いてほとぼりがさめてから再開業した者もいる。安楽死計画に多少なりとも関与した多くの医者も含め、普通の医者は治療や教育の場にさりげなく復帰した。まるで何事もなかったようだった。患者を殺す代わりに、元どおり治療するようになった。

医者仲間に反対する形で証言する医者をさがすのは至難であるというのが法律関係者の間では常識である。医学界は結社である。その構成員はお互いに対して忠実である。この傾向は米国よりもドイツで強い。一九四五年以来の数十年間、西ドイツ政府当局はT四計画に関係した悪名高い医者を突きとめ訴追しようとしてきたが、その結果は満足できるものではなかった。

この不十分な結果の原因は医学界の暗黙の合意、以前と変わらない医者への社会的尊敬、「寝た子を起こすな」という戦後のドイツ社会の特徴であるナチス残虐行為への全般的な否定の態度である。なぜ過去をふりかえるのか。一九五一年、ミュンスター大学医学部の歴史に関する講義でペーター・エッシュ教授が述べているが、「国家社会主義という不幸な時代に起こった過ちと混乱」をむし返して意味があるのか[18]。

エッシュの立場は戦後ドイツを象徴しているかもしれない。しかし、それは現実離れしていた。ナチス時代は確かに「遺憾」だったが、安楽死計画に関する「過ち」はほとんどなく、その目的に関する混乱はなかった。医者が自分の患者を殺した計画だったのである。T四計画は医師界の黙従と応諾により可能となり、緻密に実施された。

一四名の看護婦がミュンヘンで裁判にかけられた。オプラヴァルデ・メゼリッツ州立病院での注射による患者の殺害のかどで告発されたのである。この病院では一九三九年から一九四五年までの間に八千人以上の大人と子供が殺されている。看護婦側は「私たちは医者の命令に屈しなければならなかった」と主張した。ある看護婦は子供の殺害に反対した際に女性の主任医から「どなりちらされた」と証言した。一四名の看護婦全員が無罪放免となった[19]。

看護婦とは別のもう一つのミュンヘンのケースで法廷は「精神病患者の抹殺は謀殺ではなく故殺である」という判決を下した[20]。

患者を殺したのみならず、ガス室の覗き窓から患者が死んでいくのを見ていた精神科医も無罪となった。「道徳的非難を受けるのに未だに至らない人間の弱点に我々は対処している[21]」とある裁判では語られている。別の裁判では障害者が「かわいそうで惨めな生き物」と呼ばれた。ケルンの裁判所は多くの患者を殺した医者を放免した。患者は「燃え尽きた人間のぬけがら」にしかすぎないという理由からだった。これらは当然ながら障害者を「人間以下」と決めつけるいんぎん無礼な方法に過ぎない。[22]

ヴェルナー・ハイデは安楽死計画運営の医学面の評価を中心となって行った医者である。ナチス党の長年のメンバーで親衛隊士官でもある精神科医ハイデは、政府に効果的な拷問技術の開発についても助言を与えていた。戦後、ハイデは当局の目を逃れる。ハイデは姿をくらまし、書類を偽造し、ザワデ博士として再登場した。ザワデ博士はシュレスヴィッヒ＝ホルシュタイン州のフレンズブルク近郊で開業した。公社の神経学顧問になり、州の法廷で専門家証人を務めることもあった。少なくとも一八人の医療関係者と法律関係者がザワデの素性を知っていたにもかかわらず、ザワデは医者としての仕事を一九五九年末まで続けた。そしてこの時点で、ハイデ＝ザワデと法廷に関する問題で対立した同僚の医者からの苦情で逮捕された。ハイデの裁判は嘆願、引き延ばし、控訴によって五年間もかかり、ハイデの独房での自殺で幕を下ろした。法の裁きを逃れるためだった。医者仲間から圧力をかけられた結果としての自殺と見なされている。[23]

ヴェルナー・カーテル教授の場合はもっと気楽だった。ナチス時代にカーテルはライプツィヒ大学小児科診療所の所長だった。ヒトラーがカール・ブラントにクナウアーの障害児（親がヒトラーに苦しみから逃れさせてほしいと頼んだ子供）のケースを調べるように命じた際に、ブラントはその子の医者だったカーテルに相談した。この協力からカーテルは数万人の乳幼児の死を命じた「子供計画」を運営した三人からなる委員会の委員長に指名された。

戦後、カーテルはキール大学の小児科教授と児童クリニック所長に任命されたが、法律的問題がいくつかあったので、殺人罪で起訴する動きがあった。一九四九年に、裁判の結果、無罪となったがその理由は興味深かった。カーテルが経験不足で善意の人だったというのである。法廷は、カーテルは自分の行動が合法的であると信じていたと結論づけた。

カーテルは処罰を免れたが、世間に知れ渡るのは避けられなかった。ハイデのスキャンダルが起こるとナチスの安楽死計画は西ドイツの新聞の注目の的となった。カーテルのケースも世間を騒がせ、その結果カーテルは大学から辞職するはめになった。しかし教壇を去ってからも医業と著作は続けた。一九六二年に『境界線上の生命』[24]を著し、障害児の安楽死を主張した。一九七九年には小児科看護婦研修用の本を共著している。

T四安楽死計画に関するたぶん最後の裁判は一九八六年にフランクフルトで起こった。アクィリン・ウィルリッヒとハインリッヒ・ブンケは数千人の殺人を共謀したかどで起訴された。両人とも医者で、裁判時には共に七十二歳だった。ウィルリッヒは二一〇〇人の知的障害者を自らの手で有毒ガスで殺害した事実をすでに認めているという不利な立場だった。二〇年前の裁判で二人の医者は有罪と認められていた。ウィルリッヒは一八〇五人の精神病患者殺害の共犯、ブンケは四九五〇人の精神病患者殺害の共犯のかどだった。有罪判決にもかかわらず二人とも刑期を申し渡されず、罰金も支払わなかった。裁判所が情状酌量の余地を見いだしたからである。「生きるという自然意志を持たない――これは裁判所の判断である――精神病患者を殺す際に、この二人の医者は「自らの行動の犯罪性」に気づかず、「不可避な誤ちに満ちた逸脱に従って行動していた」[25]。

三年後に連邦裁判所が評決をくつがえした。二人を法に照らして処罰する努力がなされたが、失敗に終わった。ウィルリッヒとブンケの医者仲間が、この二人は病気で法廷には立てないという診断書（外科医としての仕事をやめなければならないほどは病気ではなかったが）をいつも喜んで書いていたのも一因である。一九八六年に両者は再び法廷に立った。一年間の裁判の後で有罪とされ、一九八七年五月十八日にそれぞれ四年の刑期を宣告された。言うまでもないが、それからまた控訴の手続きが一から始まったのである。[26]

第五一回ドイツ医師会議の特別の指示を受けて、一九四六年に西独医師会議所はニュルンベルク医師裁判を見守るための特別委員会を設置した。特別委員会は裁判に出席し、ドイツの医学界の情報のために報告書をまとめるよう、ベテランの医者に要請したが、全員が断った。委員会はそこで、当時大学の講師をしていた若き精神科医であるアレクサンダー・ミチャーリッヒに頼んだ。

ミチャーリッヒは医学生（後に博士号を取得する）フレッド・ミールケの協力を得て裁判の記録を慎重な要約の形でまとめた。検察側の主張と弁護側の主張が整然とまとめられ、重要証拠、供述、反対尋問は全文を掲載し、裁判の速記録も付け加えられていた。非常に正確な裁判の記録だった。私見をさしはさんだり、道徳的説明を加えたり、教訓を引き出す試みは一切なかった。

ミチャーリッヒ報告は一九四九年に出版された。一万部が印刷された。これは西独の規模の国にしては大部数である。西独医師会議所宛てに送付された。会員への配布用だった。会議所で本は消えた。ミチャーリッヒ博士によればそれから一〇年間に、この本のことを耳にしたという人間にはだれ一人も会わなかったという。[27]この本は書店に一度も現れなかった。医学誌の批評にも取り上げられなかった。この本の出版は存在しなかった。

全く書評の対象とならなかったというのは正確ではない。生理学者でゲッティンゲン大学の教授会会長であるフリードリッヒ・ヘルマン・ラインが書いた書評が一つある。ラインは激怒した。本書は「全く的はずれ」であり、「証拠資料を欠き」、その「栄光は不可侵である」ドイツ科学への侮辱である。「変質者」以外にこんな本を読もうと思う人間はいないであろう。[28]

ベルリンの二人の医者は頭にきて裁判を起こした。ドイツの医者への名誉毀損であるとして出版禁止を求めて訴えたのである。[29]二人の若い「本にあらざる本」の著者は容赦なく個人攻撃にあった。ミチャーリッヒの回想では「非難はそのうち異様ともいうべき程度にまで達した。同僚の中には、尊敬すべき医者仲間に恥をかかせるために、我々がすべてをねつ造したと思い込む者すらでてきた」とある。[30]

被害者を非難するという奇妙な現象が社会にはあるが、これはその現象にひねりを加えた格好である。ナチス時代の医学は自分たちに手に負えない患者には価値がないとして殺してしまっていた。今度はその時代を描いたミチャーリッヒの本には価値がないとこきおろしたのである。ミチャーリッヒは「非国民」と呼ばれ、苦しんだ。[31]

戦後に世界医師会がドイツ医師会を再加入させるという決定に当たって、ミチャーリッヒの本が重要な要素となったのは皮肉だった。世界医師会は同書をドイツ医学界がナチス時代の自己の過去の過ちと犯罪を調査し、直視する意欲を示す証拠であると見なしたのである。[32]

ドイツでは第三帝国時代に医学が果たした役割について、数十年間も誰もが口を閉ざし、筆をとらなかったに等しい。タブーだった。ドイツ人医師のハーナウスケ・アーベルによれば、「世界（の医学誌）で、国家社会主義下の医学に関して書かれた一九六六年から一九七九年の四二二の論文のうち、連邦共和国からは二つしかない。しかも最初の研究論文である『国家社会主義下の医師』は昨年（一九八五年）になってやっと出版されたばかりである。ナチスが権力を掌握してから五〇年かかった(33)」。

一九六八年には学生の反乱が西側世界を吹き抜けた。西独での学生運動の重要な側面としてあげられるのは、新世代の中でも過激な立場の者が、ドイツ国民が意識的にかかっている国民的記憶喪失症に別れを告げるよう、要求したことである。過去をしっかりと見つめねばならない、過去と対決しなければならないと若者は訴えた。過去を認めねばならない。ドイツは過去の否定をこれ以上続けてはならない。歴史と折り合いをつけねばならない。これは古い世代にとって驚くべき要求であり、恐怖をさえ抱かせるものだった。精神科医のミチャーリッヒがロバート・ジェイ・リフトンに別の文脈で説明しているように「……ナチス世代の多くのドイツ人は自分の罪に直面することができなかった。罪が圧倒的に大きいからだった。感じることを自分に禁じてしまったのである。それは今も変わらない(34)」。

一九六〇年代当時に異議申し立てを行った若いドイツ人世代が、現在は中堅どころとなっている。この世代の歴史家はナチス時代を綿密に研究し始めていて、特に普通の庶民の行動をその対象にしている。ヒトラー体制下での暮らしがどんなものだったのかが関心の的となっている。そして、ようやくドイツの病院内で障害者の殺害がどれほどの規模で行われたのか、調査し記録にまとめる作業が行われつつある。このような研究の成果はやっと姿を現したばかりだが、ニュルンベルク裁判で示された証拠が描いたT四虐殺計画よりもはるかに医療殺人は広がっていたことが明らかになった。一四f一三(一四f一三は強制収容所と占領地域で安楽死を施していた)や占領下のポーランドでの反結核計画(医者がショットガンをかかえて国中を回り、結核「らしい」患者を射殺した)、いわゆるブラント計画(「全面戦争」期に爆撃で破壊された病院に入院していた短期患者にベッドを明け渡すため、精神病者と長期入院患者が殺された)といった計画には一層の研究が必要である。[35]

T四安楽死計画と同計画に対するドイツ国民の反応に関する最初の主な著作は歴史家の手によってではなく、障害者と障害者の福祉に関心を寄せるジャーナリストによって記された。エルンスト・クレーの『国家社会主義下での「安楽死」——「生存無価値な生命の破壊」』は一九八三年にフランクフルトで出版された。クレーはこれ以降も安楽死計画に関する追加的な資料を含む著作を出している。多くの資料から情報を集め、第三帝国時代にドイツの医者が犯した大量殺人を信頼に足る形で記述するという骨の折れる、しかし並外れた作業を成し遂げた。この分野に携わっている重要な歴史家にはゲッツ・アリ、カール・ハインツ・ロス、ベンノ・ミュラー・ヒル、ミヒャエル・H・カーテル、ロルフ・ヴィナウがあげられる。他にも多い。ベルリンの自由大学、マインツの医学史研究所、キール大学、ブレーメン大学、カッセル大学等の研究機関においてヒトラー下の医学の側面の研究が進んでいる。

ナチスとの医学面での協力という事実を研究し、出版するのはある程度の勇気がいる。このような研究は医学界の機嫌を損なう。博士論文に教授の意に沿わない問題を取り上げたという理由で博士号がもらえなかった例がある。真実を述べただけで若手の教授が学部から懲戒処分にあったり、ひどい場合には解雇されてきた。フリーデル・ラプレなる人物は講義でワイマール時代の医療公務員の多くがナチス政権に協力したと発言したという理由で厳重な懲戒処分を受けた(36)。これは特別にこみいった例で論争を巻き起こしたケースだが、極左の一員とされる医学史の講師が解雇されている。解雇の理由の一端は医学とナチスの協力に関する発言だった。学生が地元紙に抗議の投稿を行っている。「我々の国家社会主義の過去と折り合いをつけることは未来の医者として我々にとって絶対に欠かせない。特に医学への影響は最大だったのだからなおさらである。人体実験、安楽死、強制断種は我々すべてがよく知る第三帝国の真実である(37)」。

伝統的にドイツの医者は保守的極まりない、社会的に尊敬されている職業集団である。これは五〇年前も今も変わらない。ドイツ医学界の「第三帝国医学の真実」に対する態度は強情で、テコでも動かないという類である。良心の呵責とは無縁である。何も罪は犯していない。やましさもない。後悔の気持ちを表すこともない。頭も下げない。

典型的な例がハンブルク医師協議会である。医者の免許を認可する組織である。一九四九年に協議会はナチスの安楽死計画の一部である障害児殺害に関与した医者の免許を取り消すべきかどうか決定するよう依頼された。慎重な審議を行った結果、協議会の決定は免許を認めるべきという内容だった。「安楽死問題」は法的にも職業倫理としてもカタがついていない課題であるという理由だった。この問題は一二年後に再度取り上げられる。ハンブルク保健当局、そして同じ医師協議会でだった。相も変わらず免許は認められ医者は仕事を続けた。一九四一年から一九四三年の問題の行動は「重大な」逸脱を構成せず、したがって事後二〇年たってからの免許取り消しの正当化はできないという決定だった[38]。

戦後、ドイツの医療従事者の会議で、反省を表明したり、被害者の家族や生き残った被害者への何らかの補償を求める内容の決議を行おうとする努力がなされたことが期間をおいて何度かあったが、成功したためしは一度もない。その一例が第四〇回ババリア州医師会議である。「第四〇回ババリア州医師会議は連邦共和国のしかるべき当局が四二年の遅れにもかかわらず、一九三三年七月十四日の遺伝病子孫予防法を撤回するよう要請する。生存する被害者は道義的に名誉を回復し、金銭的に補償されるものとする」という決議が提案されたが、投票にかけられることはなかったし、議事として取り上げられることとすらなかった[39]。

一九八九年になって、これまでの否定一本槍からの決定的な変化が現れた。ドイツ連邦医師会の年次総会で、ナチス体制下での医学が議題として取り上げられたのである。この会議にあわせて、「人間の価値」という展示会が医者のクリスティアン・プロスと歴史家のゲッツ・アリによって開かれた[40]。複数の地域の医師会からの強硬な反対を押し切ってである。展示会の開会にあたって医学史家のリヒャルト・トーエルナーは衝撃的な告発を行い、それはマスコミを通じて広く報道された。「医療職者が全体として……関与していた。誰もが自分は何をしているのか知っていた。医療職者は病人の大量殺害を正常として受け止め、大量殺害を社会のために正当化される行為である、必要であるとしてかなり明確に認めていた。つまり、自らの任務遂行に失敗するどころか、任務を裏切ったのである。このような医療職者は全体として道徳的に有罪である。それは医療職者のうち何人が直接、間接に法的な意味で病人の殺害に関与していたかとは関係がない」。この演説はドイツ連邦医師会の学会誌である『ドイツ医学誌（*Deutsches Ärzteblatt*）』に全文が掲載され、激しい論争を巻き起こした。それにもかかわらず、結果として過去の認知がある程度はなされたのである。[41]

それ以来、少なくとも二つの事例でナチス時代の所業により「著名な」医者が学会の名誉ある地位から追放された。[42]

国際的な注目を浴びたため、T四計画や他のナチス計画の犠牲者から得られた解剖標本はドイツの医学校での利用、展示から人目につかないように取り除かれた。

最も顕著な例では、マックス・プランク脳研究所の脳標本コレクションは世界的に有名というか、悪名高かったが、やっと適切な埋葬が行われている。[43]

遺伝病子孫予防法はナチスの措置であると見なされてはならない、というのが連邦医師会の以前からの立場である。同法はナチスが権力を掌握する以前に提案され、議論されたというのが理由である。これは連邦政府の政策と符節を合わせている。連邦政府は一九五三年にナチスイデオロギーへの反対、自分の人種・信仰・思想により迫害された者への補償ガイドラインを規定する法律を成立させている。同法は不正な法、「正義に反する法」（Unrechtgesetz）という考え方を確立した。ナチス政府の不法な行為と「正義に反する法」の規定により被害を受けた者は補償されることになった。このガイドラインはナチスの被害者だったドイツ市民の多くに補償の道を閉ざす役割を果たした。同性愛者は対象外であり、安楽死犠牲者の遺族や強制的に断種されたり去勢された者も外された。強制的に断種された者の場合を見ると、断種は遺伝・生物学的理由によって行われたのであり、したがって迫害にはあたらないというのが対象外とする理由だった。それに遺伝病子孫予防法は「正当性に背反する」もの、つまり「正義に反する法」ではなかった。(44) 同様に、安楽死は単なるナチス政策だったのではない。さかのぼれば一九二〇年のビンディングとホッへの著書が出版されてから議論され、提唱されてきていたではないか。同性愛者についてもナチス時代の迫害は確かに遺憾である。さりとて、迫害をもたらした行為の違法性は一九五〇年代の西独でもナチス時代でも変わりはない。

一九五三年法によるガイドラインを改正し、断種と安楽死の被害者をも含むようにしようとする動きが何度かあったが、どれも実を結ばなかった。最近では一九八五年四月にベーテルのボーデルシュヴィンク施設が西独議会の請願委員会に次のように請願を行っている。

一、一九三三年七月十四日の「遺伝病子孫予防法」の誤りを認めること

二、遺伝的健康に関する医師法廷の判決を無効にすること

三、一九五三年法の規定で、ナチス時代の心身障害者の断種手術・殺害を迫害と宣言すること。

この請願には、心身障害者プロテスタント施設同盟とドイツプロテスタント教会会議が加わった。議会はナチス迫害被害者への補償問題を見直したが、一九八六年十一月四日に新法の必要性を否定した。論争を呼んだケースでも既存の補償規定・措置で十分だと判断した。この問題は一九八七年六月二十四日に開かれたドイツ議会の内務委員会で再度取り上げられた。ドイツのプロテスタン

ト教会が証言を行い、断種と安楽死の被害者への補償が必要であるとの確信を表明した。
戦後は優生学の「科学」はタブーとされたが、いわゆる優生政策に関するドイツ医学界の態度が変わったと信じる理由はないに等しい。人種的純血が口にされることはなく、民族（volk）の概念にも神秘的な含みはもはやない。ごくつぶしや生きるに値しない生命を語る者もいない。しかし……。

一九八七年に連邦医師会は「知的障害者の優生的理由（遺伝的に損傷を持つ子孫の危険性）もしくは社会的指標（親としての義務が果たせない）による断種の許容性」に関するガイドラインを準備した。このガイドラインは一九八七年十月二十二日に公式の学会誌である『ドイツ医学誌』に掲載された。同ガイドラインの目的は、知的障害と見なされ、自分で同意することができないと判断された出産可能な年齢の女性と子供の場合に、医者が自分の発意で断種手術を行うのを許可することだった(45)。

このガイドラインの背後にある仮定は例によって例のとおりである。その状態が遺伝的に伝えられたかどうか医者にはよく分かる。ある種の人たちはどの程度、親としての務めが果たせるのかどうか、医者には判断できる力がある。判断する権利もある。医者はこういった決定を下す権利を付与された社会の一員である。この仮定はすべてナチス時代の医学が支持していたものである。どの状態が遺伝によるのか医者には正確に分かりはしない。親の務めは何か、誰がいい親になって、誰がいい親にならないのかなどというのは、誰にも分からない。医者にも分からない。他人の生命に関する決定を下す権利を他の誰でもなく、医者が持つべき理由などない。この仮定は、現体制を維持し、現体制内での自己の特権的立場を守りとおすために、パワーエリートが自分にはあると思い込んでいる権利に基づいている。

戦後の西独で安楽死は感情的にならざるをえないテーマである。「慈悲死」などを公の場で語れるようになったのはようやく一九八〇年代に入ってからである。今でもこのテーマは抗議と論争を巻き起こす。ドイツ慈悲死協会は一九八〇年に設立されたが、その役員はスピーチ、声明、証言といった形で活発に活動している。一九八六年に同協会は「依頼に応じた殺人」を罰することを求める刑法二一六条を無効にする法改正を提起した。この提案は一九八六年の第五六回弁護士会議で議論された。特別な状況において死の幇助を許すという別の提案も医学教授と犯罪法教授から起草され、一九八六年にシーム出版社から出版された。(46)

ドイツ慈悲死協会の会長であるハンス・ヘンニッヒ・アットロットと高名な安楽死の推進役であるユリウス・ハッケタール博士は変革を求めた。アットロットが求めたのは死への消極的援助を特に許可する「自然死法」である。消極的援助に含まれるのは通常、生命維持の停止であり、静脈・胃腸チューブによる食物、液体の提供停止が含まれる場合もある。ハッケタールはさらに先に行く。医者の任務を三つに定義したのである。健康の維持、病気の治癒、安楽死の提供である。積極的安楽死と消極的安楽死の区別はハッケタールにはなかった。(47)

ハッケタールはガン診療所の所長であるが、安楽死問題のスターに自分を祭り上げた。米国の『ナショナル・インクワイヤラー』紙に相当する西独の安直なマスコミ、タブロイド版の新聞でハッケタールの顔と言葉はよく取り上げられる。苦痛を激しく訴える人、体の自由が全くきかなくなった人、回復が絶望的な人、早く楽にしてくれと訴える人、といった苦しみの極端な例に社会の関心を集めるのがハッケタールの手口である。こういった特殊な例から全般的な安楽死賛成を叫ぶのである。興味深いことに、議会での証言の際に詳細な質問をされると、重病の患者が医者に、死なせてくれと言うことは実のところ滅多にないと明かしている。愛する者が苦しんでいるのを見るに忍びなく、経済的に闘病生活で縛られている家族からの依頼が多いと語っている。

今日のドイツでの「安楽死」問題の象徴的な力は大きい。この問題自身だけでなく、この問題によって心が揺さぶられ、耐えがたい記憶が呼び起こされるのである。一九八八年三月にカールスルーエで開かれた第五回国際リハビリテーション貿易博覧会である「リハブ八八」が、その強烈さの一例である。これはリハビリテーションセラピスト、医者、障害者、健康製品大企業代表者の集まりである。

尋常でなかったのは、会議の専門職部門の基調講演者として依頼されたのが、誰あろう、ドイツ慈悲死協会会長ハンス・ヘンニッヒ・アットロットだったことである。演題は、驚くなかれ、「死への積極的援助：最終的リハビリテーション」だった。

障害者組織からの抗議にもかかわらず、主催者側は講演の中止を拒否した。講演は予定どおりに行われるというのである。障害者側は社会が人間を生かすことに真剣に取り組む前に、どのように死を援助するかを話し合うのは受け入れがたいとマスコミに表明し、重度障害者と病人を含む全市民が誇りを持って暮らせる環境づくりを求めた。

障害者側は実力行使に出た。アットロットが演壇に上がると、一二人の車イス利用者を含む一五人から二〇人の障害者が、演壇と聴衆の間に割って入った。「生きるに値しない生命」や「無益な生命」等といったナチス時代の有名なスローガンを描いたゴミ袋製のプラカードを掲げ、シュプレヒコールをしていた。「青酸カリ」と書かれた容器に差し込まれたストローを口にしてである。障害者数人はアットロットからマイクをもぎ取り、発言を物理的に封じた。会議場は修羅場と化した。

アットロットは会議場から去らざるをえなかった。非常に遺憾であるとマスコミに語っている。自分の組織に関する誤解を解消し、理解を創り出したかっただけだ。言ってみれば、障害者と歩み寄ろうとしたのだ。障害者全体の利益は跳ね上がりの「過激派」の行動によって損なわれた。こうアットロットは語った。

ドイツ社会精神医学学会のスポークスマンは、アットロットと彼の協会は重病人に対する治療停止を唱道し、人道に対する罪の継続を支持していると語った。アットロットはアットロットで、発言を封じたことこそナチス的思想規制そのものである「他の思想に対するテロ」と論じた。アットロットは彼らの「狂信的思想の徴候」には法的救済ではなく、治療が必要であるとした。

法王ヨハネ・パウロ二世は一九八七年五月に西独を公式に訪問した。この機会に法王はミュンスターに詣で、フォン・ガーレン司教（後に枢機卿）の墓参りをし、フォン・ガーレンそしてフォン・ガーレンと共にナチスの暴政と殺人に抵抗した者への謝意を表した。法王はその説教で、フォン・ガーレンは「神を恐れぬ者どもが自らを人命の最終的判断者とし、血、死、破壊をもたらし、

ドイツが暗闇に覆われた際に教区を勇敢に率いた」と語った。

……兄弟姉妹よ。今日皆さんにフォン・ガーレンについてお話しするに当たり、私の心中には、信仰篤き者があります。フォン・ガーレンはこの信仰篤き者を支えるべく任命されていました。オルデンブルク、ミュンスターランド、ライン下流地域、信仰そしてなにより十字架のために司教と連帯して立ち上がった無数の女性、男性、老人、若者が私の心中にあります。信念を貫きとおした数知れぬ告白協会のプロテスタント・キリスト者も心に浮かびます。信仰篤き者が熱意と愛情を持って司教のすぐ側に集まったがゆえに、国の支配者にも勇敢極まりないミュンスター司教の声を力で黙らせることはおろか、無視することさえかなわなかったのです。[48]

法王は後に、「人の命を生きる価値のある命と生きる価値のない命とに分けるべきではない」とザルツブルク大聖堂に法王のことばを耳にするために集まった障害者に語っている。[49]

社会の障害者への態度の心理・社会的側面の核心にあるものは複雑で生半可では変わらない。T四計画の時代から現代までで何かが変わったと考えるべき理由もない。付録Aに見られるように、社会的態度は次の要素に少なくとも一部は基づいている。

「展開」―これはある面で障害を持つ人物は他の面でも障害を持つと推定される現象である。ある一つのことができない障害者は他の何もできないと思われてしまう。全くの役立たずと見なされてしまうのである。

「切り下げ」―ある人間が欠点を持っているから、価値がないとされる現象である。その人間は価値が下げられた人間、役立たずである。その生命は生きるに値しない。

「他者」―ある集団は他の集団よりも優れているとする考えである。健常者は障害者よりも優れている。医者は患者よりも優れている。「優れている」集団は劣位にある集団の福利に影響する価値判断を下したり、行動を取ることができると信じる。

しばしば無意識に存在するこういった推定は、危険である。自分の患者に対して権力的地位にある医者がこのような推定を抱いている場合には、悲惨な結果をもたらしかねない。医者が拷問や殺人の中心的存在なのはドイツだけではない。チリとアルゼンチン両国でも医者が政治犯の拷問に関与している。旧ソ連では、「社会の文化度に有害である」とみなされ意に反して拘禁された反体制分子に、精神科医が薬物を投与したり、ショック療法を行っていた。

一九八六年のバハーン・ダドリアンによる記録によれば、第一次世界大戦と戦後直後の期間にトルコの医者が毒殺や溺死をはじめとする種々の方法でアルメニア人を殺していた。アルメニア人に「実験」を行ってもいる[50]。

こういった推定が持つ危険の最近の例には、一九九〇年の「保健分野のユダヤ/イスラエル人学生の『重度障害患者』の本人の同意に基づかない大量安楽死への精神的準備に関する調査」がある[51]。九二人の学生が仮定の質問を考慮するように求められた。君は大物が仕切る有名な病院に勤務しているとする。君の患者は身体障害者、精神病者、知的障害者のイスラエル人だ。「大不況」そして引き続いた戦争により財源はかつてなく逼迫した。

一連の質問で学生は、「国民全体の最大限の資源確保」のために、障害者への治療を減少させるのに関係するかどうかまず問われる。次に治療から益を得る患者とそうでない患者を判定するよう求められる。資源事情が悪化するにつれて、治療から「益」が得られない障害者の治療を「劇的に削減する」ように求められる。

事態は悪化の一途をたどり、学生は「重度障害者の苦しみを終わらせる」ために「安楽死（慈悲ある処置）」の計画に関係するよう求められる。最後には「計画を最善かつ最も人道的に実施するために」、実際の殺害を実行するように求められる。

医学生のうち三八パーセントが治療の減少に同意した。安楽死の計画には一二パーセント、安楽死の実施には九パーセントが同意した。この注目すべき調査は多くを示唆しているが、展開、切り下げ、他者という概念が今も生きていることを否定できない。

一九九四年六月二十四日の『ワシントン・ポスト』紙の記事もその証拠である。精神科医の集団が、治療に反応を示さない重度で慢性のウツの患者が自殺するのを助けるかどうかを問われた。答えは、「とんでもない」。しかし同じ集団が「四肢マヒで非常な身体的苦痛を訴える女性のケース」となると数人が彼女の自殺する権利を助けると答えている。「自分もああなったら生きていたくない」と一人はコメントしている。(52)

救急医療の専門職員が、もし自分が四肢マヒになったらどう感じるかという質問に答えている。

三九パーセントが自分はもう駄目だと感じるだろうと答えている。三九パーセントだけが自分の生活に満足しているだろうと回答した。[53]
七〇パーセント以上の医療に携わる専門家が四肢マヒになるくらいなら死を選ぶとしている。しかし、四肢マヒの人間に人生は生きるに値するかと尋ねれば、イエスという答えが返ってくるだろう。これは最近の高位四肢マヒ者（C四以上）に関する調査で裏付けられている。九二パーセントの人間が生きていてよかったと答え、生活の質が貧弱だとしたのは一〇パーセントに過ぎない。[54]

障害者の切り下げは医者だけの現象ではない。統一されたドイツではネオナチの若者が障害者を迫害し続けている。「障害者をぶちのめす」というのが彼らの口癖だ。車イスに乗っている人間は唾をかけられ、因縁をつけられ、物理的に攻撃さえ受けている。英国の障害者組織協議会（BCODP）の機関誌によれば、一年間に千人以上の障害を持つドイツ人が物理的なもしくは口頭のいやがらせを受けている。障害者には「私の税金をあなたが使っている」、「あなたには生きる価値がない」、「ヒトラー時代だったら、ガス室送りだよ」等々が浴びせられる。[55]
『ロンドン・デイリー・メイル』紙はギュンター・シルマー氏の件について報じている。シルマー氏（四十六歳）は一二年前に交通事故で受傷し、ハノーバー近郊の町で暮らしていた。三輪車型の車イスに乗り、自分で動き回っていた。ハノーバーを訪問した際にネオナチの集団に襲われた。唾をかけられる。車イスを蹴られる。「ヒトラー時代だったら、ガス室送り」という絶え間ない叫

び声。シルマーと彼の車イスは最後には地下鉄の階段を突き落とされる。

こういった体験を数回経た後にシルマーは気落ちし、自殺を遂げる。妻への遺書でシルマーは「障害者にこの世界で望みはない……ヒトラー時代だったら私はガス室送りだった。あの若い連中の言うとおりかもしれん」と書いている。切り下げの威力はとどまる所をしらない。(56)

「若い連中」の活動は続いている。知的障害や身体障害の子供たちにサービスを提供するドイツペスタロッチ財団は、利用者への同様な攻撃を報告している。他でもハッレの聴覚障害児が五人、愚連隊に襲われ入院するほどの重傷を負った。シュテンダールとクウェードリンブルクでは障害者のグループホームが襲撃されている。(57)

こういった事件をすべてネオナチの若者に帰すのはフェアではない。盲人に関する意識向上の日にハノーバーの視覚障害者はマーケットでパンフレットを配布していると通行人に侮辱され、罵倒された。ハノーバーの障害児の親たちは学校側が障害児を遠足には連れていかず差別していると抗議した。北海のシュピーケロークでは、教会の活動で海水浴をしていた障害児が健常の海水浴客から障害を理由として浜辺から立ち退かされた。同じ子供たちは博物館への入場を拒否され、他の通行人により歩道からも排除されてしまった。障害者はもう過剰に支援されていると通行人の一人は語っている。(58)

悪名高いのは車イスの障害者と同じダイニングルームで食事を取らされたホテル客に一〇パーセントの返金を命じた最近の判決である。判決を下すのに当たり、裁判官は「吐き気を催すような体験」であったにちがいないと、原告に同調している。(59)

こういった事件がドイツだけで起こると考えてはならない。ワシントン（コロンビア特別区）で一九九四年の春に、若い視覚障害の女性がデュポンサークルという地下鉄の駅で上りのエスカレーターに乗っていた。すると何の警告もなしにその女性は後ろから肩を殴られ、床にたたきつけられた。白杖はむしり取られ、エスカレーターの下のほうに投げられた。襲撃者は「おまえらゲイやカタワは一人残らずガス室に送られちまいな」と言って走り去った[60]。

この時代に障害者は大きな前進を果たした。歴史上初めて、障害者は組織を作って自分たちの主張に耳が傾けられるようにし、自分たちの権利が守られるようにしたのである。米国では「障害を持つアメリカ人法（ADA）」が大きな前進の一歩となった。欧州では欧州議会が加盟国内での障害者に対する暴力の頻発度を毎年調査、報告する障害者代表による集団を設置した。国連では世界人権宣言に障害者を盛り込むようにする運動が進んでいる。

これらは確かに重要な前進である。しかし、社会の障害者の価値や地位に関する潜在的な精神的態度や推定はほとんど変わっていない。

現在、欧米で進行中の社会的・文化的な大変動、保健の分配で不可避の野蛮な社会的決断を考えるにあたり、医者の手にかかったドイツの障害者の受難を考察し、多くの人が理解し、忘れないようにするのが最重要の課題となっている。

本書が取り上げた問題は、ブラントがニュルンベルク裁判でも語っているように、人類と同じほ

ど歴史が古い。今日ではこれらの問題の重要性と緊急性はかつてないほど高い。技術の進歩は身体、そして頭脳がどんな状態であれ、人間をほとんど無制限に生かし続けられる機械の時代が将来到来することを告げている。そのような状況では、残される生命の質やその費用がどうであれ、生命の保全に関する道徳的質問は再吟味が必要になるかもしれない。

しかし、心や身体に欠点があるからという理由だけで人間を放棄してしまうことはできない。誰もが人生の旅路では欠点を持つからだ。

一九三〇年代、一九四〇年代のドイツの医者は非の打ちどころがない社会とその構成員を求めた。ドイツ人を完璧にしようとし、完璧でない者を放棄しようとしたのである。自分たちの眼からみた完璧さである。この過程でドイツの医者は大きな罪を犯した。この罪は現代の生と死の議論を理解するのに肝心である。しかし、この罪はいまだに告白されていない。告白されず、罪はあがなわれないままである。

罪のあがないと共に理解が生まれ、理解と共に決意が生まれる。

しかし、これらの課題は未解決のままである。

現代では多くの人間の心の中に歴史の真実を受け入れるのを拒む気持ちがある。こういった傾向は第三帝国に充満していた幻想と似通っている。第三帝国時代の出来事は我々の潜在意識の中に今も際どいほど生きている。当時の出来事の真実の感触を失うのは我々にとって致命的である。真実から身を守るための弁解に磨きをかけるのではなく、あの時代の真実を求めるために懸命の努力をしなければならない。

〔マルガレーテ・ミチャーリッヒ、アレクサンダー・ミチャーリッヒ *Unfähigkeit zu trauen*（『無能力者の死を悼む』、一九七七年）への前書き〕

あとがき：会話

エルゼはとても髪が短い。ベルリンの女性には多い髪形だ。そのせいでエルゼはボーイッシュに見える。笑顔はとても素敵だ。

「例のハッケタール博士ね。博士の『慈悲殺』なんてもう信じられない。最新の記事はご覧になった？　自分の患者についてだけど、頚椎損傷のかわいそうな女の人。ハッケタールが青酸カリか何か知らないけど役に立たない患者をあの世行きにする彼の薬をあげる直前になって、その人が彼の眼をじっと見つめて『先生、本当にありがとうございます』って言ったんだってさ」。エルゼはカップを置くと笑いだした。「今度は人殺しに感謝しなきゃならない世の中みたいね」。

エルゼの笑いはベルリン人特有の笑いだった。

ベルリン市民と障害者は瓜二つだと感じるのはもう何度目だろうか。両者は共に勇敢でたくましくて無礼で寛容だ。そしてどちらもほろ苦く、自分をおとしめる形の機知に富んでいる。時には残酷ですらある。ベルリン市民は「熱戦」にくじけなかった。冷戦にも負けなかった。ベルリン市民は生き残る。障害者も同じである。

私は本書の調査のためにベルリンに来ていた。ベルリンは素晴らしい街だ。斜に構えていて、そのくせ頑固だ。古くて新しい。第二次世界大戦で破壊され、ゼロから再建された。古い建物のガレキから新しい建物の煉瓦ができた。建物は新しい。街の精神は歴史があり、不屈である。

正義と平等な権利を目指したドイツの障害者運動で活躍しているある女性の名前を聞いていた。私はエルゼと呼んでいる。電話で話したが、私のドイツ語の不勉強とエルゼのたどたどしい英語ではむずかしかった。二人が了解したのは、少なくとも了解したと私が理解したのは、日曜日の午前中にエルゼのアパートに私が出向くということだった。障害者運動の活動家を他にも一人か二人呼んでくれて、みんなでコーヒーを飲むという話だった。どうにかこうにか話が通じるだろうというのがエルゼの考えだった。

案ずるより生むがやすしで、コミュニケーションの問題は実際にはなかった。骨が折れたが、話題は微妙な面を持っていて何語で話してもむずかしい内容だった。でもお互いに相手が言っていることを理解しようと努力したので、集中して正確に話せた。同じことを何とおりかの言い方で表現したり、より正確に表すために、繰り返し繰り返し話したりした。そのおかげで、我慢の限界に近づいた場面もあったが、私にとってとても興味深い議論にたどりつけた。本書の準備でも大きな助けになった。エルゼ、そして友人のハンス・ペーターとアンナに感謝する。

エルゼは小柄で強烈な個性を持つ女性である。たぶん、三十代後半といったところだろう。子供時代にかかったポリオが成長を阻害した。腕と肩の筋肉が弱い下半身を補うためによく発達している。エルゼはアパートの中を手近にあるものにつかまって、ゆっくりとではあるが動き回れる。街では車イスを使う。

ハンス・ペーターは新卒で松葉杖を使う。給料を払ってくれる仕事が見つからなかったので国の手当で暮らし、地域の障害者権利運動に携わっている。

アンナだけが三人のうちで仕事を持っている。心理学科卒業で、知的障害の子供の病院でカウンセラーとして働いている。極端に身長が低く、手足がずんぐりとしている。愛らしく知性にあふれた眼をしている。英語のアクセントはソフトで洗練されている。

五月半ばの朝だった。寒いというよりは湿っぽい冷え込み方だった。ベルリンの気候は穏やかではない。友人のポール・ワガマンと私は小型レンタカーでクルフュルステンダムからもさほど離れていない、こじんまりとした快適な街に乗りつけた。エルゼのアパートは小さいが、快適で暖かかった。当時の西ベルリンは東独に囲まれた島だった。空間は貴重品で一平方センチメートルもおろそかにできない。エルゼは裕福ではない。実際、福祉手当で暮らしている。この狭いアパートで二人と同居しなければならない。

狭い台所のテーブルを囲んだ。私はテーブルの端についていたので、エルゼやポールがコーヒーのお代わりをするごとに車イスを廊下に引っ込めるはめになった。部屋はドイツ的にちり一つない。窓辺には植物が飾ってある。

はじめ話は遠慮がちで、居心地の悪いものだった。波長があっていることに気づくのにしばらく時間がかかった。興奮するような発見だった。話の密度が濃くなったのはそれからだった。もう居心地の悪さもなかった。腹を割った話になった。

三人が知りたがったのは米国で障害者の権利がどれだけ進展したかだった。障害者の権利というのはドイツでは新しい発想で、まだ数年ほどしか経っていないという。障害者が集団として機能し、政治的な力を発揮できるという発想には障害者運動内ですら異論がある。活動家の行動と要求は一部の障害者を怒らせた。おびえさせた場合すらある。障害者が平等を求めてあまりに主張を強めすぎると福祉手当を失う恐れがあると一部の障害者は心配している。エルゼによれば「障害者運動の活動家は仕事と誇りがほしいと言い、もっと保守的な人間は『寝た子を起こすな。既得の手当を危険にさらすな』と言う」そうである。

障害者と社会全体、両方に教育が必要だという点で我々は合意した。「政治家は私たちを気にも留めない。関心を向けさせる必要があるわ」とエルゼは語る。

「保護者気どりで、我々が慈善の対象みたいに話している。憐れみと憂慮の念て奴さ。まるで我々は完全な市民じゃなくて、苦情を述べる正当な理由がないみたいだ」とは、ハンス・ペーターの言葉である。

アンナは「政治家は教育の必要があるわ。一人ひとりね。でも教育を行うには注意を向けさせなきゃだめ。だから新聞で取り上げさせるのが大切なの。でも新聞の関心を引くのも骨なのよ」と言う。

「現在、我々は研修中さ」とハンスが口をさしはさむ。「フランツ・クリストフの件、覚えてるかい」。三人とも思い出すのが楽しいようだった。三人は微笑んだ。

ハンス・ペーターは「クリストフは松葉杖を使ってる。リヒャルト・フォン・ヴァイツゼッカー連邦大統領に紹介される順番を待っていたんだ。自分の順番になったときにクリストフは握手をしないで、大統領の足を杖でたたいた。一回じゃない、二回だ。もしこれが健常者だったら、治安警察は現場で即座に射殺していただろう。それでどうなったかって。何も。まったく何も起こらなかった。クリストフはさっさと連れ出され、尋問の後で釈放された」。

「クリストフは後でマスコミに、だから大統領をたたいたんだと言っている。つまり障害者は本気で受け止められていないんだよ。子供みたいに振舞うか、できれば、まるで透明人間のように目につかないようにしていればいいと思われている。障害者の場合、法律も平等じゃないのさ」とハンスは続ける。

「クリストフは透明人間じゃなかった。これは新聞で大々的に報道されたのが分かるでしょう」

今度はアンナがベルリンの障害者運動の立場を説明してくれた。「私たちは左翼政治団体の代替リストA・Lの一員なの。私たち自身は緑の党の一部じゃない。本当のところ、このグループや他の左の政党も私たちとはしっくりしてないわ。その点では右や中道の政党と一緒」。

「でも少なくとも左は委員会に障害者を入れたり、企画会議に招いたりしなきゃいけないと思っている。そうする義務があるでしょう。だって、自分たちは民衆を代表している、普通の政治家がそっぽを向いてる問題に取り組みますって主張しているわけだしね。つまり、資格がある集団がもしあるとすれば、それは私たち。それでも、左も私たちの要求にはいい顔をしてない。社会が障害者への態度を変えるのはもちろんだけど、左の仲間も態度を変えなきゃいけないって私たちは言ってる。それが気に入らないことが多い。そりゃ口先ではサービスするわ。きれい事を言ってね。でも聞く耳を持ってないの」

話を続けながらコーヒーを飲んだ。それは確かにドイツは障害者殺しをもう認めてないさとみんなはうなずく。政府は私たちを助けるためにたくさんしてくれている。戦後に大きなリハビリテーションセンターもいくつかできた。このごろは段差もなくしてるし、都市では障害者が利用できる公共的施設もできてきている。ベルリンじゃ駐車スペースをさがすのは浜で真珠をさがすようなものだけど、障害者用の駐車スペースも少ないけど準備されるようになった。長期的障害者には基本的な生活とサービスを保障するための制度と手当はしっかりと整備されている。障害市民へのサービスという点でドイツは他の国に負けてないし、実際、多くの国よりはましでしょう。問題はそこじゃない。

問題なのは態度。基本的な態度の変化は起こってこなかった。障害者を見ると落ち着かない人が多い。障害者は今でもよそもの、他者のまま。職場での障害者の統合にはあまり関心がない。統合教育を試みている州もあるにはあるが、健常児の親からの反対がものすごい。ヴァイツゼッカー大統領夫人が障害者の福祉に個人的に関心を示している。それは善意からに違いないけど、そのこと自体が現代ドイツでの障害者の状況を象徴している。憐れみの対象であり、善意が発揮される必要がある存在。ハンスが言う。「つまり、我々は憐れみの的さ」。

エルゼが付け加える。「ベルリンじゃ誰もが就職難だけど、障害者だったら、もう可能性なし。健常者は障害者と一緒に働くと気まずいみたいね。企業側から、『仕事はいらないでしょう。福祉で暮らせるのでしょう』って言われるの。これが取り合わない口実」。

この会話を交わしながら、ドイツの路上でジロジロ見られる感触を生々しく思い出していた。私と私の車イスとの接触を意識して避けようとしているという印象が心によみがえった。

「そして障害者を冗談のネタにするのは相変わらずね。漫画は障害者の『面白い』歩き方や話し方をまねるのが好き」とエルゼは言う。

アンナがドイツ社会の重要な側面を説明しようとしてくれた。「確かに言論の自由やその他もろもろはある。でも慎重さが大切なの。ドイツ人は安定が好きだから。現状維持がいいと思っている。公正さを大事にしているけど、もめ事は望まない。昔にたくさんありすぎたでしょう。反対できるし、抗議もできる。でもやりすぎると牢屋行きが待っている。女性解放運動の二人の指導者に起こったことを話すわ。羊水穿刺は女性のプライバシーへの医者の医学的な侵害であるとして、二人は反対運動を起こしたの。どの女性が子供を産めて、どの女性が産めないかを医者が判断するために利用していると言って。まるでナチス時代そのままだねって」。

「その二人はどうなったかというと、警察が家にやってきて、書類と会員名簿を押収したわ。二人の女性はブタ箱行き」。

ハンス・ペーターはハンブルクの医者について話してくれた。遺伝子カウンセリングの診療所を経営している医者である。その医者は第三帝国時代に奇形児や知的障害の子供の殺人に関係していたことが明らかになった。「異常なのは、その医者が使っていた優生学の基準が昔とまったく同じだったことさ。ウドー・ジーレックという障害者がこれを書いたら、上を下への大騒ぎが起こった。医者は診療所をたたむはめになった。たしか、医者の免許も取り上げられたはずだ」。

知的障害の子供や他の障害児の親のカウンセリングをしているアンナがドイツの医者について話

し始めた。医者の障害者への気持ちは相変わらずだという。「医者が親に話すのを見るけど、あれは助言じゃない。命令そのもの。女の人を検査して、胎児が奇形かもしれないとなると、『中絶しなければなりません』って言う。障害児が生まれると『検査を受けるべきだったんだ』って言って、赤ん坊の障害を親のせいにして非難する。親が責任を感じるようになるのは火を見るより明らかでしょう。親はいい治療法をさがして右往左往する。罪の意識を静めようとして、罪のイメージを変えたり、隠そうとする。でもその罪は子供の障害なの。これは当然ながら子供自身にも刻み込まれる。自分には何かひどくおかしいことがあるって感じながら、子供は育つ。親は恥に思い、医者は怒り出すほどひどいことだって感じながら」。

アンナはそこで口を閉ざした。手の平をまっすぐにすると上に向けて、「同じことの繰り返し。罪を感じ、謝ってばかりいる障害者の世代がまた生まれる」。

「障害者の権利運動の意義はこれに尽きる。態度を変えること。医者の態度、政治家の態度、社会の態度、そう、そして私たち障害者自身の態度」

ハンス・ペーターは興奮してきた。「現代は安楽死や遺伝子カウンセリングの話ばかりだ。知的障害の人間を世話するのはどれだけ金がかかるとか、サービスはそれを最も有効に利用できる人間に優先的に回すとか。生命の質や経済学の話」。

「俺たち障害者は言ってやったよ。『ちょっと待てよ。あんたたちが話してるのは、私たちのことなんだよ』って」

「耳にたこができてるよ。俺たちが生まれてくる権利があるのかどうか、子供を持てる権利があるのか、どれぐらい生きる権利があるのか、勝手に決めたがっている医者もいる。俺たちは大昔からいるんだよ。前は『生きる価値のない生命』とか『ごくつぶし』って呼ばれてたけど、今はどれだけ違ってるんだ」。ハンスは怒っていた。「決めるのは俺たち自身だ。俺たちの命だ。医者のじゃねえ」。

三人は自分たちが開催を手伝ったベルリンの会議のことを話してくれた。テーマはナチスの安楽死計画で、会議の目的は医学界、政治家、そして社会一般に当時の出来事と現代の議論の関連を強く訴えることだった。代表的な歴史家が参加して、ベルリンの政治家も話すよう招かれた。医師会には参加するよう特別の招待状が送られた。マスコミには資料が配られた。

「できるだけたくさんの注目を浴びたかったの。実際、人はよく集まった。障害者もたくさんいた。政治家も出席した。医学生が来たのはうれしかった。いい会合だったと思う。真剣な議論だったし、参加者も多かった。でも新聞からは完全に無視された。テレビの取材陣が来てたけど、政治家を別のテーマでインタビューするためだった」とエルゼは言う。

「医者が参加したかって。いいえ。医師会からオブザーバーとして送られた医者が一人来てただけ。その医師会の代表が誰だったか分かったらすごい。元ナチスの親衛隊の一員」

アメリカに戻る機内で、この会話を考えた。ヘンリック・M・ブローダー(1)という若いジャーナリストが書いたドイツの反ユダヤ主義の注目すべき記事を読んだときである。ブローダーは奇妙さを

指摘している。反ユダヤ主義はあるが、ユダヤ人はいない。ドイツに今も住んでいるユダヤ人はごく限られている。にもかかわらず反ユダヤ主義は今も生き延びている。なぜなのか。アウシュビッツの惨劇は偏狭な精神の持ち主をも変えたか、少なくとも当惑させ沈黙させたはずである。ブローダーは指摘している。「現代ドイツの反ユダヤ主義はアウシュビッツにもかかわらず存在するのではなく、アウシュビッツゆえに存在している。つまり、自分の悪事と失敗を常に思い出させてしまうからである」。

この発想に基づいて、ライナー・ヴェルナー・ファスビンダーの演劇の登場人物をブローダーは引き合いに出している。「ユダヤ人のせいさ。ユダヤ人はいるだけで我々に罪の意識を持たせる。そのユダヤ人が自分の出身地に留まってさえいたら、連中がそのユダヤ人をガス室で消してさえいたら、枕を高くして今晩眠れるだろう。本気だよ。本音はね、そうなんだよ」。

はたと気づいた。この洞察はユダヤ人だけでなく障害者にもぴたりとあてはまる。

マヒした足の位置を直して、背筋を伸ばした。窓外には雲が果てしなく連なっている。「ドイツ人だけじゃない。ユダヤ人だけじゃない。誰もが本音は同じさ」。

付録A　世界各地の歴史にみる障害者

障害に対する態度、行動は好むとか好まないとかいっていられる問題ではない。
（H・フォン・ヘンティック『身体障害、精神的葛藤、社会危機』）

言うまでもないが、ドイツ民族は特別の性質を持っている。ドイツ人は西洋文明に類のない貢献をしてきている。ドイツの音楽、美術、哲学、考古学、学問、医学、技術は人類の生活の質と存在の喜びの向上に大きく貢献している。ドイツはまさに独特であるが、西洋文明の中心的存在を占める。キリスト教、ルネッサンス、宗教改革、理性の時代、ロマン主義運動、民族主義、社会改革、すべてが他のヨーロッパと同様に、ドイツにそれぞれの影響を与えた。

ドイツ人は米国人と基本的に異なるわけではない。同じ人類の仲間である。精神障害者、身体障害者、知的障害者の第三帝国の扱い方は極端であり、悲劇的で身の毛もよだつものだが、歴史を通して見られる障害者に対する社会的態度とそれほどかけ離れているわけではない。実際、ドイツの医者は多くの社会に多かれ少なかれ共通している感情に基づいて行動していた。一九三〇年代のドイツにおける障害者や慢性患者に対する態度が他の社会のそれと本質的な意味で異なっていたと信じる理由はどこにもない。すべての社会で障害者が与えられてきた役割は困難で苦悩に満ちている。歴史を通じて障害者に対して、ある種のイメージと態度がつきまとっている。

自分の医者の手にかかって殺されたドイツ人は「障害者」と見なされていた。これは何を意味するのだろうか。障害を持つとは何を意味するのか。人間社会はなぜ、障害者に対して反応を示すのか。障害者と非障害者を何が隔てるのかを定義したり、説明するのは容易ではない。長年にわたって米国議会と裁判所は障害者の定義に四苦八苦してきた。定義は法や州によって異なっている。一般的には身体的（または精神的）制限状態に起因する能力の欠如かつ社会的態度に起因する能力の欠如と定義されている。恐怖感を抱かれ就職できないエイズ感染者、段差があるために職場にたどり着けない車イス利用者は共に身体的条件だけではなく、社会の行動によって障害を持たされる。

当然ながら、生物学的、身体的に障害を持つことは時代や社会によって様々に評価をされてきた。視力が劣るといった条件は眼鏡が簡単に手に入る社会では取るに足らないことだが、原始の狩猟社会では災難だった。分裂病質の洞察力は伝統的なイヌイット社会では評価されたが、現代の米国では恐れられる。フランクリン・ルーズベルト大統領は優雅な生活に馴染んでいたので、車イス生活はあまり障害にならなかったが、同じ状態の貧しい人には一層深刻な障害となっただろう。身体的、精神的な障害を、その社会がどのように認識し対処するかが、真の意味で障害がどれだけ実際の障害となるのかを決定する大きな要因である。『障害：誰のハンディキャップ？』の著者であるアン・シアラーは、障害者の価値がおとしめられ、村八分にすらされる過程を次のように述べている。

私たちは誰もが自分の身体的、精神的能力の限界に不満を抱いている。……自分の明らかな異常に打ちひしがれずに思春期を乗り越える者は少ない。

人生を歩むうちに、こういった経験は少なくなる。能力の欠如によって圧倒されることは少なくなる。なぜなら、自分の能力を社会が受け止めてくれることを発見するからだ。自分の能力の欠如があらわになる場所や場面は避けるようになり、自分のもつ能力を発揮できる場に現れるようになる。しかし、ある時点で、ある場面では無能だが、ある場面では有能だという見方が通用しなくなる人たちがいる。「障害者」の一言で片づけられるようになるのだ。

どこで一線が引かれるのか。「障害者」と呼ばれる者とそうでない多数派との違いは、社会をあやつる余地が障害者にはあまり存在しないことである。たいていの人は自分の能力の欠如が露骨に出る場面を避けて、何とか隠し通せる。しかし、重度の障害をもつ人は能力の欠如が、「正常な」暮らしには不可欠と見なされている分野にあるので、能力の欠如を隠し通すことができない。それは、この世界は誰もが同じ範囲の能力を持っているとの仮定の上に成り立っているからでもある。誰もが同じ能力をもつという仮定から、障害者は根本的に異なっているという認識に移るのはすぐである。

自らが車イス利用者である、連邦政府の雇用機会平等委員会のエヴァン・ケンプ委員長は、シアラーの議論に手を加えている。

一、人類は自然にそれぞれ異なる形、大きさ、色、身体的・精神的能力をもっている。

二、しかしながら、社会はすべての人が同じ範囲の能力を持っている、すべての人が同じで、社会という機械の交換可能な部品であると仮定している。

三、得手な分野もあれば、不得手な分野もある人物は、すべてが不得手と見なされるようになる。障害をもっていると見なされるのである。(1)

これは障害に対する社会の反応の一部でしかない。人間の障害への反応には心の奥深くに根ざした、微妙な側面がある。こういった面を観察することがドイツの医者の行動を位置づけるための枠組みを提供してくれる。

動物の世界での障害

生まれつきの奇形、病気、事故によって障害をもった同類に対する動物の行動に一定のパターンはないようだ。ホッブスの言葉によれば、そういった動物の暮らしはしばしば「不快、残忍、短命」であるに違いない。進化論的には、そういった動物は、食糧は上手に集められない、狩猟もうまくない、野生の苛酷さに耐えられない、求婚もうまくいかないはずである。野生では適者生存であり、不適者は生存しない。

ビートリス・ライトも引用しているが、E・メイゼルによる興味をそそる動物の行動例（未出版）がある。ヒレを失った金魚は仲間に完全に受け入れられているように見える。他方、鮫はケガをした仲間を包囲して食する。ヒヒはケガをしている仲間や弱い仲間にはひどい態度に出る。チンパンジーの場合はやさしく、お互いを支えることができる。象は仲間が傷ついたときには心配し、ネズミイルカは負傷した仲間を安全なところに避難させるのが観察されている。メイゼルによれば、白子のペンギン――ペンギンの基準でいえば不適切な装い――はペンギン社会には敵意を示されるが、家族には愛される。

ライトなどが説得力を持って指摘しているように、(2) こういった例からみると障害をもった動物がいつも仲間から迫害されたり、仲間外れにされると考える根拠はない。そうなるときもあるし、そうならないときもある。心理学者のロバート・ヤークスは五〇年間の動物心理学の研究の後に「動物界での障害を持つ仲間に対する態度について一概にこうであると、自信を持って言うことはできない」と言っている。(3)

原始社会での障害

原始社会での障害者の地位について一般化することも、同様に一筋縄ではいかない。まず、生活自体が容赦なく、部族自体の生存こそが問題だった場合もある。そういった場合には、障害者は問題だった。例えば、北アラスカのイヌイットの西洋文明との出会い以前の場合だが、人生は危険に満ち、短いものだった。飢餓の恐れと常に隣合わせだった。遊牧生活で捕鯨をし、カリブーを追い、肉、魚、鳥、野生動物など手に入るもの全てを何とか食べてしのいでいた。人々は小さな家族集団で暮らし移動していた。土地からの収穫があまりにも少なく、大きな人口はとうてい支えられなかったのである。

イヌイットは子供を大切にし、愛情と関心を注いでいた。しかし、奇形の子供は殺していた。イヌイットは老人を敬い、老人の知恵と経験に従っていた。しかし、老人が行動を共にできなくなったときには、浮氷塊の上に見捨てていったものである。

残酷だった。しかし、生活が残酷だったのである。ついてこられない者、自分の仕事を処理できない者は集団全部の生命を脅かした。集団がすべてだったのである。北極で個人は生き残れない。集団の生存が個人の生存に直結していた。そのために必要があれば、集団のために個人が犠牲にされたのである。

障害を持つ同類に対する人類の態度には、人類自身ほどの多様性がある。メイゼルはエール大学の人類関係ファイルの文化人類学の資料に目を通し、五〇以上の部族、社会での行動様式のリストを作成した(4)。

＊シリオノ・インディアンでは、病気にかかると見捨てられ、死につながった。

＊アザンデ族では幼児殺しは行われなかった。「異常な子供は決して殺されることもなく、両親

の愛情を失うこともない。(アザンデ)人には手足の指が一本多い場合もよくあるが、プラスの分を本人も誇らしく思っている」。
＊ナバホ・インディアンでは、理想派によって身体的障害者に対しての残酷なユーモアは禁じられているが、実際には他者の「特異性、病気、苦痛について言葉でコメントしたり、パントマイムで物まねしたりで、楽しんでいる」。あまり好ましくないあだ名もまれではない。
＊マサイでは「形が悪かったり、格段と虚弱な子供」は誕生後すぐに殺される。
＊オーストラリアのアボリジニであるディエリでは「幼児殺しはよくあり、未婚の娘の子供や奇形の子供が対象になる」。
＊東アフリカのチャガ族では、障害者は悪霊を鎮め、したがって他の者に健常をもたらすとされている。したがって、指が多かったり、少なかったりする子供や重度の奇形も含め、障害者は殺されなかった。
＊クリーク・インディアンでは「高齢者が極端に敬われ」、年老いて自分の面倒を見られない者も、敵の手に落ちるのを避けるといった人道的な理由以外では殺されることはなかった。
＊東カロリン諸島のトラック人は健康で頑健な者だけが大切にされる。ろう者はウメス(気が狂った人)と呼ばれ、老人や障害者は厄介者扱いされている。
＊ニューギニアのウォゲオ族の間では、奇形の子供は生後すぐに生き埋めにされるが、中途で障害を持った子供の場合はやさしく面倒が見られる。
＊西アフリカのダホメア人の場合、警官は奇形の持ち主と決まっている。変わった身体的特徴を

もつ子供は特別の超自然的な存在から保護されているという考えがある。幸運をもたらす運命の子供もいるし、超自然的な存在からの「しるし」によって運命が決められている子供もいる。川岸に捨てられているのが、「しるし」の場合すらもある。

＊東カロリン諸島のポナペ人では、「肢体不自由や精神異常の子供たち」は正常な子供と同じように扱われた。

＊北西アマゾンのウィトト・インディアンでは新生児は近くの小川に沈められた。「もし子供が生き残れるほど丈夫でなければ、死んだほうがいい」という考えである。もし、子供が後で不自由になったら、悪霊によるもので部族に災いをもたらすと祈祷師が託宣を下し、その子供を始末することが必要になる。

＊スーダンのジュケン人では、奇形の子供は生きるのを許されず、洞穴や茂みの中で息絶えるように放置された。悪霊に取り憑かれていると信じられているからである。

＊マレー半島のセマング人では、議論を解決したり注意を与えたりするのは、長い杖なしでは動けない重度の障害をもつ人物であり、一種の指導者と見なされている。

＊バリ人では「白子、白痴、ライ患者、病人や奇形の持ち主」との性的関係はタブーである。

＊ニュージーランドのマオリ人では、奇形の持ち主は同情を得ることはめったになく、傷つけるようなあだ名がつけられる。

二つの一般的法則がとりあえず、このリストについて発見できる。どの民族も永続的な障害者の

「異質性」をプラスとしてであれ、マイナスとしてであれ、重視している。第二点としては、障害者を受け入れるよりは拒絶するパターンのほうが多い。

欧米社会での障害

障害は何らかの道徳的審判として受け止められることが多いと、社会科学者のH・フォン・ヘンティックは語っている。人々は意識のレベルのどこかで、障害を罰と見なしている。(5) 有罪の者と無罪の者とに同じように罰が与えられる世界に人間は住めないという言い方でヘンティックは説明している。苦痛と病気——確かに恐ろしい罰である——は悪行の報いであると人間は思いたがる。まるでディズニーの世界のように単純な勧善懲悪の世界では、悪は不具になり、善行は無にならない。慢性の患者自身や障害者自身に病気や障害の責任があると非難したがる気持ちの背景には、人々の心の中に障害者によって引き起こされる潜在的意識の恐怖があると、ドイツのフロイト学者、H・メングは一九三八年の著作で述べている。(6) 障害者は罰として障害を与えられるような何か悪いことをすでにした、または、これからしようとしているのではないかという恐怖を非障害者は潜在意識のなかで抱いている。

障害者は潜在的に悪であるという恐怖の例が中世のペスト流行時に見られる。何かが、誰かが、こんな破滅的な疫病をもたらしているに違いないと市民が考えた。そう考えると、この災厄に責任があるのは他の集団——ナチスなら反社会的分子と呼んだだろう——に属する人間である。町はユダヤ人を全員追い出し、不具者は皆殺しにした。

多くの言語で、障害に関する用語が道徳的価値をもつことは驚くに値しない。足が悪い、なまけ者の足、足がよくない、悪い足を持っている、その足は歩くのに良い、等々である。

確かに旧約聖書では慢性の病気と障害は、神や戒律への冒瀆に直接に結び付いていた。因果である。障害者は罪人であり、レビ記二一章一八節にはっきりとあるように、障害者は汚れているので聖職者にはなれず、説教壇に近づくことすらできなかった。禁止の一二の状態が列挙されている。「盲人、足なえ、鼻が平たい者、手足に骨折のある者、せむし、小人、ほし目の者、くる病の者、かさぶたのある者……」。へブライの厳格な神には、睾丸が裂けている者さえ受けいれられなかった。

神の厳格さは、サムエル記下五章八節の「盲人と肢体不自由の者は家に入るを得ず」という凍りつくような言葉に端的に表れている。

長年にわたって、身体的短所が次から次へと加えられ、もとのレビ記の一二から後のタルムード派の解釈では一四二の障害を不適格条件に挙げるに至っている。ローマ人は障害者を異教の聖職者から追放した。これはローマ・カトリックによっても受け継がれ、つい最近まで障害者は聖職者になることができなかった。

医学史家のヘンリー・シゲリストは障害者に対する四つの社会的対応を認識している。古代のヘブライ人は罪が障害を生み出すと信じた。古代ギリシャ人は障害を地位と経済の問題としてとらえた。障害者は社会的劣等者という見方である。キリスト教徒は障害者を呪われた者、もしくは祝福された者、として憐れみや祈りの対象とみなした。科学界は臨床的に病気の症候群とみなし、障害者や病人を価値観から切り離し、被害者としてとらえると称した(7)。

しかし、この四つに共通しているのは、被害者自身が自分の状態に責任があるとして、被害者を責める傾向である。聡明で穏和なキリストですら、盲人に「もう癒して差し上げた。これからは罪を犯すことのないように……」と語っている。つまり、罪を犯したので盲人になったという前提がある。この考えは現代まで続いている。例えばエイズ感染者は同性愛行為によって自分自身で病気にかかったという見方である。現代の医学でも、病気の心身相関理論により、病人が自分自身の病気に責任があるという含みがある。

興味深いのは古代エジプトではこのような考え方がなかったと思われることである。エジプトでは神々はしばしば怪物のような形で現れ、身体的な奇形を持つ者も「異質」であると見なされたり、社会から排除されることはなかった。すべての種の相関性の中に位置づけられていた。これはギリシャ、ローマとは対照的である。両社会では障害は神の怒りの予兆や不運の前触れとされた。足の湾曲や多指といった比較的軽度の障害を持った新生児ですら秘密の場所に連れて行かれ、放置され、死を迎えた(8)。エジプトでは、奇形の人間の姿が崇拝の対象になったが、ギリシャでは、そういった人間は放棄された。

障害新生児への敵意は欧米文化の発展の中で何度も顔を見せる。例えば、障害新生児は魔性の母親がすり替えた取り替え子にちがいないとマルティン・ルターは確信していた。魔性の母親がもとの健康な子どもを返さざるを得ないように、障害児を虐待するようにルターは求めた。奇形の新生児の殺害は神にも満足を与えるというのが、ルターの説だった。[9]

しかし、全般的にいえばキリスト教は障害者には同情的であった。キリスト教の言葉で言えば、障害者は自分の責任はないのに苦しめられているとされたのである。障害者は祈りと神の調停により、苦悩から解放される可能性があった。キリストはびっこを直し、盲人を見えるようにした。教会で障害者と会ってもいる。障害者はすべての人間と同じで神の姿に似せて創られ、愛と配慮がふさわしい。キリスト教の教えから、慈善は社会の責任であるという欧米の伝統が生じている。市民による喜捨、教会による救貧院や宿泊所の維持や、現代の政府当局による病院や施設という様々な形で現れてきている。

出エジプト記の時代ですら、誰かのせいで障害をもった場合には補償が支払われなければならないというのが社会通念だった。これが、現代の労災補償の原理である。国や都市国家の防衛で負傷したり、障害をもった場合には、政府から年金をもらう権利があるという原理も、同じように歴史が古い。アテネの雄弁家であるリュシアスの演説から、紀元前四世紀にアテネは障害年金を退役軍人に支給していたことが分かる。[10]

紀元前四世紀にはユスティニアヌス法典が障害者へ援助を提供したが、障害者でも真に必要がある者だけを対象にした。同法典は、受給者は「貧困と病気に悩む、自分自身でニーズを満たせない典型的な貧民」と定義し、健康な非障害者が街で物乞いするのを禁じた。

同法典は障害と貧困の歴史的に密接な関係を表している。国家に関して言えば、障害者は援助を得るには貧しくなければならないのである。障害者が働ければ、援助は得られない。障害者の状態自体ではなく、障害が重度で生計が立てられないかどうかによって、受給資格は判断された。ユスティニアヌス法典の基準は現代アメリカの社会保障の障害関係の支払いやメディケア（米国の老人対象の医療保険）でも利用されている。

誰かが不正に援助を得るのではないかという恐れは同法典でも取り上げられているが、長年にわたって社会を混乱させてきている。善意の人をだまして寄付を得る偽物の物乞いは軽蔑と恐れを生み出しており、取締りの法律が多く成立している。一七五〇年のフランスの布告は病弱な物乞いを強制入院させ、障害をもたない物乞いをガレイ船での五年間の航海という刑に処した。こういった偽物の物乞い――「福祉を食い物にする」こと――への恐れや軽蔑は、慈善には全く興味のない層の口実によく使われる。それは一七五〇年も現代も変わりない。

欧米の文学で障害は隠喩として用いられてきた。ホメロスは『イリアッド』の中でテリシテスをすべての面で醜く、心も身体も奇形として描いている。ホメロスのように作家は登場人物の身体的特徴を精神的な欠陥の象徴として描く。リチャード三世はシェークスピアによって憎むべき人物として描かれ、嫌悪すべきさせむしがその性格を表している。フック船長は邪悪であり、それは片腕に表れてる。『宝島』の悪漢であるロング・ジョン・シルバーは義足を使っている。同様に特別の価値や知恵を示す「しるし」としても障害は用いられている。例えば、十九世紀のロマンティック小説の結核のヒロインや、自分自身が盲目だったホメロスによる創作である、トロイ戦争の美しい歌を作ったデモドコスなどである。『ガラスの動物園』の小人のティムやローラの肢体障害は人物描写の一環として描かれている。

欧米社会の障害者に関する代表的な態度や対応を見てきたが、結論として言えるのは深刻なあいまいさが存在することである。フランスの社会心理学者ドミニク・ラ・デゼルトがこのように語っている。「どの社会においても、身体的、精神的に弱い者の地位は、あいまいで矛盾をはらんでいる。どんな概念もそれ自体に反対概念を含んでいる。不純であり、強力であり、神聖である。憐れみと同時に恐怖の対象である。これが私たちの社会の特徴である(11)」。

障害の心理学的研究

障害者の社会的地位に関する心理学的研究はまだ緒についたばかりである。社会的態度の研究については多数の変数を処理する必要があり、研究のデータが得られるものから一般的な法則を引き出すしか手はない。しかし、入手可能な資料からでも、一九三〇年代末の医学界の行動とドイツ社会での障害者の地位の理解に関連する有用な材料が引き出せる。

アメリカ社会は障害者に対し肯定的、否定的両方の態度を取る。これはドイツ社会についても同様であると仮定したほうが無難なようだ。一九四四年のアメリカ人の態度に関する研究(12)は、障害者は良心的、自立的、勤勉、頑張り屋、機敏、信仰心に篤い、と見なされているとする結論を出した。これからは、障害者は価値ある個人として認識されているように受け止められる。しかし、ライトが指摘しているように、これらは公の場での見解である。つまり、これらは公開の世論であり、秘密の世論はまた別の顔を持っている。

様々な障害者種別について「好きか」という質問に対して、専門的職業人やビジネスマンが匿名を条件に答えた研究[13]がある。これでは一九四四年の研究とは全く別の感情が暴かれている。

人々の身体的特徴への反応

	好む	好まない	どちらでもない
病人	二二%	二八%	五〇%
相当の高齢者	四五%	一一%	四四%
肢体不自由者	二九%	一九%	五二%
サーカスの余興に出演する奇形の人間	四%	七七%	一九%
盲人	二五%	一六%	五九%
ろう者	一六%	二五%	五九%
かぎ鼻をもつ人間	四%	三八%	五八%

一九三一年の調査はこういった反応を、より全般的な人々の特徴と比較している。

人々の全般的特徴への反応

	好む	好まない	どちらでもない
借金をする人	三%	七七%	二〇%
黒人	一三%	三二%	五五%
社会主義者	八%	四一%	五二%
スポーツマン	七四%	一%	二五%

これは米国でだいぶ以前に行われた世論調査である。同時期のドイツ人の態度とは必ずしも関連性はない。たぶん、一九八〇年代の米国人の態度とも関連ないかもしれない。しかし、これらの数字が強烈に示しているのは、障害が個人への認識に与える大きな影響である。他に情報がなければ、鍛えられた肉体をもつスポーツマンには好感を抱く。身体的な奇形をもつ人間には、あまり好感情は生まれない。身体障害を目にすると、心には明らかに否定的な感情が生じる。

この真実は一九六九年のL・M・シアーズとC・J・ジェンセーナによる研究(14)でさらに一歩深められている。この研究によれば、関係が親密なものになるほど、障害者への偏見がさらに強いことが判明している。

二つの関係において特異な人々を受け入れると答えた被験者の割合

	職場の同僚	結婚相手
身体障害者（車イス）	九三％	七％
切断者（腕、脚）	九一％	一八％
盲人	八九％	一六％
三つ口者	八〇％	八％
重度のどもり	七四％	七％
ろうあ者	六七％	一〇％
脳性マヒ者	五一％	一％
精神病者	三七％	二％
知的障害者	三〇％	〇％

これに関しては、被験者は仮定の質問に答えたことを念頭においてほしい。だから答えが偏見をむき出しにしているのは驚くにあたらない。昔の南部で「自分の娘を黒人と結婚させたいと思うか」という質問への答えは誰でも知っていた。「車イスに乗っている人と結婚するか」という質問はそういう類の質問である。こういう質問には、偏見に満ちた答えが返ってくるにちがいない。車イスに乗った人と机を並べるのには抵抗がほとんどないのは興味深い。しかし、精神病、精神遅滞の人への嫌悪感がこれほど強いのは悲しい。

態度については、もう二つほどコメントを加えたい。

家庭、近所、統合された教室といった身近な環境で障害児と交流がある子供や大人を対象とした観察研究[15]によれば、否定的な認識は減らすことが可能である。障害者を個人として知ると障害の重要性や汚名の重荷は背景に消え去ってしまう。「こういった環境では、関心の焦点は表面的な身体的外見から一層深く、より重要な個性に移っていく……。参加者は『身体が不自由な子供』とではなく、ニック、パトリック、リビー、というたまたま身体障害をもつ人間と付き合っているのだ」。「メインストリミーング」や統合を通じて、昔からの決まりきった見方や偏見が全くなくならないにしても、少なくなっていくということは本当かもしれない。

しかしこういった態度は取るに足らないとか、簡単に始末できるような生やさしいものではない。深く根付いている。ヘンティックが観察しているように、「障害に関する態度や行動は好むとか好まないとか言っていられる問題ではない。……存在すると見なされている因果関係に、深く結び付いている[16]」。魔女や悪魔に取り憑かれていると思われたり、魔女や悪魔自身だと思われた精神病者に昔は何が起こったのかをヘンティックは例として挙げる。殴られ、焼かれたのである。このことは当時考えられた狂気の原因に対しては適切な反応だったという意味で、不当でも不合理でもなかったのである。

ジョン・グリードマンとウィリアム・ロスの報告を見れば、こういった態度がどれだけ根強いのか分かる。「ほとんどの障害者集団に対する態度は過去五〇年間変わっていない。多少否定的、もしくは多少肯定的といったところだ。同じ時期にユダヤ人や黒人といった汚名を着せられていた集団への態度は偏見から寛容へと劇的に変わっている」と一九八〇年に報告されている[17]。

なぜ、そうなのか。なぜ障害者に対する偏見はこれほど幅広く、頑固なのか。この質問への答えはない。ただ言えるのは、この質問の答えは、人間としての経験の深奥部にたどり着く。人は誰もが死を迎える。「生の真っ盛りに我々は死の中にある」と英国国教会祈祷書は伝える。誰もが年老い、そして誰もがいずれかの形で障害をもつ。目に見える障害は人生の諸行無常を思い起こさせ、人間のもろさを見せつけてしまうのかもしれない。避けられないものを伝える使者として、障害者は歓迎されない。

ドイツでは確かに歓迎されなかった。ナチス時代、ドイツ人は優越民族による新社会の建設に必死だった。自分たちを弱者に勝利した強者と見なしていた。自分たちの中に、一見無力な障害者や高齢者が存在することは非常に厄介だったにちがいない。

展開、切り下げ、パス

障害への態度について考える際に役に立つ三つの用語がある。展開、切り下げ、パスである。

「展開」はある個人の一部、もしくは全部の特性が、障害の機能によるものと解釈する現象である。例えば、ジョージは脳性マヒを持つ。手がとんでもないように動く。だから、頭の中もとんでもない。対マヒの人間が優秀な学生だと、これも障害で説明されてしまう。他の学生のように走ったり、遊んだりできないから、優秀な学生になったのだ。できることといえば、座って勉強するだけ。ビートリス・ライトは、この視点を「身体こそ最も重要な動力」と名づけた[18]。ドイツの医者は、この展開にふけっていた。脚が動かないから、その人物は価値がないとみなし、脳の機能が「正常」でない人間は、人間以下としたのである。

「切り下げ」は障害に基づいて、その人間の価値が低下することである。いろいろな形態で起こるが、狡猾で致命的な場合もある。ジェリー・ルイスのテレソンでは、ほとんど潜在意識への働きかけにより、障害者の価値を切り下げていた。筋ジストロフィーの子供がテレビカメラの前に並べられ、ジェリー・ルイスかエド・マクマホンが子供の哀れさに目が向くように語る。被害者が哀れであればあるほど、寄付がたくさん集まるという理論だ。子供は「被害者」に切り下げられる。施設で暮らす患者を「価値のない生命」や「生きるに値しない生命」と述べたドイツの表現も切り下げの一例である。ナチスが身体障害者と慢性的精神病患者を「人間以下」と呼んだのは究極の切り下げである。

「パス」は、あまり黒くない黒人が白人社会で白人として通ったかつての現象と同様で、障害者が健常者の世界で成功し、健常者から障害者と見なされない現象である。こういう障害者は「パス」していると言われる。つまり、健常者であるかのように受け入れられるのである。障害の存在は否定され、無視され、決して言及されることもない。もちろん、ポリオで対マヒだったフランクリン・デラノ・ルーズベルト大統領がこの偉大な一例である。興味深い例としてはヒトラーの宣伝相だったヨーゼフ・ゲッベルスがある。彼は歩行障害を持っていたが、社会の成功者として、自分自身も周囲も障害者であるとの認識はなかった。彼らは「パス」したのである。

医者と患者のむずかしい関係

障害者は社会の一部であり、その属する社会の態度を身につけていることを、まず強調したい。障害者は公民権の立場からはマイノリティ（少数集団）であるが、不思議な例である。自分たち自身をマイノリティとは必ずしも見なしていないのである。自分たちの集団がない、歴史もない、文化もない。非障害者の中でバラバラになって暮らしている。したがって障害者が自分自身の障害について獲得する価値判断や態度は、家族、近所の人、教会、社会から得ることが多い。

現在の社会の態度は障害者の価値を切り下げがちで、障害者に対しても自分自身を低く評価するよう求める役割を果たしている。多くの問題がさらに輪をかける。障害者と医者の関係もその一つである。

二十世紀の欧米各国において障害者が医者と過ごす時間は長い。成長と発達に問題がある子供の場合は特にそうである。西洋医学の伝統を受け継ぐ医者の大半は「器官システム」に従う。この見解では、病気の場合には器官を治療することが治療することである。結果として、医者は時には病人を無視して、病気を治療することになる。その人間丸ごとではなく、器官を治すのである。医者は、器官を有する人間を物体として認識する。

医者は自分の話に耳を傾けてくれないと障害者が感じる理由はここにある。患者ではなく病気を治療することで、医者は患者が抱く感情から距離を置くことができる。結果として、障害者は自分たちの訴えが医者によって「情緒的不適応」として片づけられることが多いと報告する。患者の不満は医者との対話の不足にあり、人間ではなく「患者材料」として扱われてばかりいる点にある。[19]三〇年代のドイツでも現代のアメリカでも、病気自体にばかりに関心が集まるので、患者の自己像が不正確にゆがんでしまう。ジェーンの例を考えてみよう。彼女は脳性マヒの少女だが、「お嬢さんはどなたですか」と尋ねられたら、「私は脳性マヒよ」と答えが返ってくる。自分自身と病状が混同されてしまっている。

医者、家族、社会によって繰り返し、繰り返し、障害はいまわしいと聞かされ、障害を取り除いたり、隠すために大変な医学的努力がなされたら、本人が混乱するのも無理はない。自分自身の大切さを見失っても不思議ではない。医者から自分自身の定義を障害によってなされ、しかもその障害はいまわしいと伝えられる。だから、自分自身がいまわしいのだと思ってしまう。障害者自身が、自分の「展開」と「切り下げ」の被害者になっていく。

障害：学習された劣等感

障害者には学習された劣等感の歴史があるとグリードマンとロスは指摘している。[20]事実自体によって、非障害者よりも劣っているとか、不幸だと感じるのではない。劣等感を学ばせられるのである。一九三〇年代のドイツで、この授業は国家政策だった。教師は医者である。[21]

劣等感が教えられるということは、一九六五年のライトとムースの研究でも実証されている。精神保健患者と福祉受給者は、自分たちが他の集団よりも恵まれていないと感じていることが報告されている。対照集団とされた主婦や学生でも同様に、精神保健患者と福祉受給者は恵まれていないとする結果が出ている。興味深いのは、自分自身の人生がどれだけ恵まれているのかという質問への答えでは、精神病者、貧困層、主婦、学生、どの集団も似たりよったりなのである。精神病者と貧困層も自分個人としては、人並みであると感じている。

体験に基づいた障害者自身からの声によれば、医者や社会が想像するほど、体が不自由であることを、障害者は取り立てて恐ろしいことと認識していない。これは研究を要する重要なテーマである。障害者は自分の生きる価値（Quality of Life）は人並みだと信じているが、社会は障害者の生きる価値ははっきりと劣っていると認識しているという結果が、慎重な調査から得られるのか。医師は職業集団として障害者の生きる価値を認めていないという調査結果が出るのか。経験から見る限り、答えはイエスである。

なぜ障害者自身よりも医者のほうが、障害者の生活はひどいと信じているのかははっきりとはしない。現代社会での障害者の地位について医者は情報がないこと、自立した障害者との接触が皆無に等しいこと、障害を持つ同僚とつき合った経験がないことを、この分野の専門家[22]は理由の一端としてあげている。医者が出会う障害者は、病気持ちの障害者だけである。

あいまいになりがちだが、障害者は病人ではない。障害は状態であって、病気とは異なる。障害者は病気にかかる。それは他の人が病気にかかるのと同じである。しかし、障害者がいつも病気であると考えるのは誤っている。

医者が職業上会う障害者は確かに病気である。障害者すなわち病人、苦しみと推論してしまうのも無理がない一面がある。

続むずかしい関係

これまでに述べた医者の障害に対する態度は、医者の死に対する態度と類似している。医者を対象に死への恐怖がどれぐらいのものか尋ねた研究がある。[23]答えは重病患者、末期的患者、健康な人たちと比較された。研究は医学生と経験ある医者の比較を行った。ここでも医者の死への恐怖は医学生のそれよりも大きかった。死との接触が医者の恐怖を増すのではないかとジェイ・カッツ[24]は述べている。医者は患者の死を自分の技術の失敗と見ると指摘している。障害者についても同じことが言えるのではないか。医者も人の子で失敗を恐れ、嫌う。

医者も人間なのである。治療と成功を好む。自分が有能でないと見られるのは好まない。しかし、障害を持つ患者や慢性的な病人はそれこそ自分の無能の証明である。患者は医者が心理的に距離を置いているのを当然感じ取る。患者は孤立感を味わう。病院で過ごしたことがある障害者は誰でも経験している。医者から受けるやさしい軽蔑にはほとんど敵意に近いものすらある。障害を持つ患者は耳を傾けてもらえず無視され、時にはののしられる。「治療法がすでに判明している、またはもうすぐ判明しそうな患者だけがやさしく扱われた[25]」。

医者との関係において慢性の患者が経験する、心理的に放棄されているという感情にカッツ[26]は言及している。障害者から繰り返し聞かれる医者が耳を貸してくれないという苦情は、この感情に関連している。病気と障害は、自分自身がコントロールしているという感覚を患者から失わせる。患者は自己疎外と放棄を感じる。それに輪をかけるのが、医者が患者を同僚や大人としてではなく、まるで駄々っ子のように扱うことである。決定に関する話合いもなく、時には説明すらもない。決定された治療法がうまくいかなかったり、治るどころか、効果もなく延々と続いたりすると、放棄されているという患者の感情は強まる。

患者は医者が必要と考えることだけ聞かされるという習慣は、少なくともヒポクラテスの時代にまでさかのぼる。西洋医学には医者が最もよく分かっていて、「良い」患者は医者の命令に従うという権威主義の流れが根深くある。医者は自分たちがこうしているのは患者の感情を救うためというが、本当は自分の感情を救うためなのである。医者は死と障害を恐れ自分自身の恐怖を患者に投影している。この二つは失敗であり、口にしたくないのである。

カネと地位の影響

欧米の工業化社会では障害について社会経済要素が大きな影響をもつことを強調したい。裕福で教育があれば、障害の影響は少なくなる。理由は二つある。一つは、カネで助けが手に入ることである。もう一つはもっと複雑である。

体が不自由だとカネがかかる。医療費のほかに、特別な乗り物の経費、介助費もかかる。移動、介助が可能だと障害の影響は軽くなる。適切な機器、障害者の利用可能な施設、頼れる介助者が揃えば、障害者は正常な生活を自立して生産的に送ることができる。しかし、自立生活は安くはない。まともな施設でのケアも安くない。

カネの効用は明らかである。障害者にカネと教育がある場合に社会の態度がどうなるかはあまりはっきりとはしていない。心理学者によると障害者が社会、文化的に高い位置にある場合は、障害はたいして不愉快なものとは見なされない。

経済社会的な要素がいかに機能するかを示す二つの興味深い研究がある。[27]一つは母親がサリドマイドを妊娠中に飲んだので、奇形となった子供たちに関するものである。この研究によれば「サリドマイド児の母親の最初の反応と子供の障害（時間と共に徐々に現れる）に対する認識、子供に対する感情的関係は、周囲の社会的環境の社会規範に規定された。身体の異常自体はどの例でも二次的な役割でしかなかった」。

第二の研究はポリオでマヒした患者に対する医者の反応である。この結果には心奪われる。[28]患者の家族が社会経済的基準で高いほど、つまり、裕福であるほど、医者はマヒの程度を低く判断し、将来的な運動機能の獲得についても楽観的だった。結論は火を見るより明らかである。カネはポリオによるマヒ自体に何の影響もないが、医者の医学的判断には影響があるようである。

一言でいえば、社会は障害について複雑な感情を持っている。大きな恐れと敵意、並びに愛と配慮である。障害者は罪人、ペテン師、異端者と映る。他方では、子供の良さを持ち、並外れて聡明で、人に勇気を与えると見られる。

ヒトラーがドイツの医者に法や倫理に縛られずに障害者を処理してもいいという破格の許可を与え、医者に防波堤となる社会の意識から離れ、密かに事を進めるのを許した際に、医学界は自分たちの障害者に対する最も自己本位で野蛮な感情を行動に移した。

ヒトラーが障害者の殺人を可能にする命令に署名したときに起こったことは、人類の社会における障害者の位置づけという悩みの多い問題に歴史上かつてない形で光を当てている。

これらのすべての社会学的、心理学的観察は第三帝国の出来事を解明してくれる。ナチス時代に、政府機関、医者、ドイツ市民は、障害者を長年にわたって追い回した恐怖と敵意を際立った形で行動に移した。

付録B　ブラウネ牧師の報告書

ブラウネ牧師は一九四〇年の夏にT四計画の実態と広がりをつぶさに具体的に描いた報告書をまとめた。勇敢な行為であり、労作だった。報告書の中でブラウネは、殺人行為停止への力強い議論を展開している。計画の中止を願い、ナチス政権の首脳部にも報告書を提出した。ヒトラー自身がブラウネの報告書に目を通したとされる。

このブラウネの報告書全文を掲載する。ニュルンベルクでドローシー・プランマーが英語に翻訳したものである。

P・ブラウネ牧師の報告書

文書番号六三一―PSの翻訳
戦争犯罪弁護団団長事務局

（手書きで）極秘

メモランダム

福祉施設と病院の利用者の組織的移送に関して

国内の多くの地域で多くの施設と病院の収容者が組織的、経済的計画に従って継続的に移送されているのが過去数カ月間に観察されている。数回移送され、数週間後に近親者に死が伝えられた者たちがいる。取られた措置と起こった状況が似通っているため、生きる価値がない者をこの世から取り除くのを目的とした大規模な措置が取られていることを疑う余地はない。国家の防衛のために無駄飯食らいを取り除くべしという意見がある。狂人、他の回復の見込みのないケース、異常な反社会的行動を取る者、集団生活に適応できない者を、ドイツ民族再興のために可及的速やかに殺すのが不可欠という意見もある。一〇万もしくはそれ以上の人間が対象とされているようである。クランツ教授が四月号の『国家社会主義―国民への奉仕』に寄せた原稿では、抹殺が望ましい人数は百万をすら超える数字があげられている。したがって法的根拠なしに誰が殺されたのか、次に殺されるのは誰か、と数万、数十万のドイツ国民が苦慮している。この措置を可及的速やかに停止する必要がある。わが国の道徳的基礎が、その根幹から揺らいでいる。人命の不可侵はすべての国家秩序の主柱である。殺人が命じられるのであれば有効な法がその根拠でなければならない。病人が純粋に功利主義的な理由だけで始末されてしまうのは耐えがたい。しかも慎重な医学的診断抜きで、全く法的保護を欠いたままであり、近親者や保護者の希望も聞かれていない。

以下の事実が繰り返し観察されている。

まず一九三九年十月に精神異常やてんかん、他の患者を受けている多くの施設と病院、民間福祉施設に帝国内務大臣から回状が届いたようである。その回状を資料五として添付する。この回状では施設と病院の体系的一覧を作成する必要があり、同封の登録用紙に記入するよう求めていた。締切りは十二月一日で内務大臣に直接、返送する決まりだった。

コンティ博士の署名

この調査の実施に関してすぐに気づくのは、担当部局である地区局や保健局を抜きにして、内務大臣が直々に行っている点である。内務省の担当官に直接、問い合わせると、統計的資料に過ぎないという返事が返ってきた。これに基づいて要請を受けたすべての施設、私の知る限りの施設は考えもなく、添付の資料に列挙されている収容者の氏名を大量に提供した。報告が求められた患者の種類は以下のとおりである。

一、以下の病気により施設の作業所では就労できず、掃除等の施設での機械的作業にしか従事できない者

精神分裂病

てんかん（器質性でない場合は、戦傷や他の原因を記入すべし）
老人性疾患
治療に反応しないマヒや他の病気
原因を問わず狂気
脳炎
ハンチントン舞踏病や他の致命的発作、あるいは
二、少なくとも五年間継続的に施設に入所している者、あるいは
三、犯罪性精神病者として保護されている者、あるいは
四、ドイツ国籍を持たない者、ドイツもしくは関連する血統でない者。人種と国籍を述べよ。

施設は多くの場合、これは保護に関する新法の準備の一環であると信じていた。

一九四〇年一月二十日、国家防衛評議員が前回と同じ施設宛てに手紙を出している。その手紙を資料二として添付する。この手紙に基づいて、施設と病院から収容者の移送は差し迫ったものとなった。患者は集団単位で大規模に移送されることが決定した。近親者への通知は望ましくないとされた。この特別な指示は不審の念をさらにかきたてた。患者移送の合理的な理由がなかったのである。

判明している限りでは、この措置は以下の地区で大規模に行われている。

ポメラニア
ブランデンブルク＝ベルリン
サクソニー
ヴュルテンベルク
ハンブルク
六月以降は帝国領内の多くの地区で開始されている。

そして四月後半に資料三として添付した見本に見られるようなほとんど同一内容の手紙を施設は受け取った。この手紙では収容者の移送日も決定していた。移送リストには移送対象の収容者名が含まれていた。この時点で、この資料の基となったのは十月と十一月に統計目的のために要請されたはずのリストだったのが明らかになった。

一九四〇年三月にヴュルテンベルクから突然の知らせが届いた。プフィングストヴァイデの施設からグラーフェネックの施設に移送された一三名のてんかん者のうち、四名が約三週間後に亡くなったという知らせである。親族は通常、死の八日から一四日後に通知を受けた。通知は必ず同じ文面だった。患者は不慮にインフルエンザ、肺炎、脳卒中、もしくは同様の原因で亡くなりましたという。伝染病に関する警察の指示に従い、遺体は直ちに荼毘に付されました。衣服も同様に焼却しました。遺骨の処理は親族のご指示に従います。「グラーフェネック地区福祉施設」なる名称をつけていたグラーフェネック施設から発したこの通知はドイツの他地域でも現れた。身体的には健康で、精神面を病んでいただけに過ぎない患者が短期間に亡くなった。以前は堅実に働いていた者にもこの運命がふりかかったことを次の例が示している。クロイツナーハ施設の発電所の所長を務めた経験があるH氏が数年前に発疹チフスの保菌者となった。この病気のせいで同氏はうつ病の徴候を示したため、ラインラントのベットブルク・ハウ施設に入院した。一九三九年のクリスマス前に息子が見舞いに出かけた。父親の頭は冴えていたが、うつ病だった。一九四〇年三月七日に集団移送の一部としてグラーフェネックへの移送が実施される。家族への通知はなかった。なお、家族が移送の経費の負担を後にすることになる。健康状態を問い合わせて初めてベットブルク・ハウからグラーフェネックへの移送が知らされる。グラーフェネックへの問い合わせには梨のつぶてである。患者は循環器系の病気により亡くなりました、遺体は直ちに荼毘に付されたという知らせが約四週間後に届く。遺骨は遺族の意のままという。骨壺と手紙にはA四九八という番号がついている。同氏は四月十日に亡くなった。

一部の患者はサクソニーのワルトハイム元刑務所経由でだが、ベルリン＝ブーフから多数の患者がグラーフェネックに移された。その中にはオペラ歌手シャルロッテ・ボッベがいる。遺族に遺骨の申し出が届いたのは一九四〇年五月十六日だった。ベルリン＝パンコウのブルクニッツ嬢もその一人である。遺骨の準備ができたという知らせがあったのは一九四〇年の六月末だった。一九四〇年六月二十八日にベルリンで遺骨が墓に納められたヘレネ・ミュラー嬢とベルリン＝ヘルムスドルフとケーペニックからの他の数名も同様である。

グラーフェネックで命を落とした可能性がある人数を確認するために、一九四〇年四月十日に亡くなったH氏の骨壺番号にご注目いただきたい。A四九八である。しかるに一九四〇年五月十二日に亡くなったマックス・ドライショウの骨壺番号はすでにA一〇九二に達している。病院は普通、全部で一〇〇床しか備えていないため、これは死の通し番号であろう。結果として、五九四人が三三日間に死んだようである。約百床の病院で毎日一八人を意味する。一カ月間から二カ月間でベットブルク・ハウからグラーフェネックへ約三百人が移送され、同期間にブーフから数百人、キュッケンミューレから一五〇人、ヴュルテンベルクから正確な数字は不明だが、多数がそれぞれ移送されたという報告から見て、上記の結論が否定される様子はない。

こういった観察が大規模にできるもう一つの地区はサクソニーである。第一に国立の福祉施設が同様の措置の対象になっている。ヴェステルヴィッツ近くのホーヘンヴァイヒェン、レーバウ近くのグロスシュヴァイトニッツ、アルンスドルフ、フーバンツブルク、ツァートラッシュの施設が関係している。ホーヘンヴァイヒェンを例にとると、死者の数は以下のとおりである。

一九三八年　約八〇
一九三九年　約一〇二
一九四〇年五月十五日まで　約一二四

グロスシュヴァイトニッツでは、死者の数は以下のとおりである。

一九三八年　五〇
一九三九年　一四一
一九四〇年五月二十五日まで　二二八

通常は四半期で約一二名の患者が亡くなるが、一九四〇年には四半期で一二五名が亡くなっている。一九三九年の数字が高いのはもっぱら最終四半期による。多くの場合、死因は普通の栄養失調と記されている。アルンスドルフでも類似の状況である。同施設の死者数は以下のとおりである。

一九三八年　一〇一
一九三九年　二〇〇
一九四〇年五月二十五日まで　一〇一

これは死者数が三倍になったことを意味する。サクソニーの施設では食物の削減が死者数増の原因である。これは現地への複数の訪問を通じて疑いの余地なく確認された。信頼できる人物によって報告されているように、食物は一日二二ペニッヒもしくは二四ペニッヒ相当に減らされた。この少量では患者が生きることは不可能であるため、患者には薬品（パラリス）が強制的に投与された。その結果、患者は無感情状態に陥る。口頭そして文章による報告により、患者が「腹が減った。腹が減ったよ」という叫びを常に繰り返しているという痛ましい状態が明らかにされている。見かねた職員や介助者が時には自腹を切って飢えから救っている。いずれにしろ、起こっている事実に関する疑いはない。この措置で過去数十カ月に数百、数千人が早すぎる死を迎えてきた。

しかし、これは何が起こっているのかまったく理解できない病人に関してだけの問題ではない。それどころか、何が起こりつつあるのか明確に把握し、日に埋葬が何件あるのか観察している者に関する問題でもある。ある報告書は、自分自身と他の患者に迫りつつある運命を明瞭に推測した患者の死に向けた恐怖を物語っている。

サクソニーではこの一連の措置の一環として、元のワルトハイム刑務所が地区福祉施設と名を変えた。この自称福祉施設から同じ様式の死亡通知が遺族に届く。遺族は移送自体も寝耳に水である。患者はインフルエンザ、心臓病、他の病気で亡くなりましたという連絡が来る。遺体は伝染病の恐れのために直ちに荼毘に付されました。衣服は焼却されました、もしくは、NVA（国家社会主義公共福祉協会）に引き渡されましたという。

ある女性の訪問者の報告では、ワルトハイムの患者はパン一切れの朝食、一皿の昼食、スープだけの夕食を与えられている。同様の報告がツァートラッシュからも届いている。しかし、これだけの食事を得ているのは、働いている者だけである。働けない者はパン半切れ、一皿の四分の一の食物、皿に半分のスープしか得ていないそうである。寝たきりになった場合にはさらに少ない。一人部屋の場合には何も与えられない。働いている患者が自分のわずかな割り当てから空腹の同僚に分け与えた場合には、次の食事は罰として減らされる。つまり多過ぎたと見なされるのである。患者は誰もが見るも恐ろしいほど青白く、やつれきっていて、悲惨である。患者の生活状況は悲劇的であるとされている。床の上の薄手のマットレスに横たわる。一室を五一名が共有する。患者はもはや服が支給されず、私服を着なければならない。それでもなお、保護者は患者一人当たり三・五マルク支払わねばならない。

報告から受ける印象は衝撃的で、「福祉施設」の名に全く値しない。度重なる移送の結果として、患者を知っている医者も介助者もいない。死んだときにはさすがに名前が分かるように、患者は名前を書いたばんそう膏を肩につけていると報告されている。

同様の観察がブランデンブルク地方とベルリンでもされている。特にブランデンブルク市で安楽死が実行されているようである。以前のブランデンブルク刑務所が現在はブランデンブルク市ノイエンドルファー通り九〇ａの「地区福祉施設」と称されるようになった。この元刑務所はブランデンブルク市に売却され、もはや司法当局の管轄下にはない。

この施設から出される多くの手紙が遺族に届く。その手紙を三部添付する。ブランデンブルクのいわゆる福祉施設で起こっていることは厳重に秘密にされている。親族が患者に会おうとしても冷たく拒絶されているという報告を得ている。この事例は花嫁が歯科医の夫に会おうとしたのだった。その後、まもなく死亡通知が届いた。得体の知れない地区福祉施設が入っている元刑務所の建物は一二〇の一人部屋といくつかの大部屋がある。夜間にはこの建物からしばしば叫び声が聞かれるという。いずれにしても、この施設がなぜ完全に外界から隔離されなければならないのか理由は不明である。内部での出来事を社会の目から隠すためとしか考えられない。

添付の資料によれば、死亡した患者は精神異常ですらなかった可能性が高い。サクソニーのワルトハイム施設の例だが、退所の手続きの第一段階がすでに取られていた入所者が死亡している。いずれにしろ、遺族は家族が治らない病気にかかっていたのを知らない。「お悔やみ状」は精神異常者とてんかん者の場合にはうまくあてはまる一般的なように書かれているように見うけられる。しかし、何通もお悔やみ状で「全ての医学的努力にもかかわらず、御主人を生かしておくことは不可能でした」という文面が繰り返し、繰り返し出てくるのには衝撃を受ける。ブランデンブルク市は火葬設備を持っているので、死者の火葬には何の困難もない。ノイエンドルファー通りには独自の通用門もある。

フュルステンヴァルデ・シュプレー近くのケッチェンドルフ施設とグーベンのネーミィ・ヴィルコー修道院などの善隣施設での無料奉仕により支えられていたブランデンブルク地域の施設から移送された患者全員が、ブランデンブルク＝ゲルデンの福祉施設にひとまず移送されたようである。前もって承諾を求められた親族、後見人は一人もいない。自分の子供、兄弟、被後見人が移されたということをある日突然に知らされる。善隣施設からの移送の場合では、移送五週間後にはすでに最初の死亡通知が届いた（エミー・ヘーベルライン）。別の例では、親が一生懸命に子供の居場所をさぐり、ついにブランデンブルク＝ゲルデンとつきとめた。二回目の見舞い時には、子供はすでにうす汚れて、惨めな状態におかれていた。子供を善隣施設に戻すようにという要請には、論外という返事だった。子供に救いと喜びを取り戻す手だては何も残されていなかった。可能性は全く失われていた。死の時が近づいた患者が多くの場合、徐々にブランデンブルク＝ゲルデンからブランデンブルクの元刑務所に移されているようである。そこでいわゆる福祉施設での運命に出会うのである。

いずれにしても、各施設から集団で移送された患者は大規模福祉施設で完全にまぜられるので、数日後には誰が誰なのか、誰も分からなくなる。ある人物がどうなったかを誰も知らない。他の患者とも知り合うこともないまま、やせ衰え、絶望のうちに死んでいく。

一九〇六年六月十二日に、下級公務員であるロットマンの息子として生まれたギュンター・ロットマンという弁護士がいた。一九二七年以来の党員であり、過労と神経衰弱で一九三九年からベルリン＝ブーフ施設に入院していた。同施設からロットマンはリンツ近郊ハルトハイム地区福祉施設に今年の六月十日に移送された。両親は定期的に見舞っていたが、この移送は知らされなかった。努力を重ねた後で、やはり自分の家族を移送された知合いから、ロットマンもリンツ近郊のハルトハイムに移されたことを知る。一九四〇年六月二十七日に電話で問い合わせたところ、同年の六月二十三日に乳様突起炎で死亡していることが判明する。死亡を知らせる手紙には他のすべての手紙と同じで、伝染病の恐れのために遺体は荼毘に付されました等々が連ねられている。

ベルリン＝ブーフからの報告では、以上に述べた移送以外でも同施設内での死亡率が顕著に高まっている。そのうえ、六〇〇名の患者が集団移送されている。奇妙な動きがある。一九四〇年四月十二日にベルリン＝ブーフの面会は完全に謝絶された。「赤痢により訪問禁止」との掲示が施設入口に貼り出された。しかし、四月十四日に移送が行われている。赤痢のような伝染病の場合には患者の移動は禁じられるのが普通であるにもかかわらずである。すでに触れたマックス・ドライショウが四月十四日に他の患者と一緒にベルリン＝ブーフからグラーフェネックに移され、五月十二日に脳震盪で急死している。前述したように、ベルリン＝ブーフの患者はワルトハイム、グラーフェネック、リンツ近郊のハルトハイムに移送された。死亡通知は手際よく親族に届いた。

これだけの短期間に一〇以上の死亡通知がたまたま私の知るところとなっている。他にどれだけ実際に死んでいるのであろうか。私には公的な調査を通じて死亡者の実数を把握するすべがない。

ポメラニアからも同様の衝撃的な出来事が明らかになってきた。それぞれ約千床のラウエンブルクとシュトラールズントの地区福祉施設がまず空にされ、入所者は約千床を持つメゼリッツ近郊のオブラヴァルデに移された疑いが強い。今年の五月末には、一五〇〇人の知的障害者、てんかん者、精神病者、痴愚をかかえるシュテッテン近郊の有名なキュッケンミューレ施設がポメラニアの地方長官に徴用された。運営委員会は解散させられ、その直後に患者の強制移転が始められた。一四日以内に約七五〇人の患者が大型バスで移送された。今日までに一三〇〇人がすでに移送されている。患者の一部は午前三時から四時までの間、シュテッテン近くの辺鄙な駅で待機させられた。行き先は東部、ヴァルテガウ、メゼリッツ、そしてグラーフェネックのはずである。家族は相談に全く与らなかった。専門的知識を持つ社会福祉施設の意見は無視された。キュッケンミューレ施設からの患者の何人がこの期間に死んだかを推定するのは、現在に至るも全く不可能である。四八人が死亡といううわさがまもなくあった。しかし、他と同じで死者数を確認するのは至難である。家族がいない患者や、家族がめったに見舞いにこない患者がいるからである。数週間後や、数カ月後になってまったく偶然にこの患者がどこそこで死んだと初めて分かる場合も多い。政府の調査によって死者の実数が判明できる。オブラヴァルデからの患者は再度、ポーゼン近くの施設、そして確実にコステンに移っているはずである。

添付の個別の手紙により確認できるように、国内の上記の地区において、この事態は継続的に起こっている。強制的に集団移送する。異なる病院からの患者を混ぜてお互いが知らない状態にする。食物を削減する。弱らせるための環境をつくりだす。薬を強制的に投与する。人々の間で注射について語られる、致命的な注射である。それからほとんど常に死体の火葬と衣服の焼却。これは調査から逃れるためである。そして、紋切り型の手紙が遅れて届く。

ここで問題となっているのは、精神異常者もしくは地域社会で生きられない人間全員を抑圧するための意識的な行動である。しかし、後者のなかには完全な白痴ばかりではない。自分のまわりで何が起こっているのか分からないわけではなく、これからしっかりとした職業に就けないわけでもない人たちである。多くは以前は立派な仕事に長年、従事していて、後になってから精神病が現れた人々である。

質問表の記入の仕方を説明する政府の説明書を見ると、老人性疾患も含まれている。年老いた者、高齢により回復の見込みがない精神病にかかった者、また身体的病気にかかった者も同じ運命をたどるかもしれない。当然ながら、人の口に戸は立てられない。福祉施設の患者の家族は面会の際に知合いになり、気がついたことを話し合う。したがって、このような施設への信頼は激しく揺らぐ。特に医者と当局への信頼が損なわれる。しかし、医者への信頼が失われれば、厚生事業によるすべての施策が全くの不信感で迎えられ、施設と有益な医学的施策が達成している優れた実績も幻想として受け止められてしまうという重大な危険性がある。施設に患者が集められたことで、病的な要素を持つ人間を健康な人間から切り離し、家族と社会から重荷を取り除くことが可能になっている。このような人間の増加と生殖は、同様に、施設に入れることで防がれている。一方、家族の中の病人、母親、兄弟、子供がいい施設で親身に世話されているのは、健康な家族にとって大きな救いであった。ドイツはこの点で、街が悲惨さにあふれている他国に比して、際立って優れている。それに加えて、医学界は健康な人間の役に立つことを施設から無数に学んできた。ほとんどすべての医者はそういった経験を積んできている。こういった施設の職員は無私に働く姿勢を身につけ、その姿勢はもはや血となり、肉となっている。もはや人間の力の及ぶところではなく、希望が見いだせない場合ですら、献身的にさわやかに働く姿が何度みられることか。人の生に存するこうしたまがう方なき優れた資質もじわじわと失われてしまうのか。無私の奉仕の精神ももはや終わりなのか。こうした忠実で優秀な奉仕によって何十万、何百万の病人が健康を取り戻したことか。しかし、こうした施設への不信が国民に広まった場合には、公衆保健組織への大打撃である。医者は信頼を通してのみ癒すことができる。当局は信頼を通じてのみ援助することができる。

しかし、深刻な疑問はこれだけではない。いわゆる価値のない生命の破壊の歯止めはあるのか。現在までの方法では、安らかで健全な精神の持ち主までもが対象とされてきている。私がよく知っている例がある。退院して奉公人として雇われるところだった六人の少女が、他の患者と共に移送の対象とされかかったことがある。全く希望がない者たち——例えば、白痴や痴愚——だけが対象となっているのか。前述したように、説明書は高齢による病気もあげている。同じ当局による最新の規定では、重病の子供やすべての種類の奇形児を含むよう要請し、特別施設への収容を求めている。これが憂慮せずにいられようか。結核患者は対象外なのか。安全のために移送された結核患者にも安楽死措置はすでに明らかに開始されている。他の異常者や反社会的分子も対象となるのか。限界はどこなのか。誰が異常で、誰が反社会的で、誰が回復の見込みがない重病人なのか。祖国のための戦闘で不治の病にかかった兵士はどうなるのか。こういった疑問はすでに一部で投げかけられている。

最も深刻な疑問と不安がここで起きる。法的な基盤なしで個人の不可侵性が放棄されるというのは危険な試みである。法を犯す者全員が法に保護されることになる。救いようがない者だけが、保護から外されるのだろうか。生命がちりのように扱われるとき、国民全体の士気が危機に瀕するのではないか。病にかかった同胞をすら支えきれないとき、困難に立ち向かう力はどれだけ弱まるのだろうか。健康な者が病人の世話をするならば、家族が重荷を進んで、喜んで引き受けるならば、それこそ、最もいい意味での民族共同体と団結の精神の発露である。「価値のない」生命を活かすために身を捧げることが多くの者にとってどれだけの喜びであることか。ここ数日間に、世間でも名の知れた複数の親が自分たちの重い病の息子を退院させ自宅に連れ帰っている。戦場で将校として倒れた別の息子の身代わりにするのである。

この措置を正当化するために、国民の食糧事情がごくつぶしの抹殺を必要としているという意見があるならば、千人の健康な人間当たり一人の病人が抹殺されたとしても食糧事情の改善には焼石に水であると私は答えねばならない。既存の建物を病人が使用するのが国民経済の観点から無駄であるとするのも当たらない。つまるところ、これらの建物はそもそも病人のために建てられたのである。しかも戦争が始まってからは、これらの施設が何万単位の病床を提供したのである。その間も病人へのサービスは最低限度を守っていた。当然ながら、病人も戦争の重荷を分かちあわねばならない。しかし、それと組織的抹殺とはかけ離れている。

危機的な状況であり、事態を知る者全てが深く悲しんでいる。多くの家庭の平穏を木っ端みじんにし、なにより脅威になりつつある。この脅威が将来にどのような波及効果を与えるのかすら予想できない。

数千、数万の命の運命が決せられる前に、この有害な措置が差し止められ、措置全体が法律、医学、道徳、国家政治の各面から慎重に吟味されるよう、責任当局に求めたい。執政官をして油断させることなかれ、さもなくば公益に災いこそある（*Videant consules, ne quid detrimenti res publica capiat.*）。

ブラウネ牧師
ホッフヌンクスターラー施設主任
ドイツプロテスタント教会福音主義
教会内国社会事業中央委員会

ホッフヌンクスターラー施設
P・ブラウネ　牧師
ベルリン近郊ベルナウ経由ロベタール

電話　ベルナウ四五一
ロベタール　一九四〇年七月九日

付録C　ミュンスター司教の説教

枢機卿クレメンス・アウグスト・フォン・ガーレン伯爵は威厳に満ち、名誉を重んじ、限りない高潔さをそなえた人物だった。ヒトラーからは軽蔑された。一九四一年夏の三回連続の説教で、当時は司教だったフォン・ガーレンはナチス当局が教会職員を苦しめ、教会財産を接収し、市民を困らせ、慢性的障害者と精神異常者を殺しているとして非難した。フォン・ガーレンの言葉は秘密裏に再現され、ドイツ中を手から手へ回された。安楽死を攻撃する第三回目の説教全文を掲載する。原文から英文への翻訳はヘルガ・ロスが行った。

クレメンス・アウグスト・フォン・ガーレンの説教

ミュンスター司教
一九四一年八月三日
〔出典：エルンスト・クレー編『安楽死に関する資料』(*Dokumente zur Euthanasie.* Ernst Klee, Fischer Taschenbuch Verlag, 1985)〕

信心深きキリスト者よ。一九四一年六月二十六日のドイツ司教団教書が七月六日に全教会で朗読された。教書は「カトリックの道徳律には守ることが重大な困難を伴う場合には守らずともよいものもある。しかし、生命をかけても従わねばならない道徳的良心の神聖なる義務もまた存在する。いかなる場合であれ、戦争と正当防衛以外で、罪なき者を殺してはならない」とした。私は七月六日に教書に付け加えて、次のような説明をする機会を得た。過去数カ月にわたり、精神病患者の病院、施設から長期間病気で回復の見込みがなさそうな患者がベルリンの指示で強制的に退去させられているという報告が入ってきている。遺体は荼毘に付され、遺骨を受け取ることが可能であるという通知がしばらくすると家族に届く。こうした無数の精神病患者の突然の死は不自然であり、意図的な行為にちがいないというほとんど確信にちかい疑念が湧き上がる。いわゆる価値のない生命は殺してもかまわない、民族と国家にとってその生命に価値がない場合には罪のない人間を殺しても許されるという前提が、かかる行為の考え方にある。これは恐るべき思想である。罪のない人間を殺してもいいことになる。もはや働けない人間、身体障害者、不治の病人、年老いて弱った人間を殺してもかまわないという思想である。

信頼すべき筋からの話では、ウェストファリア州の病院や施設から退去させられ、まもなく殺されるべき患者のリストができている。ミュンスター近郊のマリエンタール施設からの初の患者移送が先週に行われている。

ドイツの皆さん。刑法の二一一条は今も有効である。「予謀を持って人を故意に殺す者は全員、死刑に処す」とある。

このかわいそうな人たち、我々の家族を法の裁きから守るために、死を定められた患者は慣れ親しんだ施設から遠くの施設に移される。死因には病名があげられている。遺体は直ちに火葬されてしまうので、家族も警察も死因の確定はできない。しかし、内務省も衛生関係の高官であるコンティ博士の機関も、ドイツで多数の精神病患者がすでに故意に殺され、これからも殺されるだろうことを否定していない。

刑法一三九条は「死刑に値する犯罪の企画を知りながら、当局もしくは脅かされつつある人間の注意を喚起しない者は処罰される」とある。患者をマリエンタールから移動させ、その後に殺すという計画を耳にした際に、私は手紙で以下の告発をミュンスター裁判所の検事とミュンスターの警察署長に行った。「報告によれば、ミュンスター近郊のマリエンタール施設の多くの患者、いわゆる非生産的な市民が今週すでにアイヒベルク施設に移送され、故意に殺害される予定である。一般に信じられている限りでは、他の施設でも同じことが起こっているのである。このような行為は神聖かつ自然な道徳律に反するのみならず、刑法二一一条によっても死刑に処せられるべきであり、私はここに刑法一三九条による義務として告発を行う。移送と殺人を組織している団体を訴追し、脅かされている市民が一刻も早く保護されること、結果の報告を私に行うことを求める」。現在まで検察、警察による介入に関する情報は皆無である。

すでに七月二十六日に、世話と治療のために患者を預かっている施設を担当するウェストファリア州の行政に抗議をしてある。しかし、無駄だった。ヴァールシュタインの居住施設から三〇〇人が移送されたと聞いている。

　身を守るすべもないかわいそうな患者たちがまもなく殺されることになるだろう。なぜなのか。いまわしい犯罪を犯したわけではない。施設の職員が正当防衛で自分の命を守らざるをえないような攻撃を加えたわけでもない。正義の戦争で敵を殺すのに加えて、これらも殺人が許され、必要ですらある場合なのか。ちがう。不幸な患者たちが死ぬ理由はこのどれでもない。死ぬ理由は一部の機関や、委員会の専門的意見により、生きるのにふさわしくないと判断されているからである。「非生産的な市民」と見なされているからである。こういった判断によれば、患者たちは何も生産することはできない。まるで古くなってもう動かない機械であり、足を悪くしてもう手の打ちようのない年老いた馬であり、乳を出さなくなった乳牛である。古くなった機械はどうするのか。壊すだけである。足の悪い馬や役立たずの家畜はどうするのか。いや、いかにそれが分かりやすくとも、これ以上比喩で骨を折るのはよそう。我々が取り上げているのは、人間に奉仕し、人間のために生産するためだけに存在する機械や馬や牛ではない。機械は壊してもかまわないし、家畜も役に立たなくなったら屠殺される。しかし、我々が取り上げているのは人間、仲間の市民、兄弟姉妹だ。貧しい人、病人、非生産的な人、だから何だと言うのか。生きる権利を捨ててしまったのか。皆さんや私が生きる権利があるのは生産的なときだけなのか、他人が生産的と見なしているときだけなのか。「非生産的な同胞市民」を殺してもかまわないという原則がいったんできあがってしまえば、我々自身が老いて弱まったときに災いが起こる。非生産的な人間を殺すのが許されるならば、自分の活力を仕事に注いで、骨身を削ってまで働いてきて体がきかなくなった者に災いが起こる。非生産的な同胞が無理に殺されていくならば、深手を負い、傷病兵、不具者として、祖国のために帰還した兵士に災いが起こる。「非生産的」な同胞を殺すのが合法となれば、現時点では身を守るすべもない精神病者だけが対象となっているとしても、非生産的な人間、不治者、傷病兵、仕事で体がきかなくなった者すべてを、老いて体が弱くなったときには我々全員を殺す基礎ができてしまう。

精神病者で実験済みの方法を他の「非生産的な人間」、不治の肺病者、衰弱した老人、労災の障害者、重度の傷病兵にも適用するという秘密の布告を追加するだけで済むのである。もはや安全圏の者は誰もいない。委員会とやらに「非生産的」リストに載せられたが最後、警察は保護してくれない、裁判所は殺人自体を訴追しないし、殺人者を処罰もしない。自分の医者を誰が信じられるのか。医者が患者を「非生産的」と報告し、その患者は殺されるよう命じられるかもしれない。この恐るべき思想が大目にみられ、受け入れられ、実行に移されたときには、家庭生活にどのような疑念、どのような腐敗した行為が生じるのか。主の神聖な「汝、殺すなかれ」という戒めを踏みにじるのみならず、それを受け入れ、実行しても制裁もないならば、人類に災いが起こる。ドイツ国民に災いが起こる。

今日、起こった例を申し上げる。マリエンタールに五十五歳の男性がいる。ミュンスター地区の村の農民である。私は名前も知っているが、数年間ほど精神的な異常があったのでマリエンタール療養施設に入った。本物の精神病というわけではなく、見舞いの客をしっかりと迎えられたし、家族が来ると本当に幸せそうだった。つい二週間前に妻と息子が見舞いにきた。息子は前線から休暇で帰っていた。息子は父親を非常に大切にしている。別れを告げるのはつらかった。同胞のための戦いで息子は命を落とすかもしれない。息子が帰って来るかどうかは誰にも分からない。息子である兵士は父親と再会することがないのは確実だ。父親はすでに「非生産的な」人間のリストに載せられているからだ。今週、マリエンタールに父親を見舞おうとした親族は、父親は国防省からの指示で移送されたと聞かされ、追い返された。行き先は不明だが、家族には数日後に連絡が届くだろう。何の連絡なのか。他の例と同じなのか。患者は亡くなり、荼毘に付されました。遺骨は手数料の支払いの後で受領できます。命がけで同胞たるドイツ国民のために戦っている兵士は父親とこの世で会うことはない。すなわち、祖国の同胞であるドイツ国民が父親を殺してしまったからだ。

付録D　カール・ブラント被告への最終弁論

ロバート・セルヴァティウス博士はニュルンベルクでカール・ブラントの弁護士を務めた。ブラントのための最終弁論で、セルヴァティウスは安楽死とブラントの安楽死計画での役割を擁護するために法廷で展開した議論を要約した。以下に掲載する。

セルヴァティウス博士による被告カール・ブラントへの最終弁論

一九四七年七月十四日

裁判長、裁判官殿

ここでは一九三九年九月一日の布告が公式に導入した範囲での安楽死について取り上げる。「帝国」委員会については、私の最終説明を参考にしてほしい。

被告カール・ブラントはこの措置について何を知っていたか。

布告された許可は医者への命令ではなく、医者が自らの責任で非常に慎重に患者の容態を診断した後に行動する権利を授けたに過ぎないと被告は知っていた。これが一九三九年九月一日の布告に条項として含まれたのは被告の発案である。

専門家は内務省に選ばれたのであり、被告ブラントの知合いではなかった。専門家は各専門分野での著名な人間だった。

この措置の実施に異議を唱えるべき理由がないと関係当局が判断し、帝国の最高レベルの司法関係者すらも、事実を知らされた後に、この措置の法的基礎に非難すべき点はないと宣言していたのを、被告は承知していた。

こういった枠組みの中で、被告は政府の安楽死を承認し、指示を与えたのである。

しかるに検察側は安楽死を殺人以外のなにものでもないとすら主張している。正式の法は存在しなかったというのが検察側の見解であり、専門家ランメルス博士もこれを確認しているかのようである。

しかし、ランメルス博士は非公式の布告も有効であるとも発言した。総統が発したのであれば、指令すらも法の効力を持つ。特に外国人に関する指令等、他の指令の疑いのない効力から見ても明白である。

しかし、被告ブラントにとって一九三九年九月一日の布告が実際に有効であったか否かは重要ではない。重要なのは、布告が有効である、専門家の意見が信頼に足る、と信じる理由があったことである。

ドイツの法廷はすでに安楽死の実施事件を処理しているが、これらの事件はハダマー等で公式措置が停止された後で起こったものであるか、もしくは本布告による権能の対象とは決してなりえなかった人間が殺害された事例、または別の犯罪があった場合である。

留意しなければならないのは、これらの判決が常に犯罪者の自己本位の動機を確認している点である。他方、これらの法廷は、正式の法は存在しなかったという点までしか、公法の問題に関心を抱いていない。ある事例で、法廷は国際軍事裁判で検察側が明らかにした情報だけしか取り上げなかった。

安楽死への真の反対理由は公式の法に則っているかどうかではなく、医学実験許可への反対と同じ理由である。

最低の部類の狂人も殺されてはならないという意見である。人間が人間を殺そうとしてはならない。

しかし、戦争で殺す権利は国際法でも認められているし、暴力による反乱の鎮圧は公法でも許されている。

安楽死の分野でも国家が死を命じる妨げとなるのは何か。

答えは、この類の行動を正当化する動機がないことである。

「ごくつぶし」を除去するという経済的動機は、この措置を取るのに十分でないのは明らかである。このような動機を被告が抱いたことはない。しかし他の関係者から付随的に触れられ、後には反対運動側に槍玉にあげられた。

被告であるカール・ブラントにとって決定的な動機は患者への憐れみだった。この動機は死の床で安楽死を支持する理由として暗黙のうちに了解されており、世界中の医者がますます認めている。

これまでにも法廷は憐れみの気持ちからの殺人を繰り返し取り上げてきた。大々的に騒がれた裁判で、陪審員が近親者を生の苦しみから解放した被告を無罪とする評決を下している。

現代医学の資源を総動員して、動物の存在にまでおとしめられ、ながらえさせられるよりも、健康に死にたいと思わざる者はあるまい。誤れる文明だけが、そのような存在を生かしておく。生存のための正常な闘争では、造物主はよほど慈愛に満ちている。

しかしこういった場合に殺す権威を与えるのを立法当局は差し控えてきた。しかし、立法当局は望むならば問題を解決できる。これまでの消極的な態度の原因がまさに、今回の事件で措置を偽装し、秘密裏に行うようになった理由と同一である。遺産に関する利己的な陰謀、家族の精神的重圧等々の恐れがある。個人は決断の重圧を担うことを望まないし、担うことは不可能である。肩代わりできるのは国家だけである。関係者の利害とは無縁だからである。

メルツァー教授の調査結果によれば、この問題に実際に接した者の大多数がこういう意見であるという。これは証拠物件として提出してある。この調査は安楽死とその推進役のビンディングとホッヘに対する反対の論拠を得るために、何年も前に同教授が行っていたものである。その結果は同教授が専門家として予期していたものと逆だった。

しかし、第三の動機が無意識のうちに重要な役割を果たしているというのが私見である。すなわち、犠牲の精神である。

精神異常者は家庭を精神的、経済的に窮地に追い込んでしまうかもしれない。心の面では、破壊にすらつながる。

健康な人間が共同体のために大いなる犠牲を捧げ、自分の生命すらも国家の命で放棄するならば、精神異常者も精神的に奮起して決断を下すことが可能であるならば、自らを犠牲にする道を選ぶであろう。

国家がこの犠牲的行為を本人の立場になって実行し、精神異常者本人が望んでいる行為をしてはならない理由があるのか。

世界中が病院になる日まで、国家は安楽死の実施を禁じられたままなのか。自然の生き物は造物主のいわゆる残酷さにより完璧さを保っている。

国家による本件のような指令が許容範囲にあるか否かは、人類が社会生活をどのように規定するかによる。したがって、政治的決定なのである。

被告カール・ブラントをはじめ、合法化された安楽死計画に参加した者は、自分の権威で殺人を犯したことはない。ドイツの法廷で下された判決で、大量殺人者として汚名を着せられた人間が以前は非の打ちどころのない生活を送っていたといつも強調されている。

これは慎重さを求める警告である。本当に残虐行為を働いたのか。それとも、時流に抗える立場、自分の判断をもって時流に抵抗する立場に単になかったために有罪とされているだけなのか。

キリスト教の教えはこういった発想には同情しつつも背を向けるだろう。しかし、安楽死をその望ましい範囲内で用いよという指令が神の戒めと誰の目にも相いれなかったとしたら、なぜヒトラーが破門されなかったのか理解に苦しむ。ヒトラーは教会から身を引いたことはなかった。

この事実が、今まさに積み上げられようとしている罪の重荷を取り除かねばならない。取り除かれた時点で、この悪魔的な闘争で人間が優位に立つことがないと人類は気づくだろう。なぜなら、神は正義を象徴しているのである。

もし犯罪者がいるならば多くの共犯者がいる。そして「我らは全員が罪深い」というニーモエーラー牧師の言葉が理解できるだろう。

本件は道徳的な罪もしくは政治的な罪である。しかし犯罪として一個人に帰することはできない。

付録E　カール・ブラント被告の最終陳述

カール・F・ブラント博士はヒトラーの侍医だった。総統はブラントをT四安楽死計画の主任医師、共同統括役に指名した。ブラントは戦争犯罪人として絞首刑に処される直前まで「安楽死に首を縦に振ったときに、心の底から安楽死は正しいとの確信を抱いていた」と主張していた。ブラントの心動かす法廷での最終陳述全文を掲載する。

被告カール・ブラントの最終陳述

一九四七年七月十九日

単純極まりない言葉がある。「命令」。しかし、その言外の意味の巨大さはいかばかりか。「服従」、その言葉の陰に隠れる葛藤の深刻さを測るすべはない。服従と命令、この二つが私に作用した。両者は責任を当然に意味する。私は医者であり、私の良心には人間と生命に対する責任がある。感情を全く交えずに検察側は犯罪と殺人のかどで告発し、私の罪の問題を取り上げた。「ブラントは助けになってくれた。ブラントは治してくれた」と言って、友人や患者が盾となり、私を誉めたところで何の益もあるまい。危険を顧みずに行動し、尽力してきた例は多くある。されど、もはやすべては空しい。私に関する限り、容疑をかわすつもりは毛頭ない。ただ、自分の人間としての汚名を晴らすのは、私を人間として、医者として、上司として信用し、頼ってくれた人々全員への務めである。

問題がどのように私を襲っても、人体実験を当然として受け止めたことはただの一度もない。何の危険もない場合すらである。しかし、人体実験の必要性を理性に基づいて断固主張する。医学に携わる人間の良心を悩ますのは何かは承知している。命令や服従によってすべての形態の倫理が決定される際の心痛も心得ている。

被験者の合意を得て行っているか否かは、人体実験にとっては取るに足らない。その被験者個人には何の意味もない。私の医者としての行動を個々にそれだけ取り出しても何も意味がないのと同じである。意味は一層深いところにある。個人として私は共同体から距離を置くことができるのか。共同体の外に身を置き、共同体抜きで生きられるのか。共同体の一員として「この共同体の中で生きたい、しかし、犠牲は身体的にも精神的にも一切、御免だ」と言ってすませられるのか。良心を汚れなく保ちたいと願う。これが受け入れられるかどうかは他人が判断すればいい。それでもなお、共同体と私はほぼ一体である。

こうした矛盾に苦しみ、自分の理解を超えるものであれ、結果を背負って苦しまねばならない。自分の運命の巡り合わせと、忍ばねばならない。巡り合わせが我が務めを定める。共同体への献身という動機に意味がある。その点で私に罪があるというならば、私も答えられよう。

戦争だった。戦争では、努力はみな似たりよったりである。戦争の犠牲とは誰もが無縁ではいられない。犠牲者は私の責任下にあった。しかし、犠牲者を生み出したのは私の犯罪だろうか。私は人道の戒めを踏みにじり、軽侮しただろうか。人間と人命を取るに足らないと黙殺しただろうか。人は私を指さしては「安楽死」と叫ぶ。「役立たず」、「無能」、「無価値」と誤って叫ぶ。しかし、本当は何があったのか。ボーデルシュヴィンク牧師は昨年、ベーテルでの業務の合間に、私は犯罪者ではなく、理想主義者であると語らなかったか。牧師はなぜそんなことが言えたのか。

重大な告発を受けてここに立つ私は、医者ではなかったのみならず、心も良心も持たない人間であるかのようである。安楽死を許すようにという命令を受け取ったとき、私が喜んだとお考えか。一五年間、病人の面倒に精を出してきた。患者は誰もがまるで自分の兄弟だった。病気の子供はまるで自分の子供並みに心配してきた。私に課せられた運命の巡り合わせは過酷だった。それが罪なのか。

安楽死の範囲を限定しようというのが、まず私の頭の中に浮かんだことではなかったか。参加が決まった瞬間に、制約を見いだそうとし、不治者の非常に綿密な調査を断固として要求したのは私ではなかったか。指名された大学教授がいなかったのか。大学教授よりも適格な人間がいたのだろうか。こういった問題やその実施には触れたくない。非人道的行為と卑劣な意図という告発から自分を守っているのである。こういった告発に直面して、人道的な扱いを受ける権利のために私は闘う。問題の複雑さは分かる。真摯に自分を繰り返し、繰り返し精神的に苦しめてみた。しかし、哲学も他の知識も助けにはなってくれなかった。布告があった。布告には私の名前があった。仮病を使えただろうというのは的外れだ。運命に直面したら、逃げも隠れもしないのが自分の生き方である。私は安楽死に合意した。問題は十分把握している。人類と同じほど昔からある。しかし、人類や人道に対する犯罪ではない。文字どおり、不治者への憐れみである。聖職者のように信じることも、司法関係者のように考えることもできない。私は医者であり、自然の法則は理性の法則であるとみなしている。心には人類への愛情があるし、良心の中も同じである。だから、私は医者をしているのだ。

当時、ボーデルシュヴィンク牧師は真剣に警告を発していた唯一の知合いだった。同牧師と話をした際に、はじめは我々の考えはまったくかけ離れていたようだった。しかし、話せば話すほど腹の中が明らかになり、お互いによく分かりあえるようになった。言葉にかまってはいなかった。闘いであり、人間の領域を超えた模索だった。長い時間の後で老ボーデルシュヴィンク牧師が去るときに、我々は握手し、牧師は「これは人生でも一番厳しい闘いだったよ」と最後におっしゃった。牧師にも私にも闘いは終わりを告げなかった。問題も終わりを告げていない。

劇的で激しく感情を動かすこの問題が自分に決してふりかかってほしくなかったと今、仮に言うとしたら、それは自分を慰めるための皮相さにすぎないだろう。私はこの時代に生きているのであり、時代は対立に満ちている。その中で自分がどこに立つのか誰もが決断しなければならない。安楽死に首を縦に振ったときに、心の底から安楽死は正しいとの確信を抱いていたのは今も十分意識している。その確信は現在でも変わらない。死は救いでもある。誕生がそうであるように死も生である。殺人の意図はなかった。私は重荷を背負っている。しかし犯罪の重荷ではない。心は悲しみに満ちているが、自分自身の責任としてこの重荷を負っている。その前に、そして自分の良心の前に、人間として医者として立っている。

原 注

序 論

1. "For What It's Worth," Buffalo Springfield. Arco Record Company, 1967.
2. Hugh Gregory Gallagher, *FDR's Splendid Deception* (New York: Dodd, Mead, 1985).
3. Goetz Aly and Heinz Roth, "The Legalization of Mercy Killings in Medical and Nursing Institutions in Nazi Germany from 1938 until 1941," *International Journal of Law and Psychiatry* (1984), 7:163.
4. Susan Sontag, *Illness as a Metaphor* (New York: Vintage Books, 1977), 1.

序 章

1. Leon Jaworski, *After Fifteen Years* (Houston: Gulf Books, 1963), 107.
2. Robert Jay Lifton, *The Nazi Doctors—Medical Killing and the Psychology of Genocide* (New York: Basic Books, Inc., 1986), 71.
3. *Trials of War Criminals before the Nuremberg Military Tribunals under Control Council Law No. 10*. Nuremberg, October 1946–April 1947. (Washington, D.C.: U.S. Government Printing Office)I: 877.
4. Alexander Mitscherlich, *The Death Doctors*, trans. James Cleugh (London: Elek Books, 1962), 21.
5. *Trials of War Criminals*, I: 886.
6. *Trials of War Criminals*, I: 877.
7. *Trials of War Criminals*, I: 883–84.
8. Mitscherlich, *The Death Doctors*, 256.
9. Mitscherlich, *The Death Doctors*, xxvii.
10. *Mensch-achte den Menschen Furhe Texte über die Euthanasieverbrechen der Nationalsozialisten in Hessen* (Kassel: Landeswohlfahrts verbandes, 1985).
11. Jaworski, *After Fifteen Years*, 119.
12. *Mensch-achte den Menschen*.

13. Earl W. Kintner, ed., *The Hadamar Trial: Trial of Alfons Klein Defendant* (Edinburgh: William Hodge, 1949), 93.
14. Ernst Klee, *"Euthanasie" im NS-Staat, Die "Vernichtung lebensunwerten Lebens"* (Frankfurt: S. Fisher, 1983), 336.
15. Klee, *"Euthanasie" im NS-Staat*, 336.
16. *Mensch-achte den Menschen.*
17. Klee, *"Euthanasie" im NS-Staat*, 336.
18. *Mensch-achte den Menschen.*
19. Kintner, ed., *Hadamar Trial*, 95.
20. Jaworski, *After Fifteen Years*, 121.
21. Kintner, ed., *Hadamar Trial*, 109.
22. Kintner, ed., *Hadamar Trial*, 121.
23. Kintner, ed., *Hadamar Trial*, 130.

第一章

1. Fredric Wertham, M.D., *A Sign for Cain: an Exploration of Human Violence* (London: Robert Hale Ltd., 1968), 153.
2. Alexander Mitscherlich, *The Death Doctors*, trans. James Cleugh (London: Elek Books, 1962), 234.
3. Mitscherlich, *Death Doctors*, 239.
4. U.S. Nuremberg War Crimes Trial, November 21, 1946—August 20, 1947 (National Archives Microfilm Publications), M887, Tape 17, Doc. 630-PS.
5. Mitscherlich, *Death Doctors*, 265.
6. Mitscherlich, *Death Doctors*, 234.
7. Mitscherlich, *Death Doctors*, 235.
8. Mitscherlich, *Death Doctors*, 234.
9. Mitscherlich, *Death Doctors*, 234.
10. Wertham, *Sign for Cain*, 186.
11. John Toland, *Adloph Hitler* (Garden City, N.Y.: Doubleday and Co., Inc., 1976), 595.
12. Toland, *Adolph Hitler*, 388.
13. Toland, *Adolph Hitler*, 595.
14. Adolf Hitler, *Mein Kampf* (New York: Stackpole Sons Publishers, 1939), 391.
15. Hitler, *Mein Kampf*, 445.
16. Hitler, *Mein Kampf*, 391.
17. Hitler, *Mein Kampf*, 392.
18. Guenter Lewy, *The Catholic Church and Nazi Germany*, (New York, Toronto: McGraw-Hill, 1964), 258.
19. Wallace R. Deuel, *People Under Hitler* (New York: Harcourt Brace and Co., 1942), 222.
20. Deuel, *People Under Hitler*, 226.
21. Mitscherlich, *Death Doctors*, 236.
22. 同上
23. 同上
24. Gerald Reitlinger, *The Final Solution: The Attempt to Eliminate the Jews from Europe. 1939–1945* (New York: A.S. Barnes and Co., 1961), 9, 128.
25. Amnon Amir, "Euthanasia in Nazi Germany," (Ph.D. diss., State University of New York at Albany, 1977), 183.

26. Gitta Sereny, *Into that Darkness: from Mercy Killing to Mass Murder* (New York: McGraw Hill, 1974), 80.
27. Hartmut M. Hanauske-Able, "Politics and Medicine: from Nazi Holocaust to Nuclear Holocaust: a Lesson to Learn?" *The Lancet* (August 22, 1986), 272.
28. Goetz Aly and Heinz Roth, "The Legalization of Mercy Killings in Medical and Nursing Institutions in Nazi Germany from 1938 until 1941," *International Journal of Law and Psychiatry* (1984), 7:148.
29. Mitscherlich, *Death Doctors*, 235.
30. Mitscherlich, *Death Doctors*, 238.
31. Gitta Sereny, *Into that Darkness*, 56.
32. Mitscherlich, *Death Doctors*, 238.
33. Peter Roger Breggin, M.D., "The Psychiatric Holocaust," *Penthouse* (January 1979): 81–84.
34. *Deutsches Ärzteblatt* 80 (1983): 23–26—as quoted in Hanauske-Abel, "Politics and Medicine," 272.
35. Benno Muller-Hill, *Murderous Science* (Oxford: Oxford University Press, 1988), 42.
36. Geoffrey Cocks, *Psychotherapy in the Third Reich* (New York: Oxford University Press, 1985), 99.
37. Wertham, *Sign for Cain*, 168–169.
38. *Trials of War Criminals before the Nuremberg Military Tribunals under Control Council Law No. 10*, Nuremberg, October 1946–April 1947 (Washington, D.C.: U.S. Government Printing Office), I:849, 850.
39. Mitscherlich, *Death Doctors*, 239.
40. *Trials of War Criminals*, I:880.
41. Amir, "Euthanasia," 198.
42. Leo Alexander, Major, MC, AUS, *Public Mental Health Practices in Germany: Sterilization and Execution of Patients Suffering from Nervous or Mental Disease*, Combined Intelligence Objectives Subcommittee, G2 Division, SHAEF (Rear) APO 413 (National Archives), 13.
43. Ernst Klee, editor, *Documentation of Euthanasia* (Frankfurt: Fischer Taschenbuch Verlag 4327, 1988), IIIA.
44. Records of U.S. Nuremberg War Crimes Trials, November 21, 1946—August 20, 1947 (Washington, D.C.: National Archives Microwave Publishers), M887, Tape 4, 2420.
45. Amir, "Euthanasia in Nazi Germany," 202.
46. U.S. Nuremberg War Crimes Trials, M887, Tape 17, Doc. No. 617.
47. U.S. Nuremberg War Crimes Trials, M887, Tape 17, Doc. No. 189.

第二章

1. Charles Darwin, *The Descent of Man and Selection in Relation to Sex* (New York: Appleton, 1922), 136, 632.
2. Charles Davenport, *Heredity in Relation to Eugenics* (New York: Henry Holt & Co., 1911), 1.
3. Mark Haller, *Eugenics: Hereditarian Attitudes in American Thought* (New Brunswick, N.J.: Rutgers University Press, 1963), 81.
4. Haller, *Eugenics*, 147.
5. Bertrand Russell to the author, 1951.
6. Haller, *Eugenics*, 33, 34.

7. Haller, *Eugenics*, 106–109.
8. Haller, *Eugenics*, 42.
9. Haller, *Eugenics*, 135.
10. Haller, *Eugenics*, 131.
11. *Buck v. Bell*, 274 U.S. 200 (1927).
12. Haller, *Eugenics*, 126.
13. Daniel Gasman, *The Scientific Origins of National Socialism: Social Darwinism in Ernst Haeckel and the German Monist League* (New York: American Elsevier Publishing Co., 1971), 14.
14. Gasman, *Scientific Origins*, 95.
15. Gasman, *Scientific Origins*, 96.
16. Gasman, *Scientific Origins*, 98.
17. 同上
18. Gasman, *Scientific Origins*, 96.
19. Gasman, *Scientific Origins*, 96–97.
20. Peter Roger Breggin, M.D. "The Psychiatric Holocaust," *Penthouse* (January 1979): 81–84.
21. James M. Gardner, "Contribution of the German Cinema to the Nazi Euthanasia Program," *Mental Retardation* (August 1982):174–75.
22. Alexander Mitscherlich, *The Death Doctors*, trans. James Cleugh (London: Elek Books, 1962), 234. Leo Alexander, M.D., "Medical Science under Dictatorship," *New England Journal of Medicine* 241 (2) (July 14, 1949): 39.
23. Breggin, "Psychiatric Holocaust," 81–84.
24. *New York Times*, (October 8, 1933), 1.
25. 同上
26. Breggin, "Pychiatric Holocaust," 81–84.
27. Foster Kennedy, M.D., "Brutalities of Nazi Physicians, the Problem of Social Control of the Congenital Defective: Education, Sterilization, Euthanasia," *American Journal of Psychiatry* (July 1942): 142.
28. Kennedy, "Brutalities of Nazi Physicians," 143.

第三章

1. *Trials of War Criminals before the Nuremberg Military Tribunals under Control Council Law No. 10*, Nuremberg, October 1946—April 1947 (Washington, D.C.: U.S. Government Printing Office), I:800.
2. Benno Muller-Hill, *Murderous Science* (Oxford: Oxford University Press, 1988), 13.
3. Leon Poliakov, *Harvest of Hate: the Nazi Program for the Destruction of the Jews in Europe* (Westport: Greenwood Press, 1975), 185.
4. Robert Jay Lifton, *The Nazi Doctors—Medical Killing and the Psychology of Genocide* (New York: Basic Books, Inc., 1986), 71.
5. *Trial of War Criminals*, I:877.
6. 同上
7. Amnon Amir, "Euthanasia in Nazi Germany." (Ph.D. diss., State University of New York at Albany, 1977), 218.
8. 同上
9. Lifton, *Nazi Doctors*, 73.
10. Amir, "Euthanasia," 216.

11. Gitta Sereny, *Into That Darkness: from Mercy Killing to Mass Murder*, (New York: McGraw Hill, 1974), 53.
12. Amir, "Euthanasia," 182.
13. Ernst Klee, *"Euthanasie" im NS-Staat, Die "Vernichtung lebensunwerten Lebens"* (Frankfurt: S. Fisher, 1983), 180–81.
14. Sereny, *Into that Darkness*, 39, 55.
15. Leo Alexander, Major, MC, AUS, *Public Mental Health Practices in Germany: Sterilization and Execution of Patients Suffering from Nervous or Mental Disease*, Combined Intelligence Objectives Subcommittee, G2 Division, SHAEF (Rear) APO 413 (National Archives), 9.
16. Fredric Wertham, M.D., *A Sign for Cain: an Exploration of Human Violence* (London: Robert Hale Ltd., 1968), 182.
17. Alexander, *Public Mental Health*, 15.
18. *Trial of War Criminals*, I:852.
19. Lifton, *Nazi Doctors*, 60.
20. Alexander Mitscherlich, *The Death Doctors*, trans. James Cleugh (London: Elek Books, 1962), 252.
21. Wertham, *Sign for Cain*, 181.
22. Records of U.S. Nuremberg War Crimes Trials, November 21, 1946—August 20, 1947 (Washington, D.C.: National Archives Micofilm Publications), M887, Tape 17, Doc. No. 1144.
23. 同上
24. Alexander, *Public Mental Health*, 26.
25. U.S. Nuremberg War Crimes Trials, M887, Tape 17, Doc. No. 1144.
26. 同上
27. 同上
28. 同上
29. U.S. Nuremberg War Crimes Trials, M887, Tape 17, Doc. No. 842.
30. Lifton, *Nazi Doctors*, quoting Heyde trial, 74.
31. U.S. Nuremberg War Crime trials, M887, Tape 17, Doc. No. 842.
32. *Trials of War Criminals*, I:848.
33. 同上
34. *Trials of War Criminals*, I:852.
35. Muller-Hill, *Murderous Science*, 47.
36. Klaus Dörner, "Nationalsozialismus und Lebensvernichtung," *Vierteljahrshefte für Zeitgeschichte*, 5:2, (April) 1967), 151.
37. Goetz Aly and Heinz Roth, "The Legalization of Mercy Killings in Medical and Nursing Institutions in Nazi Germany from 1938 until 1941," *International Journal of Law and Psychiatry* (1984), 7:162.
38. Alexander as quoted in Peter Breggin, "Public Mental Health," 84.
39. Muller-Hill, *Murderous Science*, 20.

第四章

1. Alexander Mitscherlich, *The Death Doctors*, trans. James Cleugh (London: Elek Books, 1962), 272.
2. Arlene Fischer, "Babies in Pain," *Redbook* (October 1987): 124.
3. E. Kuby, "Rot . . . Stopp . . . Grün . . . Anfahren . . . Scharf Bremsen," *Der Spiegel* 15:19, (1965).

4. Ralf Dahrendorf, *Society and Democracy in Germany* (London: Weidenfeld and Nicholson Ltd., 1961), 358–59.
5. Dahrendorf, *Society and Democracy*, 362.
6. Dahrendorf, *Society and Democracy*, 355.
7. 同上
8. Dahrendorf, *Society and Democracy*, 354.
9. Mary Tedeschi, "Infanticide and Its Apologists," *Commentary* (November, 1984):31–35.
10. Tedeschi, "Infanticide and Its Apologists," 31–5.
11. Nat Hentoff, "The Awful Privacy of Baby Doe," *The Atlantic Monthly* (January 1985): 54–58.
12. *Trials of War Criminals before the Nuremberg Military Tribunals under Control Council Law No. 10*, Nuremberg, October 1946—April 1947 (Washington, D.C.: U.S. Government Printing Office), I:894.
13. Robert Jay Lifton, *The Nazi Doctors—Medical Killing and the Psychology of Genocide* (New York: Basic Books, Inc., 1986), 47.
14. Amnon Amir, "Euthanasia in Nazi Germany" (Ph.D. diss., State University of New York at Albany, 1977), 278.
15. Goetz Aly and Heinz Roth, "The Legalization of Mercy Killings in Medical and Nursing Institutions in Nazi Germany from 1938 until 1941," *International Journal of Law and Psychiatry* (1984), 7:151.
16. Records of the U.S. Nuremberg War Crimes Trials, November 21, 1946—August 20, 1947 (Washington, D.C.: National Archives Microfilm Publications), M887, Tape 17, Doc No 883.
17. Referred to in Chapter one.
18. *Trials of War Criminals*, I:894.
19. Aly and Roth, "Legalization of Mercy Killings," 151.
20. Ernst Klee, *"Euthanasie" im NS-Staat. Die "Vernichtung lebensunwerten Lebens"* (Frankfurt:S. Fischer, 1983), 80.
21. Robert N. Proctor, *Racial Hygiene: Medicine under the Nazis* (Cambridge: Harvard University Press, 1988), 187–88.
22. Leo Alexander, Major, MC, AUS, *Public Mental Health Practices in Germany: Sterilization and Execution of Patients Suffering from Nervous or Mental Disease*, Combined Intelligence Objectives Subcommittee, G2 Division, SHAEF (Rear) APO 413 (National Archives): 17.
23. Mitscherlich, *Death Doctors*, 272.
24. Alexander, *Public Mental Health*, 19–20.
25. Lifton, *Nazi Doctors*, 120.
26. Alexander, *Public Mental Health*, 16–21 (Pfannmüller's correspondence).
27. Alexander, *Public Mental Health*, 21.
28. 同上
29. Alexander, *Public Mental Health*, 19.
30. *Trials of War Criminals*, I:801.
31. Klee, *"Euthanasie"*, 311.
32. Klee, *"Euthanasie"*, 294–317.
33. Klee, *"Euthanasie"*, 304.
34. Amir, "Euthanasia," 286.
35. George Brand, ed. *The Velpke Baby Home Trial: Trial of Heinrich Gerike Defendant* (London: William Hodge and Co., Ltd., 1950), 7.
36. Warren G. Kinzey, ed., *The Evolution of Human Behavior: the Primate Models* (New York: State University of New York Press, 1987), 130–32.

第五章

1. Ernst Klee, *"Euthanasie" im NS-Staat, Die "Vernichtung lebensunwerten Lebens"* (Frankfurt: S. Fischer, 1983), 188–89.
2. 同上
3. 同上
4. 同上
5. 同上
7. Records of U.S. Nuremberg War Crimes Trials, November 21, 1946–August 20, 1947 (Washington, D.C.: National Archives Microfilm Publications), M887, Tape 17, Doc. No. 18.

第六章

1. Heinz Hohne, *The Order of the Death's Head: the Story of Hitler's SS* (New York: Coward-McCann, 1970), 8.
2. Hohne, *Order of the Death's Head*, 10.
3. Hohne, *Order of the Death's Head*, 8–11.
4. Records of U.S. Nuremberg War Crimes Trials, November 21, 1946–August 20, 1947 (Washington, D.C.: National Archives Microfilm Publications), M887, Tape 17, Doc. No. 906, 24–25.
5. *Trials of War Criminals before the Nuremberg Military Tribunals under Control Council Law No. 10*, Nuremberg, October 1946—April 1947 (Washington, D.C.: U.S. Government Printing Office), I:855–56.
6. *Trials of War Criminals*, I:857.
7. U.S. Nuremberg War Crimes Trials, M887, Tape 17, Doc. No. 1312.
8. U.S. Nuremberg War Crimes Trials, M887, Tape 17, Doc. No. 906, 23.
9. U.S. Nuremberg War Crimes Trials, M887, Tape 17, Doc. No. 906, 24.
10. U.S. Nuremberg War Crimes Trials, M887, Tape 17, Doc. No. 906, 25.
11. Leo Alexander, Major, MC, AUS. *Public Mental Health Practices in Germany: Sterilization and Execution of Patients Suffering from Nervous or Mental Disease*, Combined Intelligence Objectives Subcommittee, G2 Division, SHAEF (Rear) APO 413 (National Archives), 14–15.
12. Alexander Mitscherlich, *The Death Doctors*, trans. James Cleugh (London: Elek Books, 1962), 268.
13. Robert N. Proctor, *Racial Hygiene: Medicine under the Nazis* (Cambridge: Harvard University Press, 1938), 194.
14. U.S. Nuremberg War Crimes Trials, M887, Tape 17, Doc. No. 906.
15. U.S. Nuremberg War Crimes Trials, M887, Tape 17, Doc. No. 002.
16. Leon Poliakov, *Harvest of Hate: The Nazi Program for the Destruction of the Jews in Europe* (Westport: Greenwood Press, 1975), 188–9.
17. Mitscherlich, *The Death Doctors*, 107.
18. U.S. Nuremberg War Crimes Trials, M887, Tape 17, Doc. No. 206, 24.
19. Ernst Klee, *"Euthanasie" im NS-Staat, Die "Vernichtung lebensunwerten Lebens"* (Frankfurt: S. Fischer, 1983), 54.
20. Klee, *"Euthanasie,"* 184.
21. Klee, *"Euthanasie,"* 190.
22. Amnon Amir, "Euthanasia in Nazi Germany" (Ph.D. diss., State University of New York at Albany, 1977), 227.
23. Alexander, *Public Mental Health*, 14.

24. Proctor, *Racial Hygiene*, 194.
25. Klee, *Euthanasie*," 131.
26. U.S. Nuremberg War Crimes Trials, M887, Tape 17, Doc. No. 288.
27. U.S. Nuremberg War Crimes Trials, M887, Tape 17, Doc. No. 288–89.
28. Alexander, *Public Mental Health*, 35.
29. Klee, "*Euthanasie*," 184–85.

第七章

1. Hartmut M. Hanauske-Able, "Politics and Medicine: from Nazi Holocaust to Nuclear Holocaust: a Lesson to Learn?", *The Lancet* (August 22, 1986): 272.
2. Alexander Mitscherlich, *The Death Doctors*, trans. James Cleugh (London: Elek Books, 1962), 17.
3. Ernst Klee, ed., *Documentation of Euthanasia* (Frankfurt: Fischer Taschenbuch Verlag 4327, 1988), 28.
4. Renate Jaeckle, *The Physicians and Politics: 1930 til Today* (Frankfurt: Beck'sche Reihe 361, 1988), 9.
5. Benno Muller-Hill, *Murderous Science* (Oxford: Oxford University Press, 1988), 71.
6. Leo Alexander, Major, MC, AUS. *Public Mental Health Practices in Germany: Sterilization and Execution of Patients Suffering from Nervous or Mental Disease*, Combined Intelligence Objectives Subcommittee, G2 Division, SHAEF (Rear) APO 413 (National Archives), 330.
7. Mitscherlich, *Death Doctors*, 265.
8. Amnon Amir, "Euthanasia in Nazi Germany" (Ph.D. diss., State University of New York at Albany, 1977), 235–36.
9. Mitscherlich, *Death Doctors*, 263.
10. Amir, "Euthanasia in Nazi Germany," 237.
11. Ernst Klee, *"Euthanasie" im NS-Staat, Die "Vernichtung lebensunwerten Lebens*" (Frankfurt: S. Fischer, 1983), 216.
12. Robert Jay Lifton, *The Nazi Doctors—Medical Killing and the Psychology of Genocide* (New York: Basic Books, Inc., 1986), 81.
13. Klee, ed., *Documentation of Euthanasia*, 28.
14. Lifton, *Nazi Doctors*, 86.
15. Klee, *"Euthanasie" im NS-Staat*, 223.
16. Muller-Hill, *Murderous Science*, 36.
17. Records of U.S. Nuremberg War Crimes Trials, November 21, 1946–August 20, 1947 (Washington, D.C.: National Archives Microfilm Publications), M887, Tape 17, Doc. PS 3067.
18. Mitscherlich, *Death Doctors*, 254.
19. Klee, *"Euthanasie" im NS-Staat*, 194–95.
20. Joseph Tenenbaum, *Race and Reich: the Story of an Epoch* (New York: Twayne Publishers, 1956), 86.
21. Muller-Hill, *Murderous Science*, 107.
22. Michael Kater, "The Burden of the Past: Problems of a Modern Historagraphy of Physicians and Medicine in Nazi Germany," *German Studies Review*, X:1 (February 1987), 32.
23. Hanauske-Abel, "Politics and Medicine," 271.
24. Robert N. Proctor, *Racial Hygiene: Medicine under the Nazis* (quoting Ramm) (Cambridge: Harvard University Press, 1988), 90.

25. *Trials of War Criminals before the Nuremberg Military Tribunals under Control Council Law No. 10*, Nuremberg, October 1946–April 1947 (Washington, D.C.:U.S. Government Printing Office), II:58.
26. Proctor, *Racial Hygiene*, 157.
27. Proctor, *Racial Hygiene*, 62.
28. Proctor, *Racial Hygiene*, 287.
29. Proctor, *Racial Hygiene*, 102.
30. Muller-Hill, *Murderous Science*, 29.
31. Proctor, *Racial Hygiene*, 161.
32. 同上
33. Proctor, *Racial Hygiene*, 154.
34. Mitscherlich, *Death Doctors*, 265.
35. Proctor, *Racial Hygiene*, 193.
36. U.S. Nuremberg War Crimes Trials, M887, Tape 17, Doc. No. 002.
37. Alexander, *Public Mental Health*, 42.
38. Muller-Hill, *Murderous Science*; Fredric Wertham, M.D., *A Sign for Cain: an Exploration of Human Violence* (London: Robert Hale Ltd., 1968); Hanauske-Able, "Politics and Medicine."
39. Leo Alexander, M.D., "Medical Science Under Dictatorship," *New England Journal of Medicine* 241 (2) (July 14, 1949): 39–47.
40. F. Holzel letter, this chapter.
41. Mitscherlich, *Death Doctors*, 302.
42. Goetz Aly and Heinz Roth, "The Legalization of Mercy Killings in Medical and Nursing Institutions in Nazi Germany from 1938 until 1941." *International Journal of Law and Psychiatry* (1984), 7: 145–63.
43. Mitscherlich, *Death Doctors*, 293.
44. Fredric Wertham, M.D., *A Sign for Cain: an Exploration of Human Violence* (London: Robert Hale Ltd., 1968), 160.
45. Mitscherlich, *Death Doctors*, 266.
46. Wertham, *Sign for Cain*, 160.
47. Wertham, *Sign for Cain*, 169.
48. Mitscherlich, *Death Doctors*, 238.
49. Wertham, *Sign for Cain*, 160.
50. Alexander, "Medical Science Under Dictatorship," 29–47.

第八章

1. Detlev J. K. Peukert, *Nazi Germany: Conformity, Opposition, and Racism in Everyday Life*, trans. Richard Deveson (New Haven: Yale University Press, 1988), 198.
2. Peukert, *Nazi Germany*, 220.
3. Peukert, *Nazi Germany*, 198.
4. Peukert, *Nazi Germany*, 199.
5. Fritz Stern, *Dreams and Delusions* (New York: Knopf, 1987), 119.
6. Amnon Amir, "Euthanasia in Nazi Germany" (Ph.D. Diss., State University of New York at Albany, 1977), 119.
7. William L. Shirer, *The Rise and Fall of the Third Reich: a History of Nazi Germany* (New York: Simon and Schuster, 1960), 250.
8. Amir, "Euthanasia," 126.
9. Amir, "Euthanasia," 128.

10. Amir, "Euthanasia," 124.

11. Heinz Hohne, *The Order of the Death's Head: the Story of Hitler's SS* (New York: Coward-McCann, 1970), 9.

12. Records of U.S. Nuremberg War Crimes Trials, November 21, 1946–August 20, 1947 (Washington, D.C.: National Archives Microfilm Publications), M887, Tape 17, Doc. No. 622-PS.

13. U.S. Nuremberg War Crimes Trials, M887, Tape 17, Doc. No. 681-PS.

14. Alexander Mitscherlich, *The Death Doctors*, trans. James Cleugh (London: Elek Books, 1962), 253–54.

15. Amir, "Euthanasia," 157.

16. Mitscherlich, *Death Doctors*, 261.

17. U.S. Nuremberg War Crimes Trials, M887, Tape 17, Doc. No. 832.

18. U.S. Nuremberg War Crimes Trials, M887, Tape 17, Doc. No. 836.

19. Amir, "Euthanasia," 154.

20. Amir, "Euthanasia," 158.

21. U.S. Nuremberg War Crimes Trials, M887, Tape 17, Doc. No. 832.

22. Mitscherlich, *Death Doctor*, 257.

23. Goetz Aly and Heinz Roth, "The Legalization of Mercy Killings in Medical and Nursing Institutions in Nazi Germany from 1938 until 1941," *International Journal of Law and Psychiatry* (1984), 7: 145–63.

24. *Trials of War Criminals before the Nuremberg Military Tribunals under Control Council Law No. 10*. Nurembeg, October 1946—April 1947 (Washington, D.C.: U.S. Government Printing Office), II: 61.

25. Mitscherlich, *Death Doctors*, 240.

26. Mitscherlich, *Death Doctors*, 234.

27. Amir, "Euthanasia," 138.

28. Amir, "Euthanasia," 152.

29. Amir, "Euthanasia," 147.

30. 同上

31. U.S. Nuremberg War Crimes Trials, M887, Tape 17, Doc. No. 84.

32. Amir, "Euthanasia," 159.

第九章

1. John S. Conway, *The Nazi Persecution of the Churches, 1933–1945* (New York: Basic Books, Inc., 1968), 232.

2. Richard J. Evans, *Rethinking German History, Nineteenth-Century Germany and the Origins of the Third Reich* (London: Allen and Unwin, 1987), 150.

3. Mary Alice Gallin, *Ethical and Religious Factors in the German Resistance to Hitler* (Washington, D.C.: The Catholic University of America Press, 1955), 33.

4. Gallin, *Ethical and Religious Factors*, 34.

5. Gallin, *Ethical and Religious Factors*, 35.

6. Evans, *Rethinking German History*, 147.

7. Michael Wunder, *There Is No Stopping on this Slope* (Hamburg: Rauhes Haus, 1988).

8. John S. Conway, "The Silence of Pope Pius XII," *The Review of Politics* 27 (1967): 105–31.

9. Conway, *Nazi Persecution of Churches*, 30.

10. Conway, "Silence of Pope," 105.

11. Conway, *Nazi Persecution*, 61.

12. Conway, *Nazi Persecution*, 445.
13. Conway, *Nazi Persecution*, 54.
14. Ernst Klee, ed., *Documentation of Euthanasia* (Frankfurt: Fischer Taschenbuch Velag 4327, 1988), 46–47.
15. Klee, ed., *Documentation of Euthanasia*, 54–55.
16. Klee, ed., *Documentation of Euthanasia*, 138.
17. Vergessene Opfer EKD Texte.
18. Klee, ed., *Documentation of Euthanasia*, 38.
19. 同上
20. Ernst Christian Helmreich, *The German Churches under Hitler* (Detroit: Wayne State University Press, 1979), 254.
21. Helmreich, *German Churches*, 260.
22. Klee, ed., *Documentation of Euthanasia*, 39.
23. Klee, ed., *Documentation of Euthanasie*, 43.
24. Gitta Sereny, *Into that Darkness: from Mercy Killing to Mass Murder* (New York: McGraw Hill, 1974), 66–68.
25. Sereny, *Into that Darkness*, 71.
26. Höllen, in Aktion T-4.
27. Helmreich, *German Churches*, 312.
28. Amnon Amir, "Euthanasia in Nazi Germany" (Ph.D. diss., State University of New York at Albany, 1977), 263.
29. Amir, "Euthanasia," 267.
30. Amir, "Euthanasia, 262.
31. Helmreich, *German Churches*, 311–12.
32. Klee, ed., *Documentation of Euthanasia*, 151–62.
33. Helmreich, *German Churches*, 311.
34. Klee, ed., *Documentation of Euthanasia*, 151.
35. Helmreich, *German Churches*, 311.
36. Klee, ed., *Documentation of Euthanasia.*
37. Conway, *Nazi Persecution*, 35.
38. Helmreich, *German Churches*, 313.
39. 同上
40. Bodelschwingh letter printed in Klee, *Documentation of Euthanasia.*
41. Helmreich, *German Churches*, 314.
42. Amir, "Euthanasia," 261.
43. Amir, "Euthanasia," 260.
44. Klee, ed., *Documentation of Euthanasia*, 300.
45. Amir, "Euthanasia," 266.
46. Sereny, *Into that Darkness*, 75.
47. Gordon C. Zahn, *German Catholics and Hitler's Wars* (New York: E. P. Dutton and Co., 1969), 88–89.
48. Zahn, *German Catholics*, 88.
49. Helmreich, *German churches*, 246.
50. *The Nation*, Nov. 1, 1941, 99.
51. Zahn, *German Catholics*, 93.
52. "German Bishop Warns that Gestapo Menaces Reich," *Catholic Mind* 39 (December 8, 1941): 11.
53. "Bishop von Galen Defies Hitler," *Catholic Mind* 40 (December 22, 1942): 4.
54. Heinrich Portmann, *Cardinal von Galen* (London: Jarolds, 195?), 107.
55. Zahn, *German Catholics*, 84.

56. 同上
57. Amir, *Euthanasia*, 270.
58. Klee, ed., 197.
59. Conroy, *Nazi Persecution*, 281.
60. Amir, "Euthanasia," 270.
61. Ibid.
62. Portmann, *Cardinal von Galen*, 109.
63. Guenter Lewy, *The Catholic Church and Nazi Germany* (New York, Toronto: McGraw-Hill, 1964), 265.
64. Conway, *Nazi Persecution*, 282.
65. Adolph Hitler, *Hitler's Table Talk*, A. Bullock, ed. (London: Odhams Press, 1953), as quoted in Conway, *Nazi Persecution*, 283.

第十章

1. Peter Roger Breggin, M.D., "The Psychiatric Holocaust," *Penthouse*, January 1979, 81.
2. Major Leo Alexander, MC, AUS, *Public Mental Health Practices in Germany: Sterilization and Execution of Patients Suffering from Nervous or Mental Disease*, Combined Intelligence Objectives Subcommittee, G2 Division, SHAEF (Rear) APO 413, National Archives.
3. *Trials of War Criminals before the Nuremberg Military Tribunals under Control Council Law No. 10*, Nuremberg, October 1946–April 1947 (Washington, D.C.: U.S. Government Printing Office, Article II, section 1, paragraph (b), I: XVII.
4. *Trials of War Criminals*, paragraph (c), I: XVII.
5. *Trials of War Criminals*, I: 15.
6. *Trials of War Criminals*, I: 66.
7. 同上
8. *Trials of War Criminals*, I: 68.
9. 同上
10. 同上
11. *Trials of War Criminals*, I: 71.
12. *Trials of War Criminals*, II: 164.
13. *Trials of War Criminals*, II: 139.
14. *Trials of War Criminals*, II: 135.
15. *Trials of War Criminals*, II: 127.
16. *Trials of War Criminals*, II: 138–140.
17. *Trials of War Criminals*, II: 196–198.
18. Michael Kater, "The Burden of the Past: Problems of a Modern Historiography of Physicians and Medicine in Nazi Germany," *German Studies Review* X:1 (February 1987), 31–56.
19. Frederic Wertham, M.D., *A Sign for Cain: an Exploration of Human Violence* (London: Robert Hale Ltd., 1968), 191.
20. Wertham, *A Sign for Cain*, 189.
21. 同上
22. 同上
23. Ernst Klee, *"Euthanasie" im NS-Staat, Die "Vernichtung lebensunwerten Lebens"*, (Frankfurt: S. Fischer, 1983), 414, and Kater, "Burden of the Past," 43.
24. Robert N. Proctor, *Racial Hygiene: Medicine Under the Nazis* (Cambridge: Harvard University Press, 1988), 300, and Amnon Amir, "Euthanasia in Nazi Germany" (Ph.D. diss., State University of New York at Albany, 1977), 281.

25. Renate Jaeckle, *The Physicians and Politics, 1930 Until Today* (Frankfurt: Beck'sche Reihe 361, 1988), 281.
26. Jaeckle, *Physicians and Politics*, 79.
27. Robert N. Proctor, *Racial Hygiene: Medicine under the Nazis* (Cambridge: Harvard University Press, 1988), 309.
28. Hartmut M. Hanauske-Able, "Politics and Medicine: from Nazi Holocaust to Nuclear Holocuast: a Lesson to Learn?", *The Lancet*, August 22, 1986, 272.
29. Kater, "Burden of the Past," 38.
30. 同上
31. Hanauske-Able, "Politics and Medicine," 272.
32. Proctor, *Racial Hygiene*, 310.
33. Hanauske-Abel, "Politics and Medicine," 271.
34. Robert Jay Lifton, *The Nazi Doctors—Medical Killing and the Psychology of Genocide* (New York: Basic Books, Inc., 1986), 447.
35. Goetz Aly, "Die Aktion Brandt," *Aktion T-4, 1939–1945* (Berlin: Hentrich G.m.g.H., 1987), 168–78.
36. Kater, "Burden of Past," 39.
37. 同上
38. Jaeckle, *Physicians and Politics*, 152, 153.
39. Jaeckle, *Physicians and Politics*, 167.
40. Christian Press, "Nazi Doctors, German Medicine, and Historical Truth," *The Nazi Doctors and The Nuremberg Code* (New York: Oxford University Press, 1992). 45.
41. Richard Toellner, "Arzte im Dritten Reich, Wortlaut des Vortrages, gehalten auf der 1. Plenarsitzung des 92. Deutschen Arztetages in Berlin," *Deutsches Artzeblatt* August 17, 1989, 1427–1433.
42. Hans Harmsen and Siegfied Koller, as reported in Christian Press, p. 51, notes 69 and 70.
43. It will be remembered (page 107), Dr. Hallervórden, when asked by the Aktion T-4 Euthanasie authorities how many brains he could study, replied, "The more the better. I gave them a rate, vessels, instructions for the handling and preparations of the brains, and they brought them in a delivery wagon from a furniture store."
44. Jaeckle, *Physicians and Politics*, 167.
45. Jaeckle, *Physicians and Politics*, 169.
46. 同上
47. Michael Wunder, "Sterbehilfe—Totung auf wessen Verlangen?" *Dokumente* (September 1987), 19–22.
48. *L'Osservatore Romano*, May 25, 1989, N. 21, 2.
49. "Pope Condemns World War II Treatment of Handicapped," New York *Daily News*, June 27, 1988, 2.
50. V. N. Dadrian, "The Role of Turkish Physicians in the World War I Genocide of Ottoman Armenians," *Holocaust and Genocide Studies*, I:2 (1986), 169–192.
51. Israel W. Charny and Daphna Fromer, "A Study of the Readiness of Jewish/Israeli Students to Authorize and Execute Mass Euthanasia of 'Severely Handicapped' Patients," *Holocaust and Genocide Studies*, V:3 (1990), 313–335.
52. Keith Russel Ablow, "Whose Life Is It, Anyway," *Washington Post*, *Health*, June 11, 1994, 11.
53. As quoted in *Spinal Cord Injury Update*, 9:1, February 1994, Colorado Department of Health/Wyoming Hospital Association (Rocky Mountain Regional Spinal Injury System).

54. 同上
55. "Fascists Attack Disabled People," *The Journal of the British Council of Organizations of Disabled People*, Winter 1992, I: 2.
56. "The Helpless Who Fear They Are the Nazis' Next Target," *London Daily Mail*, November 25, 1992, 10.
57. "Fascists Attack Disabled People," *The Journal of the British Council of Organizations of Disabled People*, Winter 1992, I: 2.
58. "Disabled in Germany Face Antagonism and Violence," *Los Angeles Times*, May 3, 1993, 1.
59. 同上
60. As related to the author by Kathi Wolfe.

あとがき

1. Henryk M. Broder, "'It Thinks Inside Me . . .' Fassbinder, Germans & Jews," *Encounter* March, 1986, 64–68.

付録A

1. Shearer quotes from *Disability Whose Handicap?* (London: Basil Blackwell, 1981) and Kemp adaptation from remarks of Commissioner Evan J. Kemp, Jr., before the 1988 Labor Law and Labor Relations Seminar, Degray State Park, Arkadelphia, Arkansas, April 8, 1988.
2. Beatrice A. Wright, *Physical Disability—a Psychosocial Approach*, (New York: Harper & Row, 1983), 442–43.
3. Wright, *Physical Disability*, 443.
4. Wright, *Physical Disability*, 444–46.
5. Hentig, "Physical Disability," 4(4).
6. Wright, *Physical Disability*, 64.
7. Henry E. Sigerist, *A History of Medicine* (New York: Oxford Univeity Press, 1951), 21–27.
8. Dominique Le Disert, "*Entre la Peur et la Pitié: Quelques Aspects Socio-historiques de l'infirmité*," trans. Vivien Reubin. *International Journal of Rehabilitation Research* 10 (no. 3, 1987): 253–65.
9. Hugh Gregory Gallagher, *FDR's Splendid Deception* (Arlington, VA: Vandamere Press, 1994).
10. Le Disert, "Entre la Peur et la Pitié," 253–65.
11. 同上
12. P. H. Mussen and R. G. Barker, "Attitudes toward Cripples," *Journal Abnormal Social Psychology* 39 (1944):351–55.
13. E. K. Strong, Jr., *Change of Interests with Age* (Stanford University Press, 1931).
14. L.M. Shears & C.J. Jensema, "Social Acceptability of Anomalous Persons," *Exceptional Child* 36 (1969): 91–96.
15. P. Schoggen, "Environmental Forces on Physically Handicapped Children," (1978), 144–45, as quoted in Wright, *Physical Disability*, 75.
16. Hentig, "*Physical Disability*," 4(4).
17. John Gliedman and William Roth, *The Unexpected Minority* (New York: Harcourt Brace Jovanovich, 1980), 430n.

18. Wright, *Physical Disability*, 33.
19. as told the author.
20. Gliedman and Roth, *Unexpected Minority*.
21. Wright and Muth, as quoted in Wright, *Physical Disability*, 34.
22. Gliedman and Roth, *Unexpected Minority*, 254.
23. E. Becker, *The Denial of Death* (New York: Free Press, 1973), 26–27.
24. Jay Katz, *The World of Doctor and Patient* (New York: Free Press, 1984), 219.
25. Erving Goffman. *Stigma, Notes on the Management of Spoiled Identity* (Englewood Cliffs, NJ: Simon & Schuster, 1963), 3.
26. Katz, *World of Doctor*, 209.
27. "A Study of the Mental and Emotional Development of the Thalidomide Child," ed. Brian M. Foss, *Determinants of Infant Behavior* (London: Methuen, 1969), 4:
28. Fred Davis, *Passage Through Darkness: Polio Victims and Their Families* (Indianapolis: Bobbs-Merrill, 1963).

参考文献

書　籍

Albrecht, Gary. *The Sociology of Physical Disability and Rehabilitation*. Pittsburgh: University of Pittsburgh Press, 1976.

Alexander, Leo, Major, MC, AUS. *Public Mental Health Practices in Germany: Sterilization and Execution of Patients Suffering from Nervous or Mental Disease*. Combined Intelligence Objectives Subcommittee, G2 Division, SHAEF (Rear) APO 413. National Archives.

Aly, Göetz. "Die Aktion Brandt," in *Aktion T-4*, 1939–1945. Berlin: Hentrich G.m.b.H., 1987.

Amir, Amnon. "Euthanasia in Nazi Germany." Ph.D. diss., State University of New York at Albany, 1977.

Arendt, Hannah. *Eichmann in Jerusalem: a Report on the Banality of Evil*. New York: Penguin Books, 1963.
H・アーレント著『イエルサレムのアイヒマン――悪の陳腐さについての報告』大久保和郎訳，みすず書房，1969年

Becker, E. *The Denial of Death*. New York: Free Press, 1973.

Bleuel, Hans Peter. *Sex and Society in Nazi Germany*, trans. J. Maxwell Brownjohn. Philadelphia: J. P. Lippincott and Co., 1973.

Boorstein, S. W. *Orthopedics for the Teachers' Crippled Children*. New York: Arden, 1935.

Bowe, Frank. *Handicapped in America* New York: Harper and Row, 1978.

Brand, George, ed. *The Velpke Baby Home Trial: Trial of Heinrich Gerike Defendant*. London: William Hodge and Co., Ltd., 1950.

Brennan, William. *Medical Holocausts The Exterminative Medicine in Nazi Germany and Contemporary America*. Vol. 1 in Nordland Series in Contemporary American Social Problems. Boston: Nordland Publishing International, 1980.

Brief *Amici Curiae* of the American Coalition of Citizens with Disabilities, et al., in re Heckler vs. American Hospital Association, et al., in the Supreme Court of the United States, October term, 1985, #84-1529.

Bromberger, Barbara. *Medizin, Faschismus und Widerstand*. Koln: Pahl-Rugenstein, 1985.

Broszat, Martin. *The Hitler State: the Foundation and Development of the Internal Structure of the Third Reich*, trans. John W. Hiden. London and New York: Longman, 1981.

Buck v. Bell. 274 U.S. 200. 1927.
Cocks, Geoffrey. *Psychotherapy in the Third Reich*. The Göring Institute. New York and Oxford: Oxford University Press, 1985.
Conway, John S. *The Nazi Persecution of the Churches, 1933–1945*. New York: Basic Books, Inc., 1968.
Dahrendorf, Ralf. *Society and Democracy in Germany*. London: Weidenfeld and Nicholson Ltd., 1961.
Danimann, Franz, et al., *Wein 1938* (illustrated catalogue of an exhibit), 1988.
Darwin, Charles. *The Descent of Man and Selection in Relation to Sex*. New York: Appleton, 1922. C・ダーウィン著『人間の由来』石田周三訳、改造社、1949年
Davenport, Charles. *Heredity in Relation to Eugenics*. New York: Henry Holt and Co., 1911.
Davidson, Eugene. *The Trial of the Germans*. New York: Macmillan, 1966.
Davis, Fred. *Passage Through Darkness: Polio Victims and Their Families*. Indianapolis: Dobbs-Merrill, 1963.
Deuel, Wallace R. *People Under Hitler*. New York: Harcourt Brace and Co., 1942.
Ehrardt, Helmut. *Euthanasie und Vernichtung "Lebensunwerten" Lebens*. Stuttgart: Ferdinand Enke, 1965.
Evans, Richard J. *Rethinking German History, Nineteenth-Century Germany and the Origins of the Third Reich*. London: Allen and Unwin, 1987.
Fest, Joachim C. *Face of the Third Reich—Portraits of the Nazi Leadership*, trans. Michael Bullock. New York: Pantheon Books, 1970.
Foss, Brian M., ed. "A Study of the Mental and Emotional Development of the Thalidomide Child." *Determinants of Infant Behavior.* London: Methuen, 1969.
Foucault, Michel. *Madness and Civilization: A History of Insanity in the Age of Reason*. New York: Vantage Books, Random House, 1965.
M・フーコー著『狂気の歴史——古典主義時代における』田村俶訳, 新潮社, 1975年
Fouquet, Christiane. *"Euthansie" und Vernichtung "Lebensunwerten" Lebens unter Berucksichtigung des behinderten Menschen*. Jarick: Oberbiel, 1978.
Gallagher, Hugh Gregory. *FDR's Splendid Deception*. Arlington, VA: Vandamere Press, 1994.
Gallin, Mary Alice. *Ethical and Religious Factors in the German Resistance to Hitler*. Washington, D.C.: The Catholic University of America Press, 1955.
Gasman, Daniel. *The Scientific Origins of National Socialism: Social Darwinism in Ernst Haeckel and the German Monist League*. London: Macdonald and New York: American Elsevier Publishing Co., 1972.
Gliedman, John and William Roth. *The Unexpected Minority*. New York: Harcourt Brace Javnovich, 1980.
Goffman, Erving. *Stigma, Notes on the Management of Spoiled Identity.* Englewood Cliffs, New Jersey: Simon and Schuster, 1963.
E・ゴッフマン著『スティグマの社会学』石黒毅訳, せりか書房, 1970年
Grunberger, Richard. *The Twelve Year Reich: A Social History of Nazi Germany, 1933–45.*. New York: Holt, Rinehart and Winston, 1971.
Grunfeld, Frederic V. *The Hitler File, 1918–1945*. New York: Bonanza Books, 1979.
Guillebaud, C. W. *The Social Policy of Nazi Germany*. New York: Howard Fertig, 1971.
Gunther, John. *Inside Europe*. New York: Harper and Brothers, 1938.
Haller, Mark H. *Eugenics: Hereditarian Attitudes in American Thought*. New Brunswick, NJ: Rutgers University Press, 1963.

Heger, Heinz. *The Men with the Pink Triangles*, trans. David Fernbach. Boston: Alyson Publications, Inc., 1980.
Helmreich, Ernst Christian. *The German Churches under Hitler*. Detroit: Wayne State University Press, 1979.
Heston, Leonard H. and Renate Heston. *The Medical Casebook of Adolf Hitler*. London: William Kimber, 1979.
Heyde Trial. Trial of Werner Heyde, Gerhard Bohne, and Hans Heflemann. Generalstaats—anwalt Frankfurt, Js 17/59 (G St A), 4 VU 3/61, Strafkammer des Landgerichts Limburg/Lahn.
Heydecker, Joe and Johanes Leeb. *The Nuremberg Trials*. London: Heineman, 1962.
Hildebrand, K. *The Third Reich*, trans. P. S. Falla. London: George Allen and Unwin, 1984.
Hitler, Adolf. *Mein Kampf*. New York: Stackpole Sons Publishers, 1939.
A・ヒトラー著『わが闘争』（上・下）平野一郎・将積茂訳、角川文庫、1973年
Hoffman, Peter. *German Resistance to Hitler*. Cambridge: Harvard University Press, 1988.
Hofstadter, Richard. *Social Darwinism and American Thought*. Boston: Beacon Press, 1971.
R・ホフスタター著『アメリカの社会進化思想』後藤昭次訳、研究社、1973年
Hohne, Heinz. *The Order of the Death's Head: the Story of Hitler's SS*. New York: Coward-McCann, 1970.
Ivy, Andrew Conway. *Report on War Crimes of a Medical Nature Committed in Germany and Elsewhere on German Nationals and the Nationals of Occupied Countries by the Nazi Regime during World War II*. National Archives, 1945.
Jackel, Eberhard. *Hitler in History*. Hanover and London: University Press of New England for Brandeis University Press, 1984.
Jaeckle, Renate. *The Physicians and Politics: 1930 til Today*. Frankfurt: Beck'sche Reihe 361, 1988.
Jaworski, Leon. *After Fifteen Years*. Houston: Gulf Books, 1963.
Katz, Jay. *The World of Doctor and Patient*. New York: Free Press, 1984.
Kaul, F.K. *Die Psychiatrie im Strudel der "Euthansie"*. Frankfurt: Europäische Verlagsanstalt, 1979.
Kintner, Earl W., ed. *The Hadamar Trial: Trial of Alfons Klein Defendant*. Edinburgh: William Hodge, 1949.
Kinzey, Warren G., ed. *The Evolution of Human Behavior: Primate Models*. New York: State University of New York Press, 1987.
Klee, Ernst, ed. *Documentation of Euthanasia*. Frankfurt: Fischer Taschenbuch Verlag 4327, 1988
Klee, Ernst. *"Euthanasie" im NS-Statt, Die "Vernichtung lebensunwerten Lebens"*. Frankfurt: S. Fisher, 1983.
Langer, Walter C. *The Mind of Adolf Hitler: the Secret Wartime Report*. New York and London: Basic Books, Inc., 1972.
Lewy, Guenter. *The Catholic Church and Nazi Germany*. New York, Toronto: McGraw-Hill, 1964.
Lifton, Robert Jay. *The Nazi Doctors—Medical Killing and the Psychology of Genocide*. New York: Basic Books, Inc., 1986.
Mensch-achte den Menschen Furhe Texte über die Euthanasieverbrechen der Nationalsozialisten in Hessen. Kassel: Landeswohlfahrts verbandes, 1985.
Mitscherlich, Alexander. *The Death Doctors*, trans. James Cleugh. London: Elek Books, 1962.

Motion and Brief *Amici Curiae* of the Association for Retarded Citizens/U.S.A., et al., *in re City of Cleburne, Texas, et al., vs. Cleburne Living Center, et al.*, before the Supreme Court of the United States, October term, 1984, #84-468.
Muller-Hill, Benno. *Murderous Science*. Oxford: Oxford University Press, 1988.
B・ミュラー＝ヒル著『ホロコーストの科学』南光進一郎監訳、岩波書店、1993年
Peukert, Detlev J. K. *Nazi Germany: Conformity, Opposition, and Racism in Everyday Life*, trans. Richard Deveson. New Haven: Yale University Press, 1988.
Poliakov, Leon. *Harvest of Hate: the Nazi Program for the Destruction of the Jews in Europe*. Westport: Greenwood Press, 1975.
Porter, Jack Nusan. *Genocide and Human Rights: a Global Anthology*. Lanham, MD, New York, London: University Press of America, 1982.
Portmann, Heinrich. *Cardinal von Galen*. London: Jarolds, 1958
Proctor, Robert N. *Racial Hygiene: Medicine under the Nazis*. Cambridge: Harvard University Press, 1988.
Rapport, Samuel and Helen Wright, editors. *Great Adventures in Medicine*. New York: The Dial Press, 1952.
Reitlinger, Gerald. *The Final Solution: The Attempt to Eliminate the Jews from Europe. 1939–1945*. New York: A. S. Barnes and Co., 1961.
Safilios-Rothschild, Constantina. *Sociology and Social Psychology of Disability and Rehabilitation*. New York: Random House, 1981.
Sassone, S. M. and R. L. Sassone. *Handbook on Euthanasia*. R. L. Sassone, 1975.
Schmidt, Gerhard. *Selektion in der Heilanstalt 1939–45*. Stuttgart: Evangelisches Verlagswerk, 1965.
Schoenbaum, David. *Hitler's Social Revolution: Class and Status in Nazi Germany 1933–1939*. Garden City, N. Y.: Doubleday Co., 1968.
Sereny, Gitta. *Into that Darkness: from Mercy Killing to Mass Murder*. New York: McGraw Hill, 1974.
Shearer, Ann. *Disability, Whose Handicap?* London: Basil Blackwell, 1981.
Shirer, William L. *The Rise and Fall of the Third Reich: a History of Nazi Germany*. New York: Simon and Schuster, 1960.
Sichrovsky, Peter. *Born Guilty. Children of Nazi Families*, trans. Jean Steinberg. New York: Basic Books, Inc., 1988.
Sigerist, Henry E. *A History of Medicine* (volume II). New York: Oxford University Press, 1961.
Snyder, Louis L. *Encyclopedia of the Third Reich*. New York: McGraw Hill Book Company, 1976.
Sontag, Susan. *Illness as Metaphor*. New York: Vintage Books, 1977.
S・ソンタグ著『隠喩としての病い』富山太佳夫訳、みすず書房、1992年
Stern, Bernhard J., *Society and Medical Progress*. Princeton: Princeton University Press, 1941.
Stern, Fritz. *Dreams and Delusions*. New York: Knopf, 1987.
Strong, E. K., Jr. *Change of Interests with Age*. Stanford University Press, 1931.
Taylor, A. J. P. *The Course of German History, a Survey of the Development of Germany Since 1815*. London: Hamish Hamilton, 1946.
A・J・P・テイラー著『近代ドイツが辿った道』井口省吾訳、名古屋大学出版会、1992年
Taylor, Telford. *Final Report to the Secretary of the Army on the Nuremberg War Crimes Trials under Control of Council Law #10.*. Washington, D.C.: U.S. Government Printing Office, August 15, 1949.

Tenenbaum, Joseph. *Race and Reich: the Story of an Epoch*. Westport, Connecticut: Greenwood Press, Publishers, 1976.
Toland, John. *Adolf Hitler*. Garden City, N.Y.: Doubleday and Co., Inc., 1976.
J・トーランド著『アドルフ・ヒトラー』（1～4巻）永井淳訳、集英社文庫、1990年
Trials of War Criminals before the Nuremberg Military Tribunals under Control Council Law No. 10, Nuremberg, October 1946–April 1947. Washington, D.C.: U.S. Government Printing Office, Volumes I and II.
U.S. Nuremberg War Crimes Trial, November 21, 1946–August 20, 1947. National Archives Microfilm Publications, M887.
Vash, Carolyn. *Psychology of Disability*. New York: Springer, 1980.
Wagner, Albrecht. *Die Umgestaltung der Gerichtsverfassung und des Verfahrens- und Richterrechts im nationalsozialistischen Staat*. Stuttgart: Deutsche Verlags-Anstalt, 1968.
Wertham, Fredric, M.D. *A Sign for Cain: an Exploration of Human Violence*. London: Robert Hale Ltd., 1968.
Whalen, Robert Weldon. *Bitter Wounds: German Victims of the Great War 1914–1939*. Ithaca and London: Cornell University Press, 1984.
Wistrich, Robert. *Who's Who in Nazi Germany*. New York: Macmillan, 1982.
Wright, Beatrice A., *Physical Disability—A Psychological Approach*. New York: Harper and Brothers Publisher, 1960.
Wunder, Michael. *There Is No Stopping on this Slope*. Hamburg: Rauhes Haus, 1988.
Zahn, Gordon C. *German Catholics and Hitler's Wars*. New York: E.P. Dutton and Co., 1969.
Zola, Irving Kenneth. *Missing Pieces*. Philadelphia: Temple University Press, 1982.
———. *Ordinary Lives*. Cambridge, Mass: Applewood Books, 1982.

論　文

"Bishop of Munster." *Tablet* 178 (October 18, 1941): 248.
"Bishop von Galen and the Reich." *Catholic World* 154 (November 1941): 235–6.
"Bishop von Galen Defies Hitler." *Catholic Mind* 40 (December 22, 1942): 1–5.
"Bishop von Galen Protests." *Ave Maria* 54 (October 25, 1941):514.
"Bishop Worries Hitler." *Ave Maria* 54 (November 15, 1941):613.
"Brutalities of Nazi Physicians." *Journal of American Medical Association* (December 28, 1946): 1104.
"Catholic Bishop Speaks Out." *Ave Maria* 54 (November 1, 1941):549.
"Defending the Retarded." *Newsweek* (July 4, 1988).
"Euthansia in Naziland." abr. *Catholic Digest* 6 (March 1943): 51–3.
"Extermination Disabled People in Nazi Gemany." *Disabled U.S.A.* 4(2) 1980:23–24. "Fertility of Patients with Mental Diseases." *Journal of the American Medical Association* 118 (4)1941.
"German Bishop Speaks." *America* 66 (November 1, 1941): 99.
"German Bishop Warns that Gestapo Menaces Reich." *Catholic Mind*, 39 (December 8, 1941):1–11.
"Hefelmann Trial," *New York Times*, February 20, 1964, p. 2, col. 5.

"Hefelmann Trial Opens . . . Reportedly Sought Mercy Death for His Own Mother," *New York Times*, February 19, 1964, p. 5, col. 2.

"Hefelmann Trial Postponed Indefinitely," *New York Times*, August 29, 1964, p. 5, col. 6.

"Hefelmann Trial Recessed Because of His Health, to Resume," *New York Times*, July 26, 1964, p. 3, col. 1.

"Hesse State to Try Drs. W. Heyde, G. Bohne and H. Hefelmann for Mercy Killing," *New York Times*, July 24, 1962, p. 2, col. 4.

"Heyde Pleads Innocent," *New York Times*, November 15, 1959, p. 42, col. 6.

"New Decisions on Sterlization and Castration." *Journal of American Medical Association* 104(23):2109–10.

"Pope Condemns World War II of Handicapped," *New York Daily News*, June 27, 1988.

"Religious War Heroes." *Ave Maria* 55 (May 30, 1942): 674–5.

"Sentence on Daubers of Swastikas." *The Times* (London) (October 5, 1966):1.

"Special Eugenics Courts." *Journal of American Medical Association* 103(11):849–50.

"Swedish Health Board Sanctions Euthanasia by M.D." *Medical World News* (November 20, 1964): 56–60.

"Systematic Killing by Germans of the Mentally Deranged." *Journal of the American Medical Association* 128 (1):47.

"The Brutalities of Nazi Physicians." Editorial. *Journal of the American Medical Association* (November 23, 1946):7114+.

"Useless Petitions for Sterilization." *Journal of American Medical Association* 104(13):1183.

Abicht, Ludo. "The Holocaust as Suicidal Enterprise." *New German Critique* 20 (Spring 1980):177–186.

Adamek, Raymond J. "It Has Happened Here." *Human Life Review* 3 (Fall 1977): 74–83.

Alexander, Leo, M.D. "Medical Science Under Dictatorship." *New England Journal of Medicine* 241 (2)(July 14, 1949): 39–47.

Aly, Goetz and Heinz Roth. "The Legalization of Mercy Killings in Medical and Nursing Institutions in Nazi Germany from 1938 until 1941." *International Journal of Law and Psychiatry* 7 (1984):145–163.

Baerwald, Friedrich. "Catholic Resistance in Nazi Germany."

Boozer, Jack S. "Children of Hippocrates: Doctors in Nazi Germany." *Annals of the AAPSS* (July 1980):83–95.

Breggin, Peter Roger, M.D. "The Psychiatric Holocaust." *Penthouse* (January 1979): 81–84.

Broder, Henryk M. "'It Thinks Inside Me . . .' Fassbinder, Germans & Jews." *Encounter* (March, 1986):64–68.

Cohen, Cynthia B. "'Quality of Life' and the Analogy with the Nazis." *The Journal of Medicine and Philosophy* 3 (May 1983), 113–136.

Conway, John S. "The Silence of Pope Pius XII." *The Review of Politics* 27 (1967): 105–131.

Ebon, Martin. "Why Did Hitler Hate the Jews?" *Midstream* (October 1979): 19–24.

Fischer, Arlene. "Babies in Pain." *Redbook* (October 1987):124–125.

Fisher, Eugene J. "The Holocaust and Christian Responsibility." *America* (February 14, 1981): 119–121.

Gallagher, Hugh Gregory, "The Body Silent." *The Fessenden Review*, 12:1.

Gallin, Mary Alice. "The Cardinal and the State: Faulharbor and the Third Reich." *The Journal of Church and State* 12 (1970): 385–420.
Gardner, James M. "Contribution of the German Cinema to the Nazi Euthanasia Program." *Mental Retardation* (August 1982): 174–75.
Graham, Robert A., S.J. "The 'Right to Kill' in the Third Reich. Prelude to Genocide." *Catholic Historical Review* 62 (1976):56–76.
Griggens, Cynthia. "The Disabled Face a Schizophrenic Society."
Hanauske-Able, Hartmut M. "Politics and Medicine: from Nazi Holocaust to Nuclear Holocaust: a Lesson to Learn?" *The Lancet* (August 22, 1986): 271–273.
Helmreich, Ernst C. "The Nature and Structure of the Confessing Church in Germany Under Hitler." *Church and State*: 405–420.
Hentig, H. von. "Physical Disability, Mental Conflict, and Social Crisis." *Journal of Social Issues* 4 (1948 B): 4.
Hentoff, Nat. "The Awful Privacy of Baby Doe. *The Atlantic Monthly* (January 1985): 54–8.
Holt, Niles R. "Monists and Nazis: a Question of Scientific Responsibility." Hastings Center Report April 1975, 37–42.
Hughes, John Jay. "The Pope's 'Pact With Hitler': Betrayal or Self-Defense." *Journal of Church and State* 17 (1975): 63–80.
Ivy, Andrew. "Report on War Crimes of a Medical Nature in Germany and Elsewhere." National Archives, 1945.
Kater, Michael H. "The Burden of the Past: Problems of a Modern Historiography of Physicians and Medicine in Nazi Germany." *German Studies Review.* X:1 (February 1987):31–56.
Kennedy, Foster, M.D. "Brutalities of Nazi Physicians, the Problem of Social Control of the Congenital Defective: Education, Sterilization, Euthanasia." *American Journal of Psychiatry* 99 (July 1942): 13–16.
Koop, Everett G. "The Slide to Auchwitz." *Human Life Review*, 3:109–113.
Kuby, E. "Rot . . . Stopp . . . Grün . . . Anfahren . . . Scharf Bremsen" *Der Spiegel* 15 (#19, 1965).
LaChat, Michael R. "Utilitarian Reasoning in Nazi Medical Policy: Some Preliminary Investigations." *Linacre Quarterly* (February 1975).
Lauder, H. and Meyer, J. E. "Mercy Killing without Consent. Historical Comments on the Controversial Issue."
Le Disert, Dominique. "Entre la Peur et la Pitié: Quelques Aspects Socio-historiques de l'infirmité," trans. Vivien Rubin. *International Journal of Rehabilitation Research* 10 (3, 1987): 253–265.
Lenox, William G. "Should They Live? Certain Economic Aspects of Medicine." *American Scholar*, 7:4 (October 1938):454–66.
McGuire, T. "Nazis, Reds, and Religion." *Sign* 21 (November 1941): 195.
Mussen, P. H. and R. G. Barker. "Attitudes toward Cripples." *Journal Abnormal Social Psychology* 39 (1944):351–255.
Peeling, William. "Reconditioning the Maimed. *The Listener* (10 November 1937):1003
Shirer, William L. "'Mercy Deaths' in Germany" condensed from *Berlin Diary*, *Readers' Digest* (June 1941): 55–58.
Tedeschi, Mary. "Infanticide and Its Apologists." *Commentary* (November 1984): 31–35.
Wolfensberger, Wolf. "The Extermination of Handicapped People in World War II Germany." *Ethics* (February 1981).

訳者あとがき

本書は、現代史を含めた障害者史そして人類史にとって重要な意義を持つ、ナチスドイツの障害者「安楽死」計画に関する、障害者自身による研究書 Hugh Gregory Gallagher, *By Trust Betrayed* (1995, Vandamere Press) の訳出である。T四計画と呼ばれた障害者「安楽死」計画で、総計二十万以上の障害者が抹殺された。優生思想の負の頂点ともいうべき歴史的事件である。

ヘンリー・ホルト社から九〇年に初版が出た後、九四年までのネオナチの動きの追加と章立ての変更を経てヴァンダミア社から九五年に改訂版が出た。本書はその改訂版の翻訳である。

近年、「障害」を切り口とする障害（者）学が起こりつつあり、障害者の歴史はその有力な一翼を担っている。これまでの歴史の中で障害、障害者は見えない存在だった。フェミニズム、女性学の発展にともなって歴史の中で女性が見えるようになってきたのと同様に、歴史の中で障害、障害者に光を当てる必要がある。本書もその努力の一環である。

思い起こせば、本書が取り上げている問題に私が関心を抱いたきっかけは、上智大学の渡部昇一が『週刊文春』八〇年十月二日号に書いた「神聖な義務」という記事だった。それ以来、ナチスドイツと障害者というテーマは心の片隅にあった。本書と出会ったときには、縁を感じた。

なお、同記事で渡部昇一はアレクシス・カレルを「ヒトラーとは逆の立場の人」としているが、カール・ブラントは自分の弁護の中でカレルを引用している点を指摘したい（Kühl, S. *The Nazi Connection* 1994, Oxford University Press）。

翻訳を始めたのは、九二年、国連事務局障害者班に赴任したウィーンだった。そのウィーンで恐ろしいと感じたのは、報道で接した隣国ドイツでのネオナチによる障害者への物理的攻撃である。障害者の殺害にまで発展している。本書第一〇章でも描かれているように、現実の問題としての障害者への攻撃性の根深さを感じた。

ピーター・シンガーという障害新生児の安楽死を主張するオーストラリアの哲学者が西ドイツ（当時）に招かれたが、障害者運動の反対により、主催者が招待取消に追い込まれるという事件が一九八九年に起きている。その背景にはネオナチの障害者攻撃に見られるように、T四計画を過去の出来事として葬りきれていないドイツの事情もある。

しかし、優生思想の問題はドイツだけのものではない。そして優生学・優生思想はT四計画のように国家権力によって明確に暴力的に現れる場合よりも、私的な自己決定の形で現れるようになり、いっそう拡散・深化してきている。

障害者班のニューヨークへの移転にしたがって、私も家族と九三年秋に引っ越した。米国では著者のギャラファーとの出会いがあった。一度は約束を得て、ワシントン郊外の自宅を訪問した。もう一度は、ＡＤＡ（障害を持つアメリカ人法）成立四周年記念の式典がホワイトハウスで開かれたときに偶然に出会った。なお、首都ワシントンのホロコースト博物館には、著者の協力もあり、T四計画に関する小コーナーがある。

ギャラファーには障害分野ではもう一冊、障害者としてのフランクリン・デラノ・ルーズベルト大統領に関する著書がある。障害者としての自己を否定し、車イスを使用している姿の写真を決して公にしなかったルーズベルトを障害者の視点から描いている。

九四年秋に国連勤務を終え、オランダはハーグの社会研究大学に入学した。ハーグからハダマーに二度、出かけた。ハダマーでは偶然に知り合った年輩のドイツ人から、わずかだが、当時の話をうかがうことができた。ハダマー出身といえば、現在の独政府労働社会省のカール・ユング次官がそうである。ある国際会議の合間に話す機会があったが、異臭を今でも忘れていないと語っていた。

ハダマーの精神病院はT四計画を後世に伝えるために、ガス室があった地下室は保存され、公開されている。一階には資料室が設けられ、T四計画の背景、経過が展示されている。資料室の連絡先は次のとおり（Gedenkstätte Hadamar, Mönchberg 8, 65589 Hadamar. tel ＋49-(0)6-433-9170)。

初版と改訂版の翻訳をしている間に国境を超えて三回も引っ越しをしてしまった。その中で特に印象に残るのは、国連事務局員として赴任中の九三年暮れに国連総会で採択された「障害者の機会均等化に関する基準規則」（機会均等基準）である。「政府は障害を持つ人の家庭生活への完全参加を推進すべきである。政府は障害を持つ人の人間としての尊厳への権利を推進し、性的関係、結婚、親となることに関して、障害を持つ人を法律が差別しないよう保障すべきである」と規則九で定めたことは、歴史的に見て、大きな前進である。性や生殖は最後まで偏見や差別が残る分野だからである。

機会均等基準は国際障害者年、「国連障害者の十年」の蓄積から生み出された国際社会の果実であり、将来の障害差別撤廃条約もしくは障害者の権利条約の基礎となるべき基準である。ぜひ、読者には一読をお願いする。拙訳で恐縮だが、翻訳が日本障害者協議会（東京都板橋区小茂根一―一―七、電話〇三―五九九五―四五〇一、ファクス〇三―五九九五―四五〇二）から出ている。

なお、本書でベーテルのボーデルシュヴィンクとブラントの対決が描かれているが、ベーテルの施設が本当に障害者抹殺に抵抗したかに関して、ドイツの研究者であるシュテファン・キュールが疑問を投げかけていることを申し添える（Kühl, S. 前掲書）。

本書の翻訳の直接のきっかけをつくってくれた、上智大学わかたけサークル時代からの旧友である小林英樹さん、用語等で翻訳に協力していただいた中西由起子さん、戸田美雅さん、辛抱強く付き合っていただいた現代書館の小林律子さんに厚くお礼申し上げる。

最後に、常に支えてくれる妻の顔玉愛に、ありがとう。

優生保護法が母体保護法になった年の盛夏に　横浜・鶴見にて　長瀬　修

—ワ—

—マ—

—ヤ—

—ラ—

―タ―

―ナ―

―ハ―

—カ—

—サ—

索　引

Hugh Gregory Gallagher（ヒュー・グレゴリー・ギャラファー）

作家、研究者。1952年にポリオにかかり、以降車イス生活を送る。ジョンソン大統領のスタッフを務め、米国での初めての障害者権利法である1968年の建築バリア法の起草を行った。1995年には障害者問題に関する功績を認められ、ヘンリー・H. ベッツ賞を受賞した。
著書：障害を持った大統領の姿を描き、全米図書館協会の年間最優秀賞を受賞した『*FDR's Splendid Deception*（フランクリン・デラノ・ルーズベルト大統領の華麗な偽り）』（1985年）、『*Advise and Obstruct: The Role of the United States Senate in Foreign Policy Decisions*（助言と異議：外交政策決定における米国上院の役割）』（1969年、ピュリツァー賞候補作）。2004年7月13日、享年71歳で死去。

長瀬　修（ながせ・おさむ）

青森県八戸市生まれ。青年海外協力隊（ケニア）、八代英太参議院議員秘書、国連事務局障害者班専門職員（オーストリア、米国）、東京大学先端科学技術研究センター・同経済学研究科特任教員等を経て、現在は立命館大学生存学研究センター教授（特別招聘研究教員）。
著書:『障害者権利条約と日本』（共編著、生活書院）、『障害を問い直す』（共編著、東洋経済新報社）、『障害学への招待』（共編著、明石書店）等。
訳書：ハーラン・レイン著『善意の仮面』（現代書館）等。

【新装版《しんそうばん》】ナチスドイツと障害者《しょうがいしゃ》「安楽死《あんらくし》」計画《けいかく》

2017年1月15日　第1版第1刷発行

著　者	ヒュー G. ギャラファー
訳　者	長瀬　修
発行者	菊地泰博
写　植	一ツ橋電植
印　刷	平河工業社
	東光印刷所
製　本	積信堂

発行所　株式会社　現代書館
102-0072　東京都千代田区飯田橋3-2-5
電　話03（3221）1321　FAX03（3262）5906
振　替00120-3-83725　http://www.gendaishokan.co.jp/

制作協力・岩田純子